本书系中央高校基本科研业务费创新团队项目：公共组织服务能力提升研究（项目批准号SWU1709123）阶段性研究成果

分级诊疗制度下基层医疗卫生机构的服务能力研究

■ 杨宇霞 著 ■

西南師範大學出版社
国家一级出版社 全国百佳图书出版单位

图书在版编目(CIP)数据

分级诊疗制度下基层医疗卫生机构的服务能力研究/杨宇霞著. -- 重庆：西南师范大学出版社, 2020.11
ISBN 978-7-5697-0569-0

Ⅰ.①分… Ⅱ.①杨… Ⅲ.①医药卫生组织机构—卫生服务—研究—中国 Ⅳ.①R197.1

中国版本图书馆CIP数据核字(2020)第237851号

分级诊疗制度下基层医疗卫生机构的服务能力研究
FENJI ZHENLIAO ZHIDU XIA JICENG YI LIAO WEISHENG JIGOU DE FUWU NENGLI YANJIU

杨宇霞　著

责任编辑：李浩强
责任校对：张　丽
封面设计：闰江文化
排　　版：李　燕
出版发行：西南师范大学出版社
网址：http://www.xscbs.com
地址：重庆市北碚区天生路2号
市场营销部：023-68868624
邮编：400715
印　　刷：重庆俊蒲印务有限公司
幅面尺寸：160mm×235mm
印　　张：20
字　　数：350千字
版　　次：2020年11月 第1版
印　　次：2020年11月 第1次印刷
书　　号：ISBN 978-7-5697-0569-0

定　　价：98.00元

目　录

第一章　导　论

第二章　我国基层医疗卫生服务体系的发展及其服务能力现状

第一节　我国基层医疗卫生服务体系的发展历程　/　35

第二节　我国基层医疗卫生机构的服务能力现状　/　48

第三章　分级诊疗制度下基层医疗服务能力的问题及影响因素

第一节　分级诊疗制度下基层医疗服务能力的问题　/　65

第二节　影响基层医疗服务能力的因素　/　72

第四章　分级诊疗制度下基层医疗卫生机构的服务能力标准及评价

第一节　分级诊疗制度下基层医疗的作用、地位和意义　/　93

第二节　分级诊疗制度下基层医疗卫生机构的功能定位与服务内容　/　101

第三节　分级诊疗制度下基层医疗卫生机构服务能力的标准与评价　/　127

第五章　关于分级诊疗和基层医疗服务能力的现实描述

第一节　医疗卫生机构的服务现状　/　213

第二节　对分级诊疗和基层医疗服务能力的看法　/　234

第六章　提升基层医疗卫生机构服务能力的思路探讨

第一节　国内外提升基层医疗卫生机构服务能力的方法及启示　/　257

第二节　基层医疗卫生机构服务能力提升面临的问题及分析　/　279

第三节　加强基层医疗卫生机构服务能力建设的思路　/　291

后　记　/　313

第一章 导论

从新中国成立之初到20世纪80年代,我国建立起了覆盖全国的城乡医疗卫生服务体系,中国卫生事业也取得了显著的成就。尤其以农村合作医疗和赤脚医生为标志的基层医疗建设在1976年被世界卫生组织誉为"发展中国家的典范"。然而,近年来随着人口老龄化趋势、城镇化加速和国民生活水平的提高,公众的健康需求不断增加,卫生服务体系不完善、卫生资源不均衡等问题逐渐突出,"看病难、看病贵"成为新时代医疗领域的突出问题。"看病难、看病贵"是医疗卫生领域快速发展带来的不可回避的现实问题,其本质是医疗需求与供给之间的矛盾[①]。自2009年启动新医改以来,我国医疗改革取得了重要的阶段性成果,实现了医疗保险制度的全民覆盖,医疗保障的水平也进一步提高,新医改也随之进入了新的阶段,改革的重点也从扩大医保覆盖面、提高医保待遇水平逐步过渡到提高医疗质量和可及性方面。在此背景下,2016年12月27日,国务院印发并实施《"十三五"卫生与健康规划》,提出要有序推进分级诊疗制度,建立"基层首诊、双向转诊、急慢分治、上下联动"的医疗服务体系。分级诊疗制度是深化医改、提升医疗卫生服务质量、解决"看病难"问题的积极尝试,这一制度将当前的医疗卫生资源进行重新整合划分,实现规范合理的就医秩序,更好地为公众提供医疗卫生服务。但是,到目前为止分级诊疗没有在全国各地得到真正实现,最大的问题是"基层首诊"落实困难,原因较为复杂,其中基层医疗卫生机构的服务能力薄弱是其中的重要因素之一。现阶段我国要建立"小病在社区、大病进医院、康复回社区的社区首诊、社区与医院双向转诊"的阶梯式医疗服务模式,面临的瓶颈主要有两点:一是构建层级医疗体系困难,存在各级医疗机构的功能定位不清晰、服务内容不明确、配套体制不建全等问题;二是医疗水平差距明显,基层医疗卫生机构服务能力弱是客观事实,基层医疗卫生机构的医护人员整体学历、技术水平偏低,医疗设备数量少且简单,基层医疗卫生机构的资质和工资福利也难以吸引到高水平医生。大多数患者因为担心基层医院会误诊或延误病情都直接选择到大医院就医,形成恶性循环,这种多数人的"用脚投票"进一步造成了居民就医格局的失衡,加大了解决"看病

① 黄丞,张录法.医疗服务供求矛盾:透视与破解[M].上海:上海三联书店,2009:23-24.

难、看病贵”问题的难度。因此，在现阶段，我国要从提高基层医疗卫生机构的服务能力入手，明确分级诊疗中基层医疗卫生机构的服务内容及能力要求，是实现分级诊疗的关键环节，也是整个医疗卫生服务体系能力提升的重要基础。

新中国成立以来，经过党和政府多年的发展和建设，我国各级公立医院、城乡的基层医疗卫生机构和相应的专业公共卫生机构构成了较为完善的医疗卫生服务体系，这种层级式医疗卫生服务网络覆盖了全国各地的医疗卫生服务，为我国人民的健康保驾护航，极大地提高了我国城乡居民的整体健康水平。然而，到目前为止，依然存在医疗卫生资源布局不合理、优质资源总量不足和平均质量不高等问题，同时各级医疗卫生服务体系仍然存在着突出的碎片化的问题，信息孤岛、大医院单体规模无限制扩张、各级医疗卫生机构间联动性不强的情况较为普遍。“看病难、看病贵”的问题依然是广大民众面临的突出问题。

随着新一轮医改工作的不断深入，政府出台了多项惠民利民的医疗政策，但“看病难”问题仍未根本改变。大医院门诊“人满为患”而基层医院却“门庭冷落”，大医院的医生在忙着看诊能在基层医院诊疗的小病，而基层医院、社区卫生服务站的医生则“无病可看”，这一热一冷的“小病大看”造成医疗资源的极大浪费，也加剧了“看病难、看病贵”状况[①]。按照国家卫健委关于“保基本、强基层、建机制”的要求，建立一套分工明确、分流有序、各司其职的分级诊疗制度势在必行。分级诊疗制度内涵是“基层首诊、双向转诊、急慢分治、上下联动”，即按照疾病的轻重缓急及治疗的难易程度进行分级，不同级别的医疗卫生机构承担不同疾病的治疗。分级诊疗制度旨在扭转当前不合理的医疗资源配置格局，解决资源配置不均衡问题，从根本上解决“看病难、看病贵”的问题。

一、研究背景及意义

我国在20世纪80年代就开始了对分级诊疗的探索，但是成效并不明

---

① 申曙光，张勃. 分级诊疗、基层首诊与基层医疗卫生机构建设[J]. 学海，2016(2)：48-57.

显。到2009年新医改后分级诊疗制度再次被提上议事日程。2009年4月6日,《中共中央国务院关于深化医药卫生体制改革的意见》(中发〔2009〕6号)中指出,“要健全基层医疗卫生服务体系”,“逐步建立分级诊疗和双向转诊制度,为群众提供便捷、低成本的基本医疗卫生服务”。2015年1月召开的全国卫生工作会议将“大力推进分级诊疗工作”纳入2015年的卫生计生工作要点,同年9月国务院办公厅出台《关于推进分级诊疗制度建设的指导意见》,提出以提升基层医疗卫生服务能力为导向,以业务、技术、管理等为纽带,探索构建包括医联体、对口支援等多种协作方式,其目的是要逐步形成“基层首诊、双向转诊、急慢分治、上下联动”的分级诊疗模式①。2016年在全国卫生与健康大会上,习近平总书记强调分级诊疗制度建设是今后医改中最重要的工作。“十三五”医改规划将“建立分级诊疗制度”置于五项重点医改任务之首,分级诊疗制度成为医改的重中之重。

随着国家对分级诊疗的重视与积极推进,我国各地对分级诊疗的探索与实践也逐步展开。据国家卫生计生委公布,截至2017年8月,已有31个省、自治区、直辖市启动分级诊疗工作,超过50%的县启动了分级诊疗试点,分级诊疗试点城市已扩大到321个,超过全国城市总数的90%。各地根据自身的实际情况也逐渐形成了不同的做法:四川省、湖北省、黑龙江省主要通过医保差异化支付的手段推行分级诊疗,利用基层医疗卫生机构和大医院的价格差异引导民众到基层就医,这也是我国大多数地区较为普遍的做法②;青海省、广东省东莞市和珠海市等地主要采用的强制性基层首诊制度,东莞市和珠海市规定除急诊外的参保患者必须首先在基层就诊,否则医保不予支付。青海省则通过行政手段约束各级医疗机构的方式,推行医疗保险参保人员的分级诊疗③;北京市、上海市通过各级医疗机构组建医疗联合体(简称“医联体”)的方式推动分级诊疗,医联体内的各级医疗机构根据各自的优势定位医疗服务内容,使患者能够在

① 国务院办公厅.关于推进分级诊疗制度建设的指导意见[EB/OL].(2015-09-11)[2020-09-08].http://www.gov.cn/zhengce/content/2015-09/11/content_10158.htm.

② 杨坚,谢添,等.我国各省分级诊疗政策分析[J].中国卫生经济,2016(1):14-17.

③ 申曙光,张勃.分级诊疗、基层首诊与基层医疗卫生机构建设[J].学海,2016(2):48-57.

医联体内合理流动。另外,很多地区也同时开展了基层家庭医生签约制度,当前家庭医生更多的是向签约居民提供基本卫生服务,包括健康档案、慢性病管理等服务,一些常见病可以在社区医生那里解决。尽管我国各地在积极地探索分级诊疗的制度安排和具体做法,但是总体上收效并不明显①。患者的分级就医习惯尚未建立,分级诊疗的基础条件不成熟,优质卫生人力资源下沉困难等问题仍然存在。其中,基层医疗卫生机构由于诊疗水平有限,居民去基层医院从看病转化为开药,基层医院沦为开药或开转诊单的地方。正如上海市人大代表方玉明所说:"越是不看病,全科医生的看诊水平越不行,老百姓就越不来看,久而久之,社区卫生服务中心的功能变成了开药处。"②这样不但"基层首诊"流于形式,"双向转诊、急慢分治、上下联动"也会成为泡影。分级诊疗不是一项单独的制度,而是良好的医疗制度运行的结果,是医疗服务体系的一种良性状态。结合国内外实践情况,促进分级诊疗模式的建立需要从"转诊制度""基层水平""药械匹配""医保配套""民众观念"五个关键点着手。其中,"基层医疗卫生机构的服务水平"和"民众就医观念的转变"是密切相关的两个重要环节。要转变民众几十年来形成的"大医院看得好病,小医院看不好""有病就往大医院挤"的就医习惯,其面临的问题就是应如何提高基层医院的服务能力,也就是必须提高基层医生的医疗水平,提高医患信任度。基层医院服务质量和基层医生技术水平是分级诊疗的瓶颈所在。对于所有推动分级诊疗的措施而言,单纯地进行模式推广而没有在基层医疗能力和服务质量上下功夫,分级诊疗不可能真正地实现。

鉴于以上情况,本书探讨了分级诊疗制度下对基层医疗卫生机构服务能力的基本要求,基于基层医疗资源现状探讨未来基层医疗卫生服务能力的建设方向。一方面,通过加强城乡基层医疗服务能力,提高我国基层医疗卫生机构的总体服务水平,为真正实现分级诊疗制度夯实基础;另一方面,促使优质的医疗资源向基层下沉,从而达到缓解民众"看病难、看病贵"的问题,提高我国城乡居民的整体生命健康水平。

---

① 肖云芳,杨小丽.我国分级诊疗的实施困境及对策建议[J].医学争鸣,2017(5):49-52.

② 刘轶琳.老外高大上的"分级诊疗"离我们有多远?[EB/OL].(2016-01-26)[2020-07-08].http://sh.eastday.com/m/2016shlh/u1ai9198288.html.

二、研究思路与框架

（一）研究目的

本书研究的主要目的是通过对我国基层医疗卫生机构现状数据信息的收集，梳理和研究当前基层医疗卫生机构服务水平情况，分析分级诊疗制度下基层医疗卫生机构的功能定位、服务范围和服务能力要求，在此基础上就如何有效提升基层医疗卫生机构的服务能力提出建议。本书期望集中回答如下几个问题：

（1）汇总新中国成立以来政府出台的一系列有关基层卫生服务体系构建的政策法规，找寻城乡基层医疗卫生机构的发展脉络，并在此基础上描述当前基层医疗卫生机构的服务能力与水平。

（2）总结比较现实中不同地区分级诊疗实践的模式及其运行状态下对基层医疗卫生机构服务能力的基本要求，梳理和分析不同基层医疗卫生机构的服务内容，以及保证分级诊疗有效运转的基层卫生资源供给和利用中存在的问题。

（3）在分级诊疗实践模式框架下分析基层医疗卫生机构的服务能力的影响因素，提出提升城乡基层医疗卫生机构服务能力的建议，为进一步推进分级诊疗提供决策参考。

（二）研究内容

第一，汇总政府出台的一系列建设基层卫生服务体系的重要政策法规，追溯基层医疗卫生机构的产生与发展，同时利用现有公开的全国医疗卫生数据，把握城乡基层医疗卫生机构的服务能力及现状。

（1）当前基层医疗卫生机构的服务能力的描述。包括房屋、设备等基础建设，床位配置、人员情况、工作要求和职能、卫生服务的内容以及制度建设状况。

（2）城乡基层医疗卫生机构的终端医疗质量。通过访谈调查，结合问卷调查数据，了解城乡居民对社区医院、乡镇卫生院等基层医疗卫生机构的评价。

第二,分析当前不同地区分级诊疗实践的模式及其运行状态下对基层医疗卫生机构服务能力的基本要求,探讨理论上的基层医疗卫生机构服务能力需要和现实之间的距离。

(1)分级诊疗制度下基层医疗卫生机构服务工作量的变化。包括门诊人次、出院人次、手术例数等。

(2)分级诊疗制度下基层医疗卫生机构服务工作效率的变化。包括治愈好转率、死亡率、病患满意度、传染病报告率、院内感染率、上转业务量、下转业务量及平均医疗费用等。

(3)分级诊疗制度下的社区民众对基层医疗卫生机构服务的需求。

第三,在大量查阅国内外资料的基础上,结合问卷调查和访谈资料的汇总,对城乡居民的医疗卫生需求进行总结分析,从需求视角对基层卫生服务供给及服务能力的标准线进行估计。

第四,根据目前出现的几种主要分级诊疗实践模式的利弊得失,分析在分级诊疗制度下影响基层医疗卫生机构服务能力的因素,提出在现阶段不同经济条件地区基层医疗卫生机构提升服务能力的可行性建议。

(三)研究方法

(1)文献研究法:收集相关文献资料,对国内外成功的分级诊疗案例进行分析,总结不同分级诊疗模式下基层医疗服务能力的一些普遍特点。

(2)文件收集与查阅:收集和阅读医改以来国家和各级政府部门涉及基层卫生相关的政策、文件,包括各地各类基层医疗卫生机构的工作要求、服务规范,以及与服务能力相关的文件、政策、法规、管理制度等。

(3)访谈调查:通过实地调研、结构性访谈等方式获取重庆市北碚区、石柱县,四川省安岳县、邻水县部分社区医院、乡镇卫生院、村卫生室等基层医疗卫生机构的实际情况信息。结合现有公开的全国医疗卫生数据,了解全国分级诊疗的实施及基层医疗卫生服务能力的现状和存在的问题。

(4)定性与定量法:运用德尔菲法和AHP分析法构建分级诊疗制度下各类基层医疗卫生机构服务能力的评价体系,为现实中基层医疗卫生机构及上级管理部门提供评价标准及思路。

三、基本概念与理论基础

（一）文中主要相关概念

1.分级诊疗

分级诊疗就是按照疾病的轻、重、缓、急及治疗的难易程度进行分级，不同级别的医疗卫生机构承担不同疾病的治疗，形成“小病在社区、大病进医院、康复回社区”的就医格局，达到科学、有序、合理的分配医疗资源的目的。基层医疗卫生机构对常见病、多发病进行治疗，危重病、疑难病转诊到相应级别、水平的上级医疗卫生机构进行对应的、专科的治疗。如此可有效降低患者医疗费用，缓解民众看病就挤大医院的“看病难”问题。同时，大医院由此可“减负”，没有大量简单病例的重复，可将主要精力放在疑难危重疾病方面，有利于医学水平的进步。基层医疗卫生机构则可获得大量常见病、多发病人，大量的病例也有利于基层医疗卫生机构水平的提高，从而更好地为人们的健康服务。

分级诊疗的核心内涵是“基层首诊、双向转诊、急慢分治、上下联动”。简单地说，分级诊疗就是要形成“小病在社区、大病进医院、康复回社区”的理想就医格局，基层首诊就是坚持群众自愿的原则，通过政策引导，鼓励常见病、多发病患者首先到基层医疗卫生机构就诊。双向转诊通过完善转诊程序，重点畅通慢性期、恢复期患者向下转诊，逐步实现不同级别和类别医疗机构之间的有序转诊。急慢分治是通过完善急性、慢性病服务体系，将度过急性期患者从三级医院转出，落实各级各类医疗机构急慢病诊疗服务功能。上下联动是在医疗机构之间建立分工协作机制，促进优质医疗资源纵向流动。①

2.基层首诊

根据国务院办公厅《关于推进分级诊疗制度建设的指导意见》（国办发〔2015〕70号）中对基层首诊的描述，基层首诊就是政策引导、鼓励、规范，使群众自觉自愿地到基层医疗卫生机构进行第一步的就诊，在基层进

① 国务院办公厅.关于推进分级诊疗制度建设的指导意见[EB/OL].(2015-09-11)[2020-09-08].http://www.gov.cn/zhengce/content/2015-09/11/content_10158.htm.

行常见病、多发病的治疗,同时由基层医疗卫生机构负责将病情超出其服务能力的患者向上级医疗卫生机构转诊,保证患者得到有效的治疗,基层首诊的原则是分流病患,最大化地使用基层的医疗卫生资源。基层首诊的内容主要包括三个方面:首先是初次诊断,对就诊的常见病、多发病患者进行诊断,根据功能定位和服务能力判断哪些患者可在基层医疗卫生机构进行治疗,哪些患者需要转诊到上级医疗机构;其次是治疗,对基层医疗卫生机构服务能力之内的患者,给予科学、合理、有效的治疗;最后是分级转诊,根据患者病情的进程和治疗的难易度分级,将患者转诊到相应级别、水平的医疗卫生机构接受治疗。基层首诊是分级诊疗模式的开端,是分级诊疗制度的重要支撑,而提高基层医疗卫生机构的服务能力是落实基层首诊的关键。

3.基层医疗卫生机构

基层医疗卫生机构一般是指基层行政区划级别的医疗机构。在城市主要是社区卫生服务站(中心),在农村以乡镇卫生院和村卫生室为基础组成。城市社区卫生服务站(中心)除了为居民提供疾病预防控制、慢性病管理、健康教育等公共卫生服务外,还包括一般常见病、多发病的诊疗服务。乡镇卫生院一般负责提供当地公共卫生服务和常见病、多发病的诊疗等综合服务,并承担对村卫生室的业务管理和技术指导等工作;村卫生室承担行政村的公共卫生服务及一般疾病的诊治等工作。在我国,基层医疗卫生服务体系是提供公共卫生与基本医疗服务的重要载体。城乡基层医疗卫生机构贴近居民群众,熟悉社区、村镇情况,具备一定的卫生服务能力,服务成本比较低,在为城乡居民提供方便、安全、价廉的基本医疗卫生服务方面具有不可替代的作用。通过逐步建立社区首诊、分级医疗和双向转诊制度,实现城市医院与基层医疗卫生机构的分工协作,将有利于完善我国医疗服务体系,引导医疗卫生资源合理配置,方便群众看病就医,降低群众医药费用。城乡基层医疗卫生机构应逐步成为城乡居民健康的"守门人"。

4.基层医疗卫生机构的服务能力

服务能力是服务机构提供某种服务的最大产出率,也就是能够提供的服务的最大程度范围，因为医疗卫生服务产品往往是无形的，所以很难用一种方式来标准化，也不能用量化的具体数值衡量，一般用构成服务能力的基本要素或服务类别来分析①，构成服务能力的五个基本组成要素是人力资源、设施、设备和工具、时间以及顾客参与。例如，医疗卫生机构的服务能力构成要素包括人力资源、医疗设施设备、技术水平、管理水平、患者参与等，医疗卫生机构服务能力按照服务类别又包括门诊医疗服务能力、急诊急救能力、住院能力、康复服务能力、检验检查服务能力等方面。

基层医疗卫生机构的服务能力是基层医疗卫生机构以医疗技术、设备、诊疗环境为医疗服务手段，将病患作为服务对象，所能够提供的最大程度的基础医疗服务和卫生保健服务。基层医疗卫生机构服务能力的衡量要素有卫生资源配置、技术人员、工作效率与效果、医疗诊断和服务水平等②。基层医疗服务包括医疗机构诊疗服务、提供的住院服务、提供的预防保健服务等。而基层医疗服务资源占有情况包括床位、卫生人员、医疗设备、房屋建设等内容。基层医疗卫生机构服务能力的定义可从两个角度来划分：从基层医疗卫生机构的角度来定义服务能力，服务能力不仅表现在医疗卫生服务的提供情况，还包括基层卫生资源的拥有情况。医疗服务包括医疗卫生机构门诊服务、住院服务、预防保健等服务情况。而医疗卫生资源占有情况主要包括病床位、卫生人员、医疗机器设备、房屋建设等的状况；从服务对象的角度来看，基层医疗卫生机构的服务能力主要指的是基层医疗卫生机构满足患者医疗卫生需求程度的能力。

5.医疗服务质量

医疗服务质量是指医疗服务机构的工作质量，是衡量医务工作者诊疗水平的标准。一般从医务人员的技术水平、医疗效果和工作质量等方面来衡量。常用的指标有治愈率、病死率、生存率、平均住院日、病床使用率、病床周转率以及各种诊断工作质量指标。③从广义上说，医疗服务质量不仅涵盖诊疗质量的内容，还强调患者的满意度、医疗工作效率、医疗

① 刘丽文.服务运营管理[M].清华大学出版社，2004:8-9.

② Shi L, Starfield B, et al. Primary care quality: community health center and Health. maintenance organization[J]. Southern medical journal, 2003, 96(7): 87-95.

③ 夏征农，陈至立.大辞海·第九卷·管理学卷[M].上海：上海辞书出版社，2015:467.

技术经济效果(投入产出关系)以及医疗服务的连续性和系统性,又称医院服务质量。医疗服务质量定义所包括的主要内容有:诊断是否正确、及时、全面;治疗是否及时、有效、彻底;诊疗时间的长短;有无因医、护和管理措施不当给病人带来不必要(心理或生理)的痛苦、损害、感染和差错事故;医疗工作效率的高低;医疗技术使用的合理程度;医疗资源的利用效率及其经济效益;病人生存质量的测量;病人的满意度(医疗服务与生活服务)。所以说,医疗服务质量是医疗技术、管理方法及其经济效益概念的综合体现①。其质量管理涉及三个环节:第一,基础质量:指对满足医疗工作要求的各要素所进行的质量管理,包括医疗行为和医疗结果发生的环境和机构,还包括一些相关制度来保证医疗服务的供给,通常的指标包括医疗设施设备、医院和医生的资质、行政管理部门设置、医疗项目和科室设置、财政部门等结构评估指标;第二,环节质量:对各环节的具体工作所进行的质量管理,是一种全员管理,主要是考察实施医疗行为的过程中医生是否详细询问病史、诊断是否正确、治疗方法是否合适、医疗技能及协作连续性、医疗合格率等过程指标;第三,终末质量:终末医疗质量是整个医疗服务过程所产生的医疗质量结果,是基础医疗质量和环节医疗质量的综合反映,包括康复、社会功能重建、生存等指标,如新生儿死亡率、手术死亡率、病人满意度、失能率等结果指标②。

(二)相关理论基础

1.医疗服务的供给理论

医疗服务供给是医疗服务的提供者在一定时间内、一定价格水平下,愿意且能够提供的医疗服务的质量和数量。医疗服务供给的质量和数量受社会经济发展水平、医疗资源、医疗服务需求、医疗服务价格、医疗服务质量与医疗保障制度等因素的影响。医疗服务提供者行为的出发点是患者的需要。如果患者可以在不同的医疗机构之间进行选择,那么这些医疗机构之间就会产生竞争。也就是说,在患者可以“用脚投票”的前提

① 樊功为,张晶晶,王大文.医院医疗质量建设的初步探索[J].齐鲁医学杂志,2009(6):555-556,558.

② Avedis Donabedian. Evaluating the Quality of Medical Care[M]. Milbank Memorial Fund Quarterly, 1966, 44: 166-206.

下，医疗服务提供者为了获得竞争中的优势地位，会采取价格、质量、报酬、进修与培训等要素投入。在我国分级诊疗“以人为本、群众自愿”的指导思想下，要落实基层首诊，基层医疗卫生机构需要在价格、质量等方面提高对社区民众的吸引力，从而增加基层医疗服务供给。

2. 系统管理理论

系统管理是运用系统论、信息论、控制论原理，对组织结构和职能进行探讨，以实现管理优化的理论。分级诊疗模式，可以看作由医疗卫生机构、人员、制度等相关要素在合理有效配置医疗卫生资源、优化就诊秩序的目的下组成的一体化系统。通过对构成整个系统的各级子系统的组织和职能进行划分，合理分配、协调，达到“一加一大于二”的目的。基层医疗卫生机构作为分级诊疗体系的网底，其自身的能力和变化会影响到整个分级诊疗系统的变化。所以，基层医疗卫生机构一方面要进行自身功能的建设，同时要适应整个分级诊疗进行相关的协调、配合的建设。

3. 医疗质量的格雷欣法则[①]

格雷欣法则是商品市场的劣币驱逐良币的现象。医疗服务作为一种特殊的商品，具有准公共产品的特点，一般的商品市场行为分析并不完全适合于分析医疗服务中的医疗服务提供者和患者的行为。由于医疗服务效用的不确定性和信息的不对称性，消费者很难准确判断医院和医生的服务质量，但是从长期和动态的角度来看，患者能够从自身的就医经验以及其他人那里得到相关的医疗服务质量信息。医疗卫生机构的质量口碑成为消费者选择医疗卫生机构的重要参考因素，而医疗服务价格则是次要因素[②]。也就是说消费者选择医院往往首先考虑的是医疗服务质量而不是价格。

4. 市场失灵与政府责任

经济学理论认为，资源分配的理想状态是帕累托最优，是一种既能增

① 格雷欣法则(Gresham's Law)，400 多年前，英国经济学家格雷欣发现了一种有趣的现象，即两种实际价值不同而名义价值相同的货币同时流通时，实际价值较高的货币，即良币，必然退出流通——它们被收藏、熔化或被输出国外；实际价值较低的货币，即劣币，则充斥市场。人们称之为格雷欣法则，亦称之为劣币驱逐良币规律。

② 彼得·欧伯恩德，托马斯·埃克，于尔根·策尔特，等. 卫生经济学与卫生政策[M]. 钟诚，译. 太原：山西经济出版社，2007：34-35.

进自己经济福利又不损害他人利益的一种公平与效率兼顾的资源配置状态。达到帕累托最优的前提条件有：市场是完全竞争的，市场信息是完全的，没有外部性的存在。但是由于医疗服务效用的不确定性、信息的不对称性和明显的外部性，医疗服务市场存在着明显的市场失灵，即达不到帕累托最优状态下的服务数量和水平，由此会造成社会福利的减少和医疗资源的浪费，这就需要政府进行干预。政府必须根据市场失灵的原因有针对性地采取政策和措施，最大限度地解决资源配置的效率问题。而学术界对于政府干预的度应如何把握，各方存在较大争议，且各国政府干预的方式、力度和效果也千差万别。

5. 医疗资源的配置

医疗资源是指社会在提供医疗服务时所耗用的各种生产要素的总称。医疗资源配置是指政府如何把现有的医疗资源公平且有效地分配到不同的卫生服务领域、地区和人群，目的是在一定时空范围内，全部医疗资源在规模、结构和分布上与当地居民的健康需求相匹配的合理状态。医疗资源配置包括计划配置方式、市场配置方式、区域卫生规划等，其中区域卫生规划以满足区域内的全体居民的医疗服务需求为目标，特别是对存量医疗资源从结构、空间分布上进行横向和纵向调整，规划着眼于提高卫生系统的综合服务能力，明确各层次医疗卫生机构的地位、功能及相互协作关系，形成功能互补、整体的、综合的医疗服务体系。

6. 非均衡增长理论

弗里德曼的中心—外围理论认为，在考虑区际不平衡的长期演变趋势基础上，将经济系统的空间结构划分为中心和外围两部分，中心区发展条件较优越，效益高，处于支配地位，而外围区发展条件较差，效益较低，处于被支配地位。经济学家弗朗索瓦·佩鲁（法国）提出增长极的概念，他认为某些领域特定的增长点或者增长极以不同的强度呈现出来，并以不同的强度持续扩散，从而造成不同的整体影响。他强调规模大、创新能力高、增长快速、居支配地位的主导产业部门能促进其他部门发展，着重强调产业间的关联推动效应。缪尔达尔（瑞典）在此基础上提出“地理上的二元经济结构”理论，其核心思想是指原本发展均衡的区域，如果施加不同的外部因素，促使其产生不同的增长速度，那么增长速度快的区域就会越来越快，而增长速度慢的区域会陷入恶性循环，产生不平衡发展。这种不平衡发展会使发展快的区域与发展慢的区域拉大差距，逐渐形成地区性的二元结构。为此，缪尔达尔认为，为解决经济、民生等非均衡增长造成的两极分化，就不能只依靠市场的力量，政府也应该制定相应政策，刺激落后地区的发展，达到均衡发展。非均衡增长理论可以解释我国医疗服务体系从均衡状态发展为非均衡状态的过程。

四、国内外基层医疗服务发展及研究现状

1.国外基层医疗卫生服务的发展

世界各国的医疗卫生服务体系各不相同，但是到目前为止，没有一种制度堪称完美无缺。随着人口老龄化和医疗技术的发展，各国的医疗费用不断攀升，很多国家都着手进行医疗卫生改革，其中基层医疗卫生机构改革都是各国医疗卫生改革的突破口。改革的方向要么是市场化，要么是强化政府管理①。

(1)英国的基层医疗卫生系统及其改革。英国的国民医疗服务体系(National Health Service, NHS)建立于1948年，是由联邦财政收入为国民提供免费医疗服务的国家卫生服务制度。NHS包括医院服务和基层保健两个部分。卫生工作的基本方针是发展和加强基层医疗服务，限制医院服务，推行医疗保健合理化，提高卫生服务效率。英国的基层医疗卫生机构设备简单，服务面广，形式多样。主要有社区医院(Community Hospital)、日间医院(Day Hospital)、社区之家(Community Home)、健康中心(Health Center)等。基层医疗卫生机构的工作包括常见病的诊断治疗、预防、康复、家庭保健、健康教育等服务。其中社区医院是一种规模小、设备简单的医院，主要聘请居住在本地区的大医院专科医生及通科医生，在业余时间开展工作。大医院主治医师定期来社区医院处理疑难病例及开设专科门诊。社区医院主要服务项目有：照料大医院转来的恢复期病人、老

① 赵大海，陆露露．政府与市场：英美两国基层医疗卫生系统改革进程对我国的启示[J].浙江大学学报(人文社会科学版)，2017(4)：176-184.

年病人，某些慢性病人及临终前病人保健，开展小型外科手术。社区医院不仅减轻了大医院的压力，节约了卫生资源，而且加强了大医院与社区的联系，提高了基层保健的质量。日间医院是一种只在白天服务的医院，有少量病床或无病床，有专职医务人员及常用诊疗设备。主要服务项目有：医学检查、护理、心理治疗、职业病治疗、手足病治疗、牙科等。健康中心实际上是独立于医院的诊所，在健康中心服务的医生称为家庭医生或者全科医生，主要进行门诊服务，也开展预防及家庭保健服务。在英国除急诊外，病人看病首先必须到健康中心找签约的全科医生，由全科医生判断是否转给大医院治疗。这一规定有效地控制了大医院的病人数量①。除了上述基层医疗卫生机构外，NHS的医院服务（Hospital-based Specialist Services）是NHS下属的公立综合医院和专科医院，主要为病人提供急诊和住院治疗服务。联邦政府税收统一支付各类医疗卫生服务，全体居民享受免费的国家医疗卫生服务，卫生工作由国家统一计划管理。

一直以来，英国重视发挥基层医疗的作用，其目的是在资源有限的情况下控制卫生费用的快速增长，限制大医院的扩张，减轻国家负担。政府对基层医疗卫生机构的“挖潜”改革不断。在1991年开始实行全科医生基金模式（GP Foundholding），这种“半市场”的基层医疗卫生管理不同于以前的政府完全管制的方式，其特点是引入了市场机制，对健康中心的全科医生实行类似于“承包制”的政策，政府按照全科医生服务覆盖区域的人口数量拨付固定的年度预算金额，由全科医生购买大多数的常规医疗服务，预算结余归全科医生所有。这一模式的实施使住院患者数量减少了5%，在一定程度上缩短了患者等待就医的时间，全科医生的房屋面积、信息系统、管理水平及服务质量在短期内得到了提升。②全科医生基金模式在1998年被英国政府废止，原因是政府认为全科医生在这种模式下过度重视诊所利益而忽视了医疗卫生服务的目标③。到2004年，英国

①卢祖洵.英国的基层医疗卫生机构[J].中国卫生经济，1987(5):57-58.

②M. Roland, B. Guthrie & D.C Thomé, “Primary Medical Care in the United Kingdom”, Journal of the American Board of Family Medicine, Vol.25, No.s1 2012, pp6-11.

③ P. C. Smith & N. York, “Quality Incentives: The Case of U.K. General Practitioners” Health Affairs, Vol.23, No.3(2004), pp112-118.

所有的基层医疗卫生机构又全部转为完全按照政府指令运行的初级卫生保健信托(Primary Care Trusts, PCTS)。基层医疗卫生资源配置的政策回归到传统的计划和政府配置资源方式,PCTS直接向全民提供初级卫生保健服务,每年联邦卫生财政预算经费的80%都花费在了PCTS上。相关研究发现,PCTS实施之后,英国的医疗卫生质量得到了显著提升,与2000年比较,2009年英国男性的预期寿命增长了2.3岁,女性增长了1.7岁,婴儿死亡率下降到4.7‰。但同时比较突出的问题是PCTS运行10年后机构规模越来越庞大,管理成本也迅速增长[①]。PCTS在2013年被英国政府废止。基于2012年的健康和社会保障法案,英国随后将600亿市值的PCTS全部转给了新成立的二百多个临床委托集团(Clinical Commissioning Groups, CCGS),其中66%的机构是由私立医疗服务提供者来负责的。因此,从2013年至今,英国的基层医疗服务主要由市场机制来配置资源。从1948年以来,英国基层医疗卫生机构的运行方式先后经历了四个阶段:完全政府管控的计划方式,半市场半计划方式,政府完全管控的方式和以市场为主的方式。改革的焦点集中在医疗成本控制和服务质量提升等方面。对于基层医疗卫生机构是按照市场来运行或者是政府全权管理的模式,英国国内也依然存在着巨大的争议,哪种是正确的道路,目前尚未有定论。

(2)日本的基层医疗服务。日本奉行市场化的医疗供给体制,世界卫生组织在给予日本健康保险制度的评价中,十分肯定其低价高质的医疗服务。世界卫生组织在2016年的《世界卫生报告》中,对世界各国的医疗体系进行了综合评价,日本因为“高质量的医疗服务”“医疗负担的公平性”“国民平均寿命高”等因素,在排行榜中再次获得世界排名第一。2018年,《柳叶刀》发布的全球医疗质量及可及性排名显示,在所有亚洲国家里日本的表现仍为最佳。日本在医疗服务中一贯的上佳表现离不开其基层医疗服务体系的强大。日本的医疗卫生机构分为医院和诊所两种。根据日本的法律规定,20床以上的医疗卫生机构称作医院,病床数在19床以

---

① L. Hay, “The Legacy of Primary Care Trusts”, http://www.healthcare-today.co.uk/doc library/documents/p d f/676-Legacy-PCTS.pdf, 2017-02-09.

下的医疗机构称诊所。诊所又进一步被区分为有床诊所(拥有病床的诊所)和无床诊所(没有病床的诊所),这些在全国分布广泛的诊所构成了日本基层医疗的主体,除了少量医院提供初级医疗服务外,大部分初级医疗服务由诊所提供。诊所既可以提供全科服务,也可以提供专科服务,和中国的社区医院不同,日本的社区诊所具有很强的专业医疗技术,基层医疗卫生机构主要以专科诊所的形式出现,除了全科外,内科、外科、妇产科、眼科、牙科等都是具有较强实力的专科诊所,普通的病症诊所都能解决,而如果在诊所内无法解决,那么医生会写一封推荐信,包括患者的症状和其诊断结果,让病人到下一个诊所或者大医院就诊。因为社区诊所数量多、医疗技术高,病人不需要舍近就远地跑去大医院就诊,这也是一种高效利用医疗资源的自然分流,政府不需要强制推行分级诊疗制度,病人自愿选择就近就医。这种病人自愿就近就医的选择是建立在日本基层医疗卫生机构高技术水平的基础之上的。

日本中央和地方政府的责任是努力让医疗服务高效、优质。日本的医疗保险制度除了全民覆盖以外,还有一个重要特征是具备了患者自由可及的医疗供给体制。日本实施分工明确的大医院和小诊所的分诊制度,这种分诊制度不具有强制性,病人可以通过预约选择诊所和医院就医。日本的诊所基本由个体诊所提供服务,医院医疗服务主要由私立非营利性医院承担,诊所通常是由医生个人开业,或由医生集团举办,医生集团一般由几个医生共同拥有一家医院或者一个诊所。虽然日本医疗机构有多种所有制形态,但以“自由开业制”的民营医疗机构为主体。日本这种以民营为主的医疗供给体制,其基础则是医疗行业的“开放性”。日本医疗法明确规定,“如果满足医疗提供设施所规定的条件,并符合申请手续,则应该给予开设许可”。这种“自由开业制”促进了医疗资源的供给,尤其导致大量基层诊所的产生,点多面广,大大方便了居民就医。由于日本实行的是全民医保,日本国民除有就业资格的参加社会保险外,其余的都要加入国民健康保险,其中也包括在日本旅居一年以上的外国人,缴纳保险费的手续在各个地方市、区政厅办理。看病时个人只需要承担费用的30%,另外的70%由日本政府承担,16岁以下的儿童和65岁以上的老人享受免费医疗。政府在“保险适用医疗机构”的资格审查中，采取的是“非不好因素即合格”的政策，也就是说，除非有不良记录，一般具有资格的医生和符合一定硬件要求的医疗机构都可以成为“保险适用医疗机构”。参保患者可以自行选择就医地点[①]。

尽管日本政府实行较为宽松的医疗行业“自由开业制”，但是政府对各类医疗机构进行全面的监管，以保证医疗服务的高效和优质。第一，在日本，各类医疗从业人员都需要根据不同的法律获取一定的职业资格才能被允许从事相关的医疗工作，如医师（根据医师法）、牙科医师（根据牙科医师法）以及提供辅助工作的护士（根据护士法）、药剂师、理疗师、临床检查技师等，合格的医疗从业人员是医疗供给的一个重要内容。第二，日本有严密的医疗质量控制与事故预防管理措施，医院质量管理委员会承担了医疗质量控制的职责。委员会按学科组织修订各类常见病的规范诊治步骤，包括诊断操作、注意事项、规范用药等；各科医生严格按质量管理委员会提供的手册做诊治操作。除医护人员严格遵守质量管理诊治程序外，对药物也实行严格的管理，各病区配有一名药剂师负责或协助药剂的质量监督与管理。在强化质量控制的同时，医院设有医疗不受威胁办公室，专门负责医疗事故、院内感染预防、合理应用抗生素等，各病区有专人负责登记各类差错，医疗不受威胁办公室每月、每年定期汇总分析，并将结果反馈给医护人员，提出相应预防措施，不断从预防制度和预防体系上防范事故的发生，给患者提供放心服务。第三，低价高质的医疗服务是支撑医疗服务质量的重要的制度性因素，日本通过政府对医疗机构的价格控制和数量引导来实现。具体来说，通过颁布医疗服务价格体系的“诊疗报酬”以及制定都道府县“医疗计划”，来引导、控制以民营医疗机构为主体的医疗资源的配置，基本实现了医疗资源可及性强、医疗服务价格低的医疗供给格局。第四，将人性化理念融入医疗服务与医院管理的全过程，每一项服务只有从方便患者的角度出发，才能提高服务质量，提高病人的满意度。不管是科学的建筑结构、家庭式温馨病房、先进的医疗设备等硬

①日本新的医改政策规定：如果没有诊所医生的介绍信，在一定规模的大医院初次就诊需要自己支付一笔“初次诊疗费”。

件设施,还是相互信任的医患关系、规范有序的医疗预约制度和网络化信息管理等软环境,都体现了为病人服务的人性化理念。第五,在日本,医护人员是受人尊敬的,医生与病人之间通常能够建立互相信任与尊重的医患关系。日本医疗技能评价机构负责评估医疗事故,并设有较为完善的处理程序。另外,日本的小诊所和大医院都有规范的预约制度,病人需要守时就诊,大大减少了病人在医院的等候时间,优化了医院的就医环境,也有利于构建良好的医患关系。第六,日本发达的科技水平,让先进的医疗设备应用于临床实践。尽管日本近年来经济发展低迷,但医疗机构拥有充足的医疗设备资源,接触性的器械检查基本上是一次性使用,大大减少院内交叉感染,确保人人享有安全的医疗服务。医院网络化的信息管理系统,也减少了差错、事故的发生率。日本的基层医疗卫生机构有着数量多、规模小的特征,虽然医疗服务质量高但缺乏规模效应,造成有些诊所运营成本过高的经营问题。因此,近年来日本医疗卫生机构出现了频繁合并的趋势。

(3)美国的基层医疗服务。20世纪60年代以前,美国完全采用市场的方式配置医疗卫生资源,绝大部分医疗卫生机构是私立性质。政府对医疗卫生机构基本没有财政投入,居民通过自愿购买商业医疗保险可以到任何医疗机构就诊,没有医疗保险的人只能自己负担医疗费用。20世纪60年代,美国政府提出了反贫困计划,建立了社区基层医疗卫生机构。所有的社区基层医疗卫生机构是私立性质,但均被界定为非营利性质,并严格按照联邦政府标准运营,服务对象主要是无医疗保险的穷人或低收入医疗保险者。20世纪80年代末以来,美国联邦政府进一步将基层医疗卫生机构界定为联邦政府认证的社区卫生服务机构(Federally Qualified Health Center,FQHC)。该机构必须向所有人提供全方位的基层医疗卫生服务;对于FQHC治疗的无支付能力的病人,联邦政府会通过现金资助和老年人医疗保险等多种方式对社区卫生服务机构进行补偿①。近年来由于美国经济低迷,无医疗保险者和低收入群体的扩大,美国联邦政府不

① R. A. Stevens, "Health Care in the Early 1960s," Health Care Financing Review, Vol. 18, No2 (1996), pp11-22.

断加大对社区卫生服务机构的财政投入。因此,经过30多年的发展,美国以社区健康中心为主体,已建立起由联邦政府财政支持和全面监管的基层健康安全网络①。社区医疗中心的建立与发展对美国医疗卫生服务公平性的提升作用明显,无论居民有无支付能力,都可以享受到基本的医疗卫生服务。但是随着医疗服务成本不断上升,基层医疗卫生服务所需的政府财政投入也不断攀升,包括奥巴马医改方案在内的一系列针对基层医疗卫生机构或社会弱势群体的医疗卫生改革也备受争议。其实,2010年美国国会通过的为低收入人群提供医保的奥巴马医疗改革方案,在某种程度上正是为了缓解政府对社区卫生服务机构财政投入的压力②。一直以来,美国的基层医疗卫生机构都依靠政府的扶持,而随着政策的改变,随着平价医疗法案的实施,贫困群体也加入了医疗保险,可以享受常规的医疗服务。社区医疗中心为贫困患者服务的使命逐步消失,加之社区基层医疗中心和其他医疗机构在人才竞争中处于劣势,偏远地区和乡村地区的社区健康中心也更难吸引有潜力的医生,由联邦政府全面财政投入和管制的基层医疗卫生机构的生存发展面临挑战。目前,快速发展起来的一种基础医疗模式叫Concierge care,又叫作Direct primary care,医生直接和病人签约(而不是通过保险公司),病人每年支付会员费用,医生提供无限制基本医疗服务以及一些常规检查的会员套餐服务。为会员提供24小时医生email服务,保证预约当天就诊,而且可以提供远程交流,视频就诊,随时随地医生咨询电话等服务。这种模式首要考虑是节省成本,会员可以通过一年的会员费而获得最基本的门诊医疗服务,这样就算加上Concierge care的会员费,整体医疗保障支出也降低了。对于医生来说,这也是一个节约成本的方式,越来越多的美国医生担心联邦政府的保险计划面临的资金问题,Concierge care的核心是节约成本,省掉了很多中间环节,因为大部分病症其实完全可以通过最基本的手法解决。另外,这种模式也提高了医疗服务质量,让病人和医生沟通更多更紧密,而且通

① 赵大海,陆露露.政府与市场:英美两国基层医疗卫生系统改革进程对我国的启示[J].浙江大学学报(人文社会科学版),2017(4):176-182.

② 魏华林,彭晓博.医疗保险改革的征途及其境界——奥巴马医改方案评述[J].保险研究,2010(3):115-121.

过手机视频等方式沟通有助于节省双方的精力和成本①。

(4)新加坡的基层医疗服务。新加坡的经济发达,但是人口老龄化、资源匮乏等问题突出。新加坡总结各国医疗卫生改革的经验,重视基层医疗卫生机构的建设与管理,构建了独具特色的医疗卫生服务体系。新加坡的医疗卫生机构分为两层,底层是社区医疗中心和私人诊所,上层是综合性医院和专科医院。这些医疗卫生机构按照所有制性质分为政府筹资的公立医院、专科中心和综合诊所,营利性的私立医院、私人诊所和私人医药机构,社会捐资的慈善医疗中心、老人院和康复中心等②。这种双层多元化的医疗服务体系,各类医疗机构并存,能够给全体居民提供多层次和不同种类的医疗卫生服务。政府利用市场机制和价格杠杆有效配置医疗资源,实行双向转诊制度。患者先到社区医疗中心或私人诊所就医,根据病情医生决定是否需要向上级医院转诊并出具转诊证明,患者凭借转诊证明到上级医院就诊,病人病情好转又可重新转回基层医疗卫生机构进行康复治疗。如果初诊不在基层医疗卫生机构而直接到医院就诊,则得不到政府的补贴。

新加坡政府十分重视基层医疗服务,社区诊所遍布新加坡的街道和社区,极大地方便了居民就近就医,避免了大医院拥挤和排队的现象,大多数常见病、慢性病在社区范围内得到了有效治疗,充分发挥了基层医疗卫生机构的作用。新加坡基层医疗服务能力强的原因有以下几点:第一,政府利用市场机制和价格杠杆有效配置医疗卫生资源。政府秉承"预防为主,医疗服务更接近居民"的改革理念,采用较为宽松的医疗服务准入政策,不但上层综合性医院和专科医院有公立和私立之分,公立医院之间又分为若干医疗集团(例如以位于北部的邱德拔医院为核心的亚历山大医疗集团,在南部以中医医院为核心的新加坡保健服务集团,以国立大学医院为核心的国立大学医疗保健集团等),每个医疗集团以公立医院为核心,以周边诊所、养老院等基层医疗卫生机构为支撑,集团内部整合服务、

①https://www.modernhealthcare.com/article/20171021/NEWS/171019863/concierge-care-taking-hold-at-some-large-urban-hospitals.

② 孙杨杰,邓建伟.新加坡社区医疗卫生服务的经验极其启示[J].福建行政学院学报,2015(2):34-38

转诊,共享设备、床位、电子病历,发挥综合效应和规模经济。医疗集团之间秉承政府的指导性竞争原则,有序竞争,共同提高①。基层医疗服务主要由社区诊所承担,社区诊所主要由公立的综合诊所、私人诊所和连锁诊所构成的基层医疗服务网络,其中80%属于私人诊所,基层医疗服务机构数量众多,居民选择丰富。第二,新加坡基层医疗服务具有放心、方便、价优的特点。新加坡基层医疗服务包括门诊治疗、出院康复、预防保健、健康咨询等一站式服务。大多数的社区医生为患者提供终身的基础医疗服务,社区的全科医生很清楚每个病人的家庭背景、家族病史、历史病情等,医患关系和谐的关键在于病患非常信任自己的医生,医生的专业素质高,其医术精准度高。此外,社区诊所普遍与居民住所一步之遥,就诊非常便利。不管小诊所还是大医院都通过预约看诊来提高效率、大幅缩短候诊时间,减少病患的焦虑。第三,政府重视基层医疗人才的培养,新加坡的医学教育和毕业后培训基本沿袭了传统的英式风格,十分注重询问病史、体格检查等床边技能,重视医生的服务态度,进入专科培训之前,年轻医生会接受专门的和患者沟通交流的提高服务质量的培训项目。在新加坡,医生的社会地位很高,受到普遍尊重。医学院入学竞争非常激烈。初级医疗保健制度完善的新加坡,数量众多的全科医生分布在社区医院、联合诊所、私人医院或是私人全科诊所。每一个住宅区都由多家医院、诊所覆盖,一些医院、诊所提供上门服务,为居民基础疾病、慢性疾病的诊治提供了很大的便利。随着家庭医学住院医师培训项目的盛行,政府要求普通家庭医生考取相应的全科医学资格证书,从而统一和规范全科医学队伍建设,保证基层医疗服务水平不断地提高。

2.基层医疗卫生机构的服务能力相关研究进展与述评

(1)医疗服务质量。目前,国内外医疗卫生机构围绕着医疗服务质量改善途径有不少有益的探索。学者们的研究重点围绕着医疗服务质量的提升,主要从影响医疗服务质量的技术性和非技术性因素着手。因此,医疗技术服务质量一直作为衡量医疗服务质量的主导因素而深受重视。有研究者总结到,国内外研究结果已经表明医生的技术水平是影响病人对

① 戴月明.新加坡医疗体系优势及其对上海的启示[J].科学发展,2013(7):107-112.

医疗服务满意度评价的最重要因素[①]。医疗服务的技术质量可以通过技术规范和评价指标得以控制，侯素青[②]在对公立医院医疗服务满意度的研究中提到医疗技术水平对保障和提升医疗服务质量的重要性，主张通过各种措施提高医务工作者的业务能力和医疗护理水平。王恕[③]等采用模糊综合评价法研究医疗服务质量，发现"医疗设备齐全和医疗质量效果是患者最看重的两项指标"。除了考虑医疗技术方面的要素之外，国内外学者开始研究非医疗技术要素对医疗质量的影响。非技术质量则与医疗服务过程中患者感知的服务态度、服务行为及服务环境等相关。Coddington. D认为应该从患者视角用专业化的服务、技术、设备、医护人员等方面来评价医疗服务质量[④]。Victor Sower[⑤]等在2001年提出了医院关键质量评价法(KQCAH)，认为可以从连续性、效率、适宜性、关心尊重、信息、饮食等八个方面对医院的服务质量进行评价。国内学者从非技术层面促进医疗服务质量提升的研究也日益增多，学者们在借鉴国外经验的同时，积极寻找适合我国卫生领域的独特的医疗服务质量研究思路和提升模式。杨添安、马腾阳、郭轶伦等[⑥]引入医疗服务质量量表(CQS)并研究其在中国文化背景下的信度及效度，丰富了我国医疗服务质量的评价工具，张铎龄等[⑦]探索全面质量管理(TQM)在医疗机构中的应用，魏亚卿、李银山等[⑧]强调医院要改善基础设施，为病人创造舒适的就医环境。

(2)基层医疗卫生的含义及功能定位。基层医疗卫生也称为社区卫

① 常靖，谭琳琳.医院医疗质量评价指标体系构建研究[J].河南医学研究，2018(10):1799-1801.

② 侯素青.公立医院医疗服务满意度及其影响因素研究[D].济南:山东大学，2011.

③ 王恕，汪定伟.医疗服务质量的模糊综合评判方法[J].东北大学学报，2004(6):535- 538.

④ Coddington. D，Moore.K.Quality of Care as a Business Strategy:How Customers Define Quality and How to Market it[J].Healthcare Forum，1987.30(2):29-32.

⑤ Victor Sower，William Kilbourne，etc. The Dimensions on Service Quality for Hospitals:Development and use of KQCAH scale[J]. Healthcare Management Review，2001.26(2):47-59.

⑥ 杨添安，马腾阳，郭轶伦，陈倩，刘剑，邓剑伟.医疗服务质量量表的汉化及信效度检验[J].中国公共卫生，2018，34(7):1083-1086.

⑦ 张铎龄，宋艺航，张莹.全面质量管理(TQM)在医疗机构中的应用[J].医学与哲学(B)，2017，38(4):95-97.

⑧ 魏亚卿，李银山，王晓茹，李育民，李季，李林贵.法人治理实施前后某医院医疗质量综合评价[J].卫生软科学，2018，32(5):6-9.

生服务，源于英国等英联邦国家，是当前国际上比较成熟的卫生服务模式，它能够较好地优化卫生资源配置，提高卫生服务的公平性和效率，在控制医疗费用和提升居民健康水平方面也有重要的作用。在20世纪50年代后，世界各国普遍重视发展社区卫生服务，医疗卫生保健经历了个体(家庭)→医院→基层(社区)的转移过程。这种转变的缘由在于：其一，随着社会的发展和医学的进步，人们对防病治病的认识逐步深化，医疗保健从个体向群体转变，社区卫生服务模式应运而生；其二，开展社区卫生服务成为控制卫生费用、提高卫生服务效益的有效措施。各国社区医疗皆以提供基本医疗服务为主要内容，国际上社区医疗模式主要有三种：一是以政府为主导的英国模式；二是以市场为主导的美国模式；三是政府引导、市场与社会多元参与的新加坡模式。我国关于社区医疗服务最早出现在1996年。2006年，《国务院关于发展城市社区卫生服务的指导意见》(国发〔2006〕10号)中指出，社区卫生服务是城市卫生工作的重要组成部分，是实现人人享有初级卫生保健目标的基础环节。发展社区卫生服务，构建以社区卫生服务为基础，社区卫生服务机构与医院和预防保健机构分工合理、协作密切的新型城市卫生服务体系。社区卫生服务机构提供公共卫生服务和基本医疗服务，具有公益性质，不以营利为目的。要以社区、家庭和居民为服务对象，以妇女、儿童、老年人、慢性病人、残疾人、贫困居民等为服务重点，以主动服务、上门服务为主，开展健康教育、预防、保健、康复、计划生育技术服务和一般常见病、多发病的诊疗服务。梁万年[①]认为社区卫生服务提供的服务内容包括疾病的医疗和防治保健为一体的全方位服务，这种服务必须是居民在经济上能够承担且能方便地接受。金生国[②]从社区卫生服务的作用方面分析，认为社区卫生服务机构是城市公共卫生体系和基本医疗服务体系的网底，预防保健、基本医疗是其基本任务。基层医疗卫生服务的概念的提出，是把城市的社区医疗和农村的基层医疗统一起来，毛瑛、王明旭[③]提出基层医疗卫生机构按地

① 梁万年.社区卫生服务的概念、功能与意义[J].实用全科医学，2003(1)：6-9.
② 金生国.关于城市社区卫生服务进展、问题与对策的思考[J].中华初级卫生保健，2003(2)：8-9.
③ 毛瑛，王明旭."把脉"神木医改[J].中国卫生，2010(12)：19.

域分为城市基层医疗和农村基层医疗,实现城乡医疗的一体化。中国卫生部在发布的《基层医疗卫生信息系统基本功能规范(2012)》中界定:基层医疗卫生机构指社区卫生服务站(中心)、乡镇卫生院和村卫生室,主要面向本机构服务辐射区域的居民提供基本公共卫生服务和基本医疗服务。对基层卫生服务的性质问题的探讨,学术界比较一致的看法是基层卫生服务属于公共服务的范畴,因此政府应当发挥重要作用。

(3)基层医疗卫生机构服务能力及其影响因素。国外学者对于基层医疗服务能力的研究较为丰富,在评价体系方面,有从投入、过程、产出为框架展开研究的,例如Lafond以投入、过程、产出和结果为框架,在系统层面、组织层面和个人层面分别建立卫生部门能力评价的概念模型;有从患者角度出发以患者满意度为重心开展研究的,研究学者Radford A在对美国北卡罗来纳州的基层医疗卫生机构进行研究时,通过记分卡片对患者满意度影响因素进行研究;也有学者从医疗服务效率的视角提出提高医疗服务能力,JKSengupta认为在医疗卫生服务的供应过程中应该讲究高服务效率,对医疗设备、卫技人员进行资源优化分配,在资源有限的情况下,让民众获得最大数量的高品质医疗卫生服务;在影响因素方面,国外学者普遍认为政府是影响医疗服务能力的关键。Buykx提出随着人口、经济和政治环境的变化,政府也应持续监测医疗卫生机构的服务表现,从资金、设备、人员供给等方面给予支持,以满足社区的医疗卫生需求。Chukwuani认为资金短缺、管理不善和基础设施缺乏是不能提供有效的初级保健服务的祸根。

国内对基层医疗卫生机构服务能力的研究也不少,关于基层医疗卫生机构服务能力的含义,佘维维[①]认为基层医疗卫生机构服务能力是指基层医疗卫生机构提供基本医疗服务和公共卫生服务的能力,吴闽川[②]认为基层医疗服务能力应该包括医疗卫生服务质量和医疗卫生服务可及性两

① 佘维维.提升农村基层医疗卫生机构服务能力研究综述[J].经营管理者,2015(31):343-344.
② 吴闽川,吴志澄.论农村医疗卫生服务能力建设的问题与对策[J].福建论坛(人文社会科学版),2009(11):167-171.

方面的内容。童枢[①]认为基层医疗卫生机构服务能力就是向居民提供基本公共卫生服务和基本医疗服务的水平，硬件建设包括基础设施建设、诊疗设备配置、医疗卫生信息系统建设等；软件建设包括医技人员配备、医疗服务安全可靠性、公共卫生服务的可及性、内部管理、改革措施落实情况和患者信任满意度等。关于基层医疗卫生机构服务能力的研究，国内学者们多是通过对地方的实地调研而得出的，有学者从基层医疗卫生机构服务能力评价的角度着手，例如黎国庆[②]在研究江西省乡镇卫生院服务能力影响因素时建立初级的评价指标体系确定了六个评价指标，分别是卫生人力资源、房屋建设、设备配备、服务功能、经费、管理制度。张怡青[③]等用熵权法从医疗人力资源、医疗服务设施和医疗服务质量三个维度选取八项指标，分析了不同地区基层医疗卫生机构服务能力及其差异，不同地区基层医疗卫生机构的服务能力差异明显，经济发达的东部地区相较于中西部地区基层医疗卫生机构的服务能力较强。林淑周[④]认为在2003年实施农村新型合作医疗和2006年国务院推动发展社区医疗卫生后，城乡基层医疗卫生机构服务能力都有了很大提升，但是仍然不能充分满足城乡居民的需要。我国基层医疗卫生机构服务能力方面存在的问题主要有：基础设施和医疗设备简陋；医疗服务人员素质低；分级诊疗不能有效执行等。国内学者们对基层医疗卫生机构服务能力的影响因素的相关研究较多，主要表现在制度层面、设备设施、医技人才、服务模式、政府投入等方面。顾昕、方黎明[⑤]指出，我国乡村两级医疗卫生机构普遍面临人力资源、技术能力和设备建设滞后的局面，乡镇卫生院服务能力也在下滑。

---

① 童枢．新医改背景下普洱市基层医疗卫生机构服务能力提升研究[D]．昆明：云南财经大学，2016：11.

② 黎国庆，袁兆康，王希，等．江西省卫生服务能力建设工程对乡镇卫生院服务能力影响的综合评价[J]．中国卫生事业管理，2012(2)：111-113.

③ 张怡青，王高玲．基于熵权- TOPSIS 法的我国基层医疗卫生机构服务能力差异性分析[J]．中国卫生事业管理，2018(7)：509-512.

④ 林淑周．提高基层医疗卫生机构卫生服务能力研究综述[J]．福州党校学报，2012(1)：26-31.

⑤ 顾昕，方黎明．农村医疗服务体系的能力建设与新型合作医疗的运行[J]．河南社会科学，2007(3)：65-68.

申曙光等[①]在建立分级诊疗、基层首诊及基层医疗卫生机构三者因果关系的基础之上,分析了实施分级诊疗及基层首诊存在的问题。张亚林等[②]也认为应将社区首诊及分级诊疗工作的推动和强基层、夯实健康服务网底结合起来。王延中[③]认为目前我国农村地区的医疗服务问题不是“缺医少药”,而是大多数农村居民缺乏消费高价医疗保障服务产品的有效需求能力,进而影响到基层医疗卫生机构服务的发展。林秀俊[④]等认为设备、仪器落后,数量不足,服务环境较差等是制约社区医疗卫生机构服务能力的重要因素。王喆等[⑤]通过对北京基层医疗卫生机构的调查,认为基层医疗投入不足,基层医疗卫生机构基础项目建设未达建设标准,医疗设备欠缺,同时也存在城乡、区县发展不平衡。葛全风[⑥]认为我国基层基本公共卫生服务人才匮乏及编制不足,导致服务能力较差。另外,一些学者认为基层医疗卫生机构的服务模式也是影响其服务能力的因素。高桂英等[⑦]认为政府应落实家庭签约服务制度,加强大医院对基层医疗机构的连接,以提高基层医疗卫生机构的服务能力。章也微[⑧]认为,当前我国农村医疗卫生服务能力缺陷的重要原因在于政府在农村公共卫生投入中的缺位,提出政府投入不足是基层医疗卫生机构服务能力弱的主要原因。夏敬[⑨]也明确指出我国基层医疗卫生人才短缺,制约了农村医疗卫生服务水平。

(4)基层医疗卫生机构服务能力提升的途径与措施。国内学者们对

---

① 申曙光,张勃.分级诊疗、基层首诊与基层医疗卫生机构建设[J].学海,2016(2):48-57.

② 张亚林,陈国权,万巧玲等.东莞市社区首诊与分级诊疗的探索与实践[J].中国全科医学,2017(S3):254-258.

③ 王延中.基本医疗保障不应忘记农村[N];江苏经济报,2001-08-20.

④ 林秀俊,黄忠煌.福建省社区医疗卫生服务发展情况调查分析[J].福州党校学报,2008(4):68-71.

⑤ 王喆,王冬梅,华维斯.医改新形势下提升基层医疗服务能力的对策建议[J].中国全科医学,2017,20(A3):270-272.

⑥ 葛全风.基层基本公共卫生服务及人才队伍建设问题的思考[J].河南预防医学杂志,2016,27(9):722-724.

⑦ 高桂英.创新基层医疗卫生机构服务新模式实施“医、护、养”家庭医生签约服务[J].黑龙江医学,2016(C1):16.

⑧ 章也微.重建农村公共卫生服务供给机制的思考[J].卫生经济研究,2005(11):35.

⑨ 夏敬.加强农村基层医疗卫生人才队伍建设措施探讨——基于大连市的实证分析[J].人才资源开发,2017(22):61-63.

基层医疗卫生机构服务能力提升相关的研究较多,研究者们普遍认为,目前我国基层医疗卫生机构和上级医院间没有建立完善的双向转诊制度,缺乏机构之间、医生之间的有效协调与合作,由于服务提供的不连续而造成重复的、间断的医疗卫生服务,从而导致卫生服务效率的低下。张靓[①]认为,“首诊在基层”的服务模式可以提高基本医疗卫生服务的可及性,引导群众的基本医疗服务需求逐渐向基层医疗卫生机构转移。基层首诊一方面能缓解我国大医院人满为患的现状,另一方面也能降低民众的就医成本,夯实基层卫生医疗服务网底。肖锦铖等[②]指出,通过医疗保障制度设计,拉开患者在不同机构就诊个人支付比例,规定不经初诊直接去医院就诊的患者在医疗保险保补偿比例上给予相应的降低,同时建立以社区居民的满意度为指标的评价制度,持续改进社区卫生服务工作能力。陈卫兵等[③] 提出了推进社区首诊及分级诊疗工作的主要做法,强基层、夯实健康服务网底、建机制、重保障等。王荣英等[④]对家庭医生签约服务等模式进行了相关探索,认为政府应加强政策支持,强化综合医院对基层医疗卫生机构支撑,落实家庭签约服务,最终提高社区全科医生的服务能力。侯志远、孟庆跃[⑤]等建议根据服务人口规模合理配置社区卫生人员编制,建立以基层卫生服务需求为导向的培训制度,加强基层最缺乏的常见病诊疗知识和技能培训,如急诊急救处理能力、慢病防治知识和合理用药指导等,以提高基层卫生人员的诊疗水平。

相对而言,国际上一些国家有着较为成熟的社区医疗服务模式以及提高基层医疗卫生机构服务能力的有效措施,国内一些研究者希望通过

① 张靓,董恒进,郜琳,等.居民就诊意愿与基层医疗服务能力研究——以浙江兰溪为例[J].卫生经济研究,2016(8):19-22.

② 肖锦铖,周成红,周典,等.城市居民对社区卫生服务的认同度及其评价研究:问题与对策[J].健康研究,2009(6):445-447.

③ 陈卫兵,严捷.基层医院医疗设备维修服务现状与对策[J].中国医学装备,2017,14(11):120-123.

④ 王荣英,张金佳,贺振银,等.医务人员对家庭医生签约服务的认知情况调查[J].中华全科医学,2018(1):94-96,138.

⑤ 侯志远,孟庆跃,袁璟,等.城市社区基本医疗服务提供能力现状研究[J].中国卫生经济,2010(2):41-43.

对国外基层医疗卫生机构服务能力的经验介绍，给我国的基层医疗卫生机构的发展提供借鉴。张奎力①通过考察美国、日本和澳大利亚等有代表性的发达国家的农村医疗卫生制度后，认为对农村地区的基层医疗服务建设的启示有以下几点：首先要选择适合本国国情的医疗卫生体制；其次是政府要在建立和完善基层医疗卫生服务体制中发挥主导作用；三是努力提高农村地区医疗服务的可及性。赖爱华、陈烈平等②通过对日本、美国、韩国等国家在解决农村卫生人才方面的举措进行研究后认为：第一，政府全额投入，保证乡镇卫生院工作人员的待遇，解决基层医疗卫生机构的后顾之忧，使其专注完成公共卫生和基本医疗服务目标；第二，创办农村专科医学院校或农村医学专业，培养基层医疗服务人才；第三，针对偏远山区、岛屿组建巡回医疗小组，建立偏远山区巡回医疗制度；第四，充分利用非政府组织的作用，培养和招募医疗服务志愿者。卢祖洵等③则指出随着社会的发展和居民健康需求的变化，各国的社区卫生服务也在不断改革，主要表现为经营方式的改革，例如以计划管理为主体的英国社区卫生服务体系在尝试引入市场机制；而以市场主体的社区卫生服务体系的国家正逐步引入政府机制。

2018年9月21日，国家卫健委发布《关于开展"优质服务基层行"活动的通知》（国卫基层函〔2018〕195号）（以下简称《通知》），是基层医疗卫生的服务能力提升面临的一个新机遇。《通知》传递了以下促进基层医疗卫生服务能力发展的重要政策信息：一是对基层医疗卫生机构进行了更加明确的定义。社区卫生服务中心和乡镇卫生院是公益性、综合性的基层医疗卫生机构，承担着常见病和多发病的诊疗、基本公共卫生服务、计划生育技术服务、健康管理、危急重症病人的初步现场急救和转诊等功能任务，是城乡医疗卫生服务体系的基础。二是正式公布了基层医疗卫生机构的评价标准。《通知》以附件的形式公布了《乡镇卫生院服务能力标准（2018年版）》和《社区卫生服务中心服务能力标准（2018年版）》，这是根

① 张奎力.发达国家的农村医疗卫生制度及其对我国的启示[J].社会保障研究，2010(1)：73-78.

② 赖爱华，陈烈平.国外解决农村卫生人力资源不足的经验与借鉴[J].中国农村卫生事业管理，2009(7)：557-559.

③ 卢祖洵，孙奕，姚岚，等.国外社区卫生服务焦点分析[J].中国全科医学，2002(3)：209-210.

据分级诊疗制度建设的要求，形成了未来一段时期基层医疗卫生机构的服务能力建设标准。三是将正式启动基层医疗卫生机构的服务能力评价工作。各地将建立专门的评审专家库，基层医疗卫生机构进行不少于6个月的自评自查，并针对薄弱环节进行专项整改提升，从而保障基层医疗卫生机构服务能力的稳步提升。四是给部分优秀乡镇卫生院升级准备了政策支持。《通知》明确提出："达到推荐标准的乡镇卫生院，符合相关条件的可参加二级医院评审，进一步加强医疗质量管理。"一部分乡镇卫生院在规模和等级上将会迎来快速发展机遇。五是对于基层医疗卫生机构的服务能力建设提出了"五提高四优化"。服务水平上，强调门诊医疗服务能力、急诊急救能力、住院能力、中医药和康复服务能力、检验检查服务五大能力提升。服务方式上提出四个优化要求，即引导居民预约就诊、加强患者健康教育和随访、推进家庭医生"互联网+签约服务"、开展双向转诊和远程医疗服务，推动医疗资源下沉。六是强化基层医疗卫生机构管理。从业务管理和综合管理两方面提出规范要求，强调基层医疗卫生机构的管理是保障基层医疗卫生机构服务能力建设的关键。

第二章

我国基层医疗卫生服务体系的发展及其服务能力现状

社区卫生服务是世界卫生组织在1978年提出的一个预示全球卫生服务发展方向的概念，作为针对人群健康的最有效的服务模式在全世界范围内得到广泛的推广。我国在20世纪80年代末开始社区卫生服务的探索，1997年社区卫生服务工作正式起步试点，开始积极构建社区卫生服务体系。作为社区卫生服务主要载体的城乡基层医疗卫生机构，进入了一个新的发展阶段，这也是我国城乡医疗卫生体制改革思路的一个重大转变。

第一节　我国基层医疗卫生服务体系的发展历程

我国基层医疗卫生服务体系以城乡基层医疗卫生机构为核心，作为新医改关注的重点，中共中央、国务院2009年发布的《关于深化医药卫生体制改革的意见》明确提出，我国将逐步健全基层医疗卫生服务体系。2017年10月，党的十九大报告中指出，要加强基层医疗卫生服务体系建设。基层医疗卫生服务体系建设的主要内容包括：加快农村乡镇卫生院、村卫生室和城市社区卫生服务机构建设，实现基层医疗卫生服务网络的全面覆盖；加强基层医疗卫生人才队伍建设和全科医生的培养；着力提高基层医疗卫生机构服务水平和质量，做到让农村居民小病不出乡，城市居民享有便捷有效的社区卫生医疗服务；转变基层医疗卫生机构运行机制和服务模式，逐步建立分级诊疗和双向转诊制度。纵观近一百多年的中国医疗卫生发展历史，城乡基层医疗卫生服务体系的发展经历了漫长的演进，到现在为止，我国通过几代人不断的努力，已经建立了较为完善的覆盖全国城乡的基层医疗卫生服务网络，为我国打造社区卫生服务夯实了基础。

一、新中国成立前我国基层医疗的基本状况

我国拥有五千年的历史文化，医药的传承与积累非常丰富。总的说来，我国封建帝制时期国家在医疗发展与救济方面比较被动，尽管宋代出现过官府举办的“居养所”“病坊”、清代出现过“施药局”等卫生机构，但国家与政府的责任模糊不清，医疗卫生基本上是由社会和个人承担。

自1840年鸦片战争后，随着帝国主义列强的不断侵略，中国人民长期遭受帝国主义、封建主义和官僚资本主义的重重压迫，另外还要忍受贫穷、落后和疾病这三座大山的折磨，由于当时医疗卫生事业落后，传染病、地方病、寄生虫病肆虐，普通疾病也缺医少药，卫生预防措施差，民众的健

康得不到任何保障。一个国家的医疗卫生事业的发展是关乎民生的重要事业，不仅关系个人和家庭的疾病死亡，而且影响整个国家的强弱。1927年，面对中国的医疗卫生状况，国民政府为维护其统治地位，开始发展政府引导的医疗卫生事业。

1.1927—1936年的基层医疗服务建设

几乎从国民政府建立之初，中国政府就选择了一条基层医疗卫生优先发展之路。1928年11月，国民政府卫生部（后改卫生署）于南京成立，中国政府的基础医疗和公共卫生事业就此开端。第二任卫生部（署）部长、署长的刘瑞恒①是这一事业的创建者和领导者，他认为医学应该为更广大的民众服务，如果资源配置得当，只需较少的投入，就会给民众带来极大的福利。1925年，他与美国人兰安生（J. B. Grant）在北京建立了第一卫生事务所，其辖区内的死亡率与发病率明显下降，开创了中国医疗卫生事业的先河。政府在地方卫生行政方面，逐步形成了省设卫生处、市设卫生局（科）、县设卫生院的三级行政管理部门。1928年12月，国民政府颁布了《全国卫生行政系统大纲》，大纲规定：各省设立卫生处，隶属于民政厅兼受卫生部的直接指挥和监督；各特别市设卫生局，隶属于特别市政府，兼受卫生处的直接指挥和监督；各市县设卫生局，隶属于市县政府，兼受卫生处的直接指挥和监督。中央和地方的卫生行政机构的建立，标志着中国医疗卫生行政体系的初步形成。1931年，卫生部保健司长金宝善（后任中华医学会会长）赴欧洲考察，比较各国卫生制度后，结合中国的实际，决定参照南斯拉夫模式来推行中国的医疗卫生建设：建立一个由国家主导的国家级卫生保健机构，下辖医疗卫生研究和教育机构，向城市和乡村传播公共卫生知识。政府在江宁县汤山建立了一个卫生模范区，作为全国推广县级卫生服务的试点。根据国家卫生服务的“三年计划”（1931—1934年），在当地合作健康保险计划建立之前，医疗服务都是免费的。到了1937年，每个县级卫生院配备全职的卫生官员、多个公共卫生护士和助产士，负责中心的门诊、住院设施、诊断实验室、药品和消毒、卫生教育和管理；每个区级卫生所配备一个卫生官员和护士，负责日常门诊、接

① 刘瑞恒（1890—1961），1903年考入北洋大学堂，哈佛大学医学博士，我国著名医学专家，中国创伤医学的奠基人，中国近代公共卫生事业创建者。

种疫苗、儿童和学校的卫生和改善当地的卫生条件；乡级卫生所有一个经过助产士和公共卫生培训的护士，负责日常门诊、接生、胎儿和新生儿的照顾、当地学校的卫生、接种天花疫苗和卫生教育等服务。1933—1936年，世界著名的南斯拉夫公共卫生学家斯坦帕尔（Andrija Stampar）受国联卫生组织的委派来到中国，他认为中国卫生工作应该首先满足数量众多的农村人口的需要，因此乡村卫生工作应成为卫生事业的优先发展部分。由于卫生经费不足，乡村卫生中心工作人员不要求高学历，只要能够担负起基本医疗的任务即可，乡村卫生保健基本免费，或象征性收费，服务对象包括病患在内的全体人群。1933年，国家经济委员会派遣包括斯坦帕尔在内的国联卫生组织的专家前往江西乡村考察。专家们提出了以建立10个乡村福利中心为基础的乡村改造计划，即每个中心有一个医生、一个助手和一个助产妇，并有4～15张床位和一个日间诊所。1934年1月，一支有斯坦帕尔参加的西北调查队前往陕西、甘肃、青海和宁夏调查当地的卫生状况，并且在陕西的几个县建立了卫生中心。在卫生部（署）和国联的合作指导下，中国的乡村公共卫生领域进步迅速，当时的法律规定地方税收5%必须用于卫生建设，以建立一个全国统一的多级乡村公共卫生体系。截至1936年，共有18个省建立了省级卫生中心，3个准省级卫生中心，181个县级卫生院，86个区卫生分院和96个乡镇卫生所。民国时期的中国贫困人口众多，财力、物力极度匮乏，如果政府选择将有限的资源集中投入到大城市，建设少数现代化的医院，购买昂贵的医疗设备和药品，受惠者只能是极少数人，只能加剧国家医疗卫生发展的不平衡。所幸的是，国民政府采纳了国联专家的建议，以绝大多数的乡村人口为主要服务对象，为他们提供最基本的现代医疗保障和卫生服务，以低廉的成本给更多的人带来福利，注射疫苗、伤口处理、新式助产、打造卫生的生活环境等成本低廉的基础预防与医疗手段大大降低了民众死亡率。1937年，在日内瓦举行的国联远东政府间乡村卫生会议上，卫生署长刘瑞恒对几年来中国的乡村卫生建设进行了总结：将县、区、乡联系在一起的卫生制度获得了成功，在这一制度下，县级行政机关提供技术服务、财力保障，用较少的投入，人们普遍能够负担得起的廉价费用，覆盖较大范围的人群，获得了令人满意的医疗卫生服务效果。[①]

2.1937—1945年全面抗战时期的基层医疗卫生发展

日本入侵给中国的医疗卫生建设带来了巨大的破坏，建立全国县级卫生体系的计划也只能在抗战的大后方进行。此时的卫生署长由著名公共卫生学家颜福庆[②]担任，他主张建立服务大众的医疗和预防体制，创建了吴淞公共卫生实验区。1941年，据卫生署统计，贵州84个县中已经有76个建立了县级卫生中心；1944年，四川省的140个县中有116个建立了不同层次的卫生体系。抗战结束后，据调查，1946年县设卫生院达1440所，区卫生院353所。中国医学专家在极度困难的条件下，创造出了世界级的成果，生产的伤寒、天花疫苗以及血清被英美盟军采用，对控制战时流行病的扩散起到了重要作用。虽然抗战时人员流动规模巨大，但由于制度和技术保障得力，中国却没有发生疫病大规模爆发的情况。除了政府主导下的医疗卫生事业外，一些社会精英和有识之士也在积极探索，1930年代的国民政府实业部曾统计，当时全国从事乡村建设的团体有600多个，先后设立的试验区有1000多个。晏阳初、梁漱溟、卢作孚等一大批乡村建设的实干家在教育、文化、卫生等领域改造中国基层社会，影响深远。1948年，受洛克菲勒基金会派遣，人口学家诺特斯坦因(Frank W. Notestein)带领的考察团来到中国考察卫生状况，认为与抗战前相比，医疗人员和医学院校毕业生的数量都有显著的提高，医疗卫生人才的多寡是医疗卫生事业发展水平高低的晴雨表，也是卫生政策产生成效的决定因素。虽然抗战结束后的中国饱受饥荒的困扰，但是城市和乡村此时的公共卫生与医疗条件与1930年代相比，已经有了长足的进步，三大传染病已经不再大规模流行。截至1949年，中国已经培养了41000名具有医学院水平的医师、药剂师、牙医以及14万名中等水平的辅助医生、护士和高级助产士、卫生检查员和化验员，这是按照1930年代制定的医学教

① 侯杨方.民国时期的医疗卫生建设[N].21世纪经济报道，2007-09-10.

② 颜福庆(1882—1970)，中华医学会创始人之一，耶鲁大学医学博士，中国近代著名医学教育家、公共卫生学家，并创建吴淞卫生公所，积极开展城市和农村卫生工作，他先后创办湖南湘雅医学专门学校(中南大学湘雅医学院前身)、国立第四中山大学医学院(复旦大学上海医学院前身)、中山医院等，为中国医学教育事业做出了卓越的贡献。

育计划培养的兼顾质量和数量的不同层次的医学人才。新中国成立后，持续多年的战争终于结束，国家进入一个和平稳定的时期，新政权承继了旧政权公共卫生政策的某些特征，采取的是国家医疗卫生政策，1930年代在乡村推行的大众公共卫生运动的特征仍然被保持了下来。

回顾民国时期中国医疗卫生体系的建立历史，一批医学精英以服务底层民众为己任，先后出任中央政府的医疗卫生行政和技术主管，承担起为中国建设一个民众化医疗卫生体制的责任，并在卫生防疫、基础医疗的发展方面起到了至关重要的作用。虽然这一时期医疗卫生事业取得很大成效，但由于各种因素的制约，中国的医疗卫生事业仍然存在很多问题，诸如医疗卫生资源依然严重匮乏，医疗卫生行政管理机制不健全，盲目追求西医、忽视中医等弊端，阻碍了医疗卫生事业的整体健康发展，我国医疗卫生的发展水平整体上还比较落后。

二、新中国成立后的基层医疗卫生发展状况（1949—2020）

（一）改革开放前的基层医疗卫生发展（1949—1978）

新中国成立后，毛泽东的医疗卫生建设思想具有典型的群众路线特征，主要体现在毛主席既强调医疗卫生工作要尽可能为广大人民群众服务，同时还体现在医疗卫生工作要集中群众的智慧和力量，团结中西医。

1.新中国成立初期的基层医疗建设思想

新中国成立初期，医疗卫生工作的重要特征之一就是群众路线。党和政府一直关注医疗卫生事业的发展，毛泽东同志曾对医疗卫生工作有多次批示和指示，深刻地反映了医疗卫生工作的基本思路：发动群众、依靠群众、服务群众。1950年8月，毛泽东为第一届全国卫生会议题词："团结新老中西医各部分医药卫生工作人员，组成巩固的统一战线，为开展伟大的人民卫生工作而奋斗。"针对新中国成立初期我国农村地区缺医少药而城市地区存在干部保健医院的情况，毛泽东认为，医疗卫生工作要坚持为广大人民服务。第一届全国卫生工作会议召开，确定了"面向工农兵、预防为主、团结中西医”的指导方针。会议提出在保证生产建设和国防建设的同时，面向农村、工矿，依靠群众，开展卫生保健工作。并提出“健全基层卫生组织，发展医学教育，培养各级卫生人员，允许私人开业行医，调整医药卫生工作的公私关系及医药界团结互助学习”等决定。同年根据全国卫生工作会议《关于健全和发展全国卫生基层组织的决定》，继续组建县以上医院和卫生防疫、妇幼保健专业机构。1951年在调整、充实市、县已有卫生医疗机构的同时，建立县属区、乡和城镇街道的卫生组织。1952年在全国各地开展爱国卫生运动，各专区、县普遍建立卫生行政组织，增加了医疗卫生费用的投入。1953—1957年期间，根据中共中央提出的“整顿巩固，重点发展，提高质量，稳步前进”的文教方针，大力整顿充实已有医疗卫生机构，同时有计划地发展各地省、市、县卫生防疫站和妇幼保健机构，成立省卫生防疫所和省地方病防治所，开展疫病防治工作。到20世纪60年代，我国卫生事业的人力、物力、财力仍然主要集中于城市，农村缺医少药的局面没有得到根本性的扭转。统计显示，1964年，高级卫生技术人员中有69%在城市，县以下的只占10%；中级卫生技术人员在城市的占57%，县以下的占27%。全年卫生事业费9.3亿元，其中用于公费医疗的为2.8亿元，占30%；用于农村的2.5亿元，占27%，其中用于县以下的占16%[①]。1964年8月，毛泽东在卫生部党组《关于改进高级干部保健工作报告》的批语中写道：“北京医院医生多，病人少，是个老爷医院，应当开放。”在毛泽东的指示下，全国专门为高级干部设立的保健机构被撤销，原来专为高级干部看病的医院也开始为普通群众看病。为了解决农村缺医少药的严重局面，1965年6月，党中央号召“把医疗卫生工作的重点放到农村去”，在这一精神指导下，我国医疗卫生资源改变了固有的“重城市、轻农村”状况，中国特色的“赤脚医生”时代到来，慢慢开始改善农村医疗问题。农村基层医疗卫生保健工作得到全面加强，农村合作医疗制度逐渐在全国各地落实。同年8月，毛泽东就城市医务人员下农村为农村培养不脱产卫生员等作了指示。此后不久，大量农村赤脚医生

① 魏兰菊．现代化视野下农村合作医疗保障制度的变迁[J]．长沙铁道学院学报(社会科学版)，2007(2)：19-21.

活跃在广大农村，为我国农村地区的医药卫生事业做出了积极贡献。到1976年，全国已有90%的农民参加了合作医疗，基本上解决了广大农民“看病难”的问题。

2.新中国成立初期我国基层医疗卫生工作的成就

新中国成立初期，百废待兴，医疗卫生设施极度缺乏，药品供应严重不足，绝大多数化学药品国内不能生产，最简单的医疗器械也要依靠进口。在党和政府关于医疗卫生要坚持群众路线思想的指导下，我国医疗卫生工作坚持为广大人民服务的宗旨，坚持依靠群众、服务群众、教育群众，在预防医学、基础医疗设备、医疗保障方面取得了很大成就。新中国成立后经过近30年的建设，我国卫生医疗事业取得长足进展。首先，医疗保健制度、城乡卫生医疗服务体系基本建成。农村合作医疗制度在20世纪70年代末覆盖了农村90%以上的农民。到1980年，全国已有卫生机构18万个，卫生防疫站3105个；全国共有乡（公社）卫生院55413个，床位73万张，乡村医生和赤脚医生127.9万人①。其次，流行性疾病防治取得了显著成就。20世纪60年代初，天花、霍乱在我国先后被消灭。血吸虫病、疟疾、黑热病、丝虫病、鼠疫等严重危害人民健康和生命安全的疾病也得到了有效控制。1981年的婴儿死亡率为34.7‰，传染病发病率是2364.9/10万，1978年居民的预期寿命为68.2岁。上述这些成就，不仅赢得了全国人民的高度赞扬也得到世界卫生权威部门的肯定，1978年合作医疗和赤脚医生的经验被写进《阿拉木图宣言》，世界卫生组织把它们作为解决初级卫生保健的成功范例在发展中国家推广。学者陈美霞对我国这一时期的医疗体系颇为赞赏，尤其肯定赤脚医生的培养。她认为赤脚医生是农村合作医疗制度的产物，20世纪70年代末，有90%的行政村实行了农村合作医疗，形成了集预防、医疗、保健功能于一体的县、乡、村三级卫生服务网络，培养了一大批扎根农村的赤脚医生。这项制度被世界卫生组织誉为“以最少投入获得了最大健康收益”的“中国模式”，极大地改变了我国农村的卫生面貌。②

---

① 中华人民共和国国家统计局.中国统计年鉴（2012）[M].北京：中国统计出版社，2012.

② 白剑锋.关乎九亿农民健康的大事[N].人民日报（海外版），2007-09-14（1）.

现在我们来评述新中国成立初期的基层医疗卫生服务建设，尽管“文化大革命”时期我国的各项卫生事业遭受了打击和停滞，但是，整体来说这一时期之初的医疗卫生决策是成功的。我国在医疗卫生系统的建设期，建立了由公费医疗、劳保医疗和农村合作医疗组成的医疗保障和城乡各级医疗卫生服务体系。基层医疗卫生服务系统的雏形基本形成，包括县、县属区、企事业单位、乡和城镇街道的卫生机构逐步建立，这些机构最终将会发展成为我国基层医疗卫生的重要中坚力量。这时期党和政府制定的基层卫生工作政策方针和工作重点影响深远，直到现在，我国现代基层医疗卫生系统的框架仍受到这些政策的影响。

（二）改革开放后的基层医疗卫生发展状况（1979—2020）

“文革”结束后，我国开始对计划经济体制进行调整和改革。1979年4月，卫生部、财政部、国家劳动总局共同发出了《关于加强医院经济管理试点工作的意见》的通知，通知的核心是要“运用经济手段管理卫生事业”，我国的医疗事业市场化改革也由此拉开序幕。

1.改革之初的基层医疗卫生状况（1979—1992）

新中国成立初期我国的医疗卫生发展秉承政府主导的公益性发展的路线。在1949年到1955年，全国的公费医疗与劳保医疗制度基本建立与形成，1956年到1965年，公费医疗、劳保医疗制度进一步调整巩固，农村合作医疗开始建立。1966年到1976年“文革”期间，尽管医疗卫生事业发展基本停滞，国家和集体主导的医疗服务体制并没有动摇，医疗机构的性质仍属于公有或集体所有，但是这种社会医疗制度在当时也显现出来很大弊端，例如，公费医疗和劳保医疗的医疗费用增长过快，财政不堪重负，对医疗供需双方缺乏有效的费用制约机制，医疗卫生资源浪费严重，农村合作医疗缺乏稳定的医疗基金来源，管理和服务的社会化程度低，缺乏风险互助共济的功能。在这样的背景下，1979年卫生部部长钱信忠提出“医改就是要运用经济手段管理卫生事业”，提出“要按客观经济规律办事，对于医药卫生机构逐步试行用管理企业的办法来管理。要让他们有权决定本单位的经费开支、核算，仪器购置，晋升晋级，考核奖惩”。1980年卫生部《关于允许个体开业行医问题的请示报告》的批准标志着我国的医疗卫生市场化路线开启。1985年，卫生部制定《关于卫生工作改革若干政策问题的报告》，被视为市场化改革的起点，报告中出现了放权、让利、搞活、鼓励创收、自我发展等思想。1988年，卫生部等五部委又联合发布了《关于扩大医疗卫生服务有关问题的意见》，进一步明确了医疗卫生体制改革的市场化措施，如承包责任制、有偿业余服务、“以副补主”等，与国有企业的改革模式基本类似。1994年，我国实施了分税制改革，目的是取代原有的财政包干体制，极大地改善了中央政府的财政困境，省级政府用相似的逻辑将财政压力层层下移给了基层政府，基层地方财政压力增大。[①]地方财政支出结构在分权化过程中出现了“重基本建设、轻人力资本投资和公共服务”的扭曲。地方政府对公共医疗卫生投入严重不足，医疗卫生机构为了维持自身运转，同时在利益驱使下走向商业化、市场化。医院的公益性严重下降，确立了“放宽政策，简政放权，多方集资，开阔发展卫生事业的路子”的医疗卫生决策。随后的一揽子政策调动了城市医院和医生的积极性，医院积极创收，城市的医疗卫生技术进入高速发展时期。这一时期政府对基层医疗投入比例明显降低，城市社区基层医院和乡镇卫生院由单项改革逐步向综合改革发展，实行独立核算、自负盈亏、按劳分配、民主管理的集体所有制管理办法。街道社区医院、乡镇卫生院可以承包给职工，村卫生室可以个人开业。在农村随着人民公社的解散，农村合作医疗制度也迅速瓦解，赤脚医生的身份转为“村医”，自负盈亏。这个阶段是我国医疗卫生的政策效果最好的时期，城市医疗卫生事业得到了长足发展，服务规模不断扩大，医疗技术水平不断提高，医疗条件明显改善，疾病防治能力显著增强，为增进人民健康发挥了重要作用。同时，优质资源过分向大医院集中，基层医疗卫生服务资源短缺、服务能力不强、不能满足群众基本卫生服务需求等问题，带来的负面效果也十分严峻，民众“看病难、看病贵”由此生端。

2.改革中期的基础医疗卫生状况（1993—2002）

随着经济改革的深入，我国医疗卫生系统的一些问题也日益暴露，医疗卫生系统出现了“重利益，轻公益”的倾向。1993年5月召开的全国医

① 阎坤，张立承.中国县乡财政困境分析与对策研究[J].经济研究参考，2003(90):2-18.

政工作会议上，时任卫生部副部长的殷大奎明确表态反对医疗卫生的市场化方向，提出医疗卫生的公益性质和公平性。但是，到1990年代中期，随着深化企业改革，企业所有制结构改变，民营企业快速发展，农村乡镇企业发展也进入鼎盛时期，与此形成鲜明对比的是，城市的社区医疗机构和农村基层医疗卫生机构陷入政府投入少、业务收入少、医务人员收入少的局面，房屋设备老化、经费严重短缺、运营困难。1997年1月，中共中央出台《关于卫生改革与发展的决定》，提出了在医疗领域要改革城镇职工医疗保险制度、积极发展社区卫生服务、改革卫生机构管理机制等决策思路，强调要重视医疗保障、医疗卫生服务和药品流通三大体系建设协调的必要性。1996年12月，时任中共中央总书记的江泽民在全国卫生工作会议上提出重点加强农村卫生工作，以预防保健工作为主和中西医并重的卫生事业发展思路。2002年11月，中共中央、国务院颁布《关于进一步加强农村卫生工作的决定》，明确了建立新型农村合作医疗制度和农村卫生服务网络的战略部署，提出农村卫生服务网络由政府、集体、社会、个人举办的医疗卫生机构组成，打破部门和所有制界限，统筹规划、综合利用农村卫生资源，建立起以公有制为主导、多种所有制形式共同发展的县、乡、村的三级农村卫生服务网络。这一系列政策旨在实现基本卫生服务的公平性。但是这时期的正确的方针、政策未得到各级政府的认真贯彻落实，没有达到预期的效果，导致在实际工作层面，城市和农村的基层医疗卫生市场化改革趋势继续扩大和深入，农村三级预防保健网濒临瓦解、社区医院和乡镇卫生院经营困难，个人行医盛行，无证行医和游医屡禁不止，防保工作几乎停滞。优质资源继续向大城市、大医院集中，医疗卫生资源分布失衡。城市社区医院、乡镇卫生院、公共卫生工作薄弱，百姓“看病难、看病贵”的问题突出，医患关系进一步恶化。

3. 改革转折点的基层医疗卫生状况（2003—2008）

2003年春爆发的非典疫情把我国医疗和公共卫生存在的问题彻底暴露出来，党和政府开始重新审视我国医疗卫生事业的改革发展方向。各级政府和卫生管理部门开始意识到公共卫生和医疗服务体系完善的重要性，2003年也成为政府医疗卫生改革强化公益、体现社会公平的转折点。时任中共中央总书记的胡锦涛多次强调，要坚持公共医疗卫生的公益性质，深化医疗卫生体制改革，为群众提供安全、有效、方便、价廉的公共卫生和基本医疗服务。为解决医疗卫生工作中存在的“重医疗轻预防”“重高端轻基层”“重城市轻农村”的问题，2005年卫生部提出加强公共卫生服务，大力推进农村基层卫生和城市社区卫生建设，完善社会医疗保障制度等措施。2002年，新型农村合作医疗制度开始试点，坚持以政府投入为主，农民自愿参加，重在解决因病致贫、因病返贫问题。2007年，国务院又启动了城镇居民基本医疗保险试点。2006年6月，国务院成立深化医药卫生体制改革协调工作小组，研究深化医药卫生体制改革的重大问题，并提出改革意见。2007年8月，国务院发布《关于发展城市社区卫生服务的指导意见》，指出社区卫生服务是城市卫生工作的重要组成部分，对优化城市卫生服务结构，方便群众就医，减轻医疗费用，建立和谐医患关系具有重要意义。大力发展社区卫生服务，构建以社区卫生服务为基础，社区卫生服务机构与医院和预防保健机构分工合理、协作密切的新型城市卫生服务体系。2003年后，政府卫生支出不断增加，由2002年的908.5亿元增长到2007年的2297.1亿元，国家在财政政策上给予基层医疗卫生较大倾斜，财政投入有较大的增长。到2008年，乡镇卫生院的收入情况已经较十年前有很大好转，收入结构也趋于合理。这一系列的制度和政策把医改拉回到了公益性的轨道上，实现了医疗保障的广覆盖，公平性成了医疗卫生决策的主旋律，重新确立了政府在提供公共卫生和基本医疗服务中的主导地位。

4.新医改之后的基层医疗卫生状况（2009—2020）

新医改方案经历了几年的酝酿、讨论和修改，2009年3月，中共中央、国务院向社会公布《关于深化医药卫生体制改革的意见》，开启了以“建立基本医疗卫生服务制度，全面加强公共卫生服务体系建设、进一步完善医疗服务体系、加快建设医疗保障体系、建立覆盖城乡居民的基本医疗保障体系”为主要核心建设内容的新医改。在后来医疗改革的推进过程中，医改的核心内容逐渐演变为大家耳熟能详的“三医联动”，即医疗保障体系、医疗服务体系和药品供应体系的改革联动，也就是通俗说的医保、医院和医药改革的联动。习近平总书记在指导卫生工作时反复强调，要推动医疗卫生工作重心下移、医疗卫生资源下沉，推动城乡基本公共服务均等化，真正解决基层群众“看病难、看病贵”的问题。新医改大大加强了医疗服务体系中的基层卫生服务建设，对基层医疗卫生机构有重大影响的是分级诊疗制度的构建，也就是实行“基层首诊、双向转诊、急慢分治、上下联动”的就医制度，实现“小病在基层、大病到医院、康复回基层”的就医格局。在后来的改革实践中，伴随着分级诊疗的推动出现了医联体的组织模式。医联体就是将同一个区域内的医疗资源整合在一起，通常由一定区域内的三级医院、二级医院和基层医疗卫生机构组成。从2013年到2016年末，在北京、上海等城市区域内，开始探索城区医联体服务模式和郊区医联体服务模式，目的是推动医疗资源下沉，病人双向转诊，逐步缓解“看病难”的问题。2017年1月23日，国家卫计委发布《关于开展医疗联合体建设试点工作的指导意见》要求，各地要结合区域内医疗资源结构与布局、人民群众医疗服务需求，充分考虑医疗机构地域分布、功能定位、服务能力、业务关系、合作意愿等因素，分区域、分层次就近组建医联体。2018年，医联体建设进入加速推进期，2019年随着分级诊疗制度的持续推进，全国各地不断探索形成了各具特色的医联体模式。医联体这种新型医疗组织形式的出现，给城乡的基层医疗卫生机构的发展带来了机遇也带来了挑战。三级医院在医联体中发挥的作用，是对基层医院的指导作用和帮助作用，基层首诊和双向转诊能否真正实现，最终还是要看基层医疗卫生机构的服务能力能不能承担首诊和上级转诊的分流作用，让区域内的医疗服务更加有效和通畅。分级诊疗制度和医联体组织的构建，其实也就是政府和医疗系统的医疗卫生发展理念的重新回归。基层医疗服务系统的发展是解决我国“看病难、看病贵”的重要环节。这也可以从2009年以来每年国家卫生工作的重点反映出来，如表2-1。

表2-1　2009年以来的国家医疗服务体系改革工作内容一览表

时间	内容
2009年	健全基层卫生服务体系，完成2.9万所卫生院建设任务
2010年	完成城乡基层医疗卫生机构建设规划，大规模开展适宜人才的培养培训；开展公立医院改革试点

续表

时间	内容
2011年	完成农村三级卫生服务网络和城市社区卫生服务机构建设任务;进一步推进公立医院改革试点
2012年	加强卫生基层医疗卫生服务体系建设,推进公立医院改革
2013年	巩固完善基层医疗卫生机构运行新机制,加快公立医院改革,鼓励社会化办医
2014年	构建分级诊疗体系,开展全科医生培养,推进医师多点执业,让群众享受优质医疗服务
2015年	加强全科医生制度建设,完善分级诊疗体系;全民推开县级公立医院综合改革;鼓励医生到基层多点执业;发展社会办医;破除以药养医
2016年	加快培养全科医生、儿科医生;建立符合医疗行业的人事薪酬制度,积极调动医务人员的工作积极性
2017年	深化公立医院改革,推进家庭医生签约制度;分级诊疗持续推进,到2020年,所有二级公立医院和政府办基层医疗卫生机构全部参与医联体;全面取消药品加成,控制医疗费用
2018年	深化公立医院改革,进一步推进分级诊疗,加强全科医生队伍建设
2019年	深化推进分级诊疗和医联体建设,到2020年,完成所有二级公立医院和政府办基层医疗卫生机构全部参与医联体的目标;开展诊所改革试点

(资料来源:根据各年卫生部门的文件整理)

总结我国改革开放后的医疗改革策略和基层医疗卫生发展状况,笔者发现,我国基层医疗卫生工作在发展思路、工作的具体内容等方面都表现出对政治经济环境的一种被动适应。改革开放以来,政治体制和经济体制的变化、财政制度的改革、社会价值观念的变化等方面都对城乡的基层医疗卫生产生了重大影响,绝大多数的基层医疗卫生机构在面对这些变革时显得茫然和被动。政府和基层医疗卫生机构没有准确把握基层医疗卫生的功能定位,特别是在医疗卫生改革的前期,盲目效仿企业经济改革的方式,导致基层医疗卫生盲目走向市场化,在和大医院的不对等竞争中处于绝对劣势地位,产生的很多问题现在仍严重制约着我国医疗卫生事业的健康发展。新医改后政府重新重视基层医疗服务的发展,随着分级诊疗和医联体的构建日趋成熟,基层医疗将在为居民提供安全、有效、便捷、经济的医疗服务中发挥重要作用。

第二节　我国基层医疗卫生机构的服务能力现状

新中国成立以来，党和政府十分重视医疗卫生事业的发展，经过半个多世纪的努力，已经建立了由医院、基层医疗卫生机构、专业公共卫生机构等组成的覆盖城乡的医疗卫生服务体系。现阶段，我国基层医疗卫生机构包括社区卫生服务站(中心)、门诊部(诊所)、乡镇卫生院和村卫生室。截至2018年底，全国医疗卫生机构数达99.74万个，其中医院3.3万个，基层医疗卫生机构94.36万个(其中：社区卫生服务中心3.5万个，乡镇卫生院3.6万个，村卫生室62.2万个，诊所22.8万个)[①]，占我国医疗卫生机构总数的94%以上。2019年9月10日，国家卫生健康委员会体制改革司副司长庄宁在新闻发布会中介绍：2012—2018年，中央财政投入900多亿元用于基层医疗卫生机构基础设施建设，基本实现了村村都有卫生室，乡乡有卫生院，县医院服务能力明显提高。""80%以上的居民15分钟内能够到达最近医疗点"。"2018年，基层医疗卫生人员总数达396.5万人，执业(助理)医师达到130.5万人"。同时，通过优质服务基层行活动、社区医院建设试点，基层医疗卫生机构的服务能力和服务质量不断提高，推动基层"看得到病"和"看得好病"。[②]

一、基层医疗服务机构建设现状

新中国成立以来，经过党和各级政府多年的努力，我国已经建立了由社区卫生服务站(中心)、乡镇卫生院、村卫生室等组成的基层医疗服务体系。城市社区是以街道为基本单元，形成以社区卫生服务站(中心)为主和诊所为辅的城市基层医疗卫生服务体系；农村是以乡镇和行政村为单位，形成以乡镇卫生院为骨干、村卫生室为基础的农村基层医疗卫生服务体系。

---

① 2018年我国卫生健康事业发展统计公报[EB/OL].(2019-05-22)[2020-04-29].http://www.gov.cn/guoqing/2020-04/29/content_5507528.htm.

② 国家卫健委：6年投入900多亿元！基层医疗卫生机构年诊疗量超44亿人次[EB/OL].(2019-09-11)[2020-04-29].https://www.sohu.com/a/340370515_456029.

1.基层医疗卫生机构总体情况

随着医疗体制改革的深化,政府加大对基层医疗卫生机构投入,基层医疗卫生机构已经实现了全国的基本覆盖。从2003年到2018年底,我国基层医疗卫生机构的数量呈逐年递增之势,截至2018年,总数量已达到94.36万个,在我国医疗卫生机构总数中所占比例达到94.6%,已成为我国公共卫生和基本医疗服务的重要支撑力量,具体情况如表2-2所示。尤其是新医改以来,我国一直在积极开展"强基层医疗卫生"建设。从2011年以来基层医疗卫生机构数量持续增长,其中社区卫生服务站(中心)、门诊部(所)的数量显著增加,年均增长率分别为0.42%和4.43%,而乡镇卫生院、村卫生室的年均增长率分别为-0.33%和-0.91%,呈负增长趋势。从数据分析可以看出,随着城镇化进程的加快,城乡基层医疗卫生机构的发展出现了分化:基层医疗卫生机构数量在城市持续增加而农村逐年减少,主要表现为社区卫生服务站(中心)和诊所增加,乡镇卫生院和村卫生室减少。2018年,我国社区服务中心诊疗人次达到8.0亿,乡镇卫生院诊疗人次约为11.2亿,均较2017年略有提升;村卫生室诊疗人次为16.7亿,呈现持续下降态势[①]。学者罗娟等认为农村地区近年来的乡镇撤并和乡村一体化,是导致乡镇卫生院和村卫生室数量下降的主要原因[②]。笔者在四川、重庆等西南地区的乡村调研发现,农村人口萎缩也是农村基层医疗卫生机构数量和服务人次下降的因素之一。由于农村基层医疗优质资源本来就短缺,这种分化在一定程度上加剧了城乡基层医疗发展的不平衡。

表2-2　2003—2018年我国基层医疗卫生机构数量统计

(单位:个)

年份	社区卫生服务站(中心)	门诊部(所)	乡镇卫生院	村卫生室	合计
2003	10101	204468	44279	514920	774693
2004	14153	208794	41626	551600	817018

① 2018年我国卫生健康事业发展统计公报[EB/OL].(2019-05-22)[2020-04-29].http://www.gov.cn/guoqing/2020-04/29/content_5507528.htm.

② 罗娟,汪泓.医疗资源向何处去——上海市医疗资源配置及利用研究[M].上海:上海交通大学出版社,2015.

续表

年份	社区卫生服务站(中心)	门诊部(所)	乡镇卫生院	村卫生室	合计
2005	17128	207457	40907	583209	859488
2006	22656	212243	39975	609128	884818
2007	27069	197083	39876	613855	878686
2008	24260	180752	39080	613143	858015
2009	27308	182448	38475	632770	882153
2010	32739	181781	37836	648424	901709
2011	32860	184287	37295	662894	918803
2012	33562	187932	37097	653419	912620
2013	33965	195176	37015	648619	915368
2014	34238	200130	36902	645470	917335
2015	34321	208572	36817	640536	920770
2016	34327	216187	36795	638763	926518
2017	34652	229221	36551	632057	933024
2018	34997	249654	36461	622001	943639
年均增长率/%	8.64	1.34	-0.29	1.27	1.32

(数据来源:2019年中国卫生健康统计年鉴)

从国家卫生健康委员会公布的数据分析,我国基层医疗卫生机构的数量在2018年已占到整个医疗卫生体系的95%,涵盖了社区卫生服务站(中心)、门诊部(所)、乡镇卫生院和村卫生室,其中公立基层医疗卫生机构占比超过50%(见图2-1)。

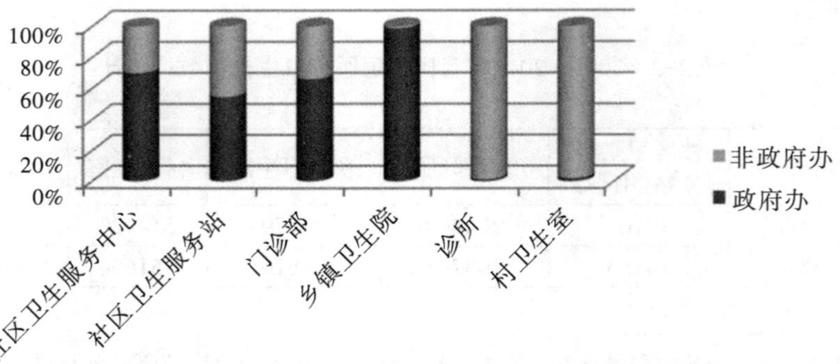

图2-1 2018年我国基层医疗卫生机构所有制构成

(数据来源:2019中国卫生健康统计年鉴)

2.我国基层医疗卫生机构卫生资源配置情况

基层医疗卫生机构卫生资源配置主要对卫生技术人员、床位和卫生设施配置等情况进行分析。

(1)基层医疗卫生机构的卫生技术人员配置现状。卫生技术人员是提高基层医疗卫生机构服务能力的重要力量,随着我国各级政府投入的加大,基层医疗卫生机构卫生技术人员数量逐年递增。近5年来,我国基层卫生技术人员从2014年的217.7万人增加到2018年的268.3万人,年均增长率为5.36%。社区卫生服务站(中心)的卫生技术人员从41.8万人增加到49.9万人,其中执业(助理)医师和注册护士的年增长率分别为4.24%和6.67%。乡镇卫生院的卫生技术人员从105.3万人增加到118.1万人,年增长率为2.9%,其中执业(助理)医师和注册护士的年增长率分别为2.56%和6.3%,均低于社区卫生技术人员的增长。截至2018年底,社区和乡镇卫生院的医护比分别为1:0.94和1:0.75,均未达到《全国医疗卫生服务体系规划纲要(2015—2020)》中规定的医护比1:1.13的目标。乡村医生和卫生员的数量逐年减少,年增长率为-3.9%,可见我国基层医疗卫生机构的卫生技术人员依然存在短缺现象,如表2-3所示。另外,从学历和职称来看,截至2018年,社区卫生服务站(中心)的卫生技术人员学历本科以上的只占32.8%,职称为中级及以上的占比只有30%左右,乡镇卫生院的卫生技术人员学历本科以上的只有12.4%,职称为中级以上的占15.3%。基层医疗卫生机构卫生技术人员队伍规模和质量都有待进一步提升。

表2-3　2014—2018年基层医疗卫生技术人员情况

年份	卫生技术人员/万人		执业(助理)医师/万人		注册护士/万人		乡村医生和卫生员/万人
	社区卫生服务站(中心)	乡镇卫生院	社区医院	乡镇卫生院	社区卫生服务站(中心)	乡镇卫生院	
2014	41.8	105.3	17.7	43.3	14.6	28.2	105.8
2015	43.1	107.9	18.1	44.1	15.3	29.9	103.2
2016	44.6	111.6	18.8	45.5	16.2	31.9	100.0
2017	47.4	115.1	19.8	46.6	17.6	34.1	96.7
2018	49.9	118.1	20.9	47.9	18.9	36.0	90.7
年增长率/%	4.52	2.90	4.24	2.56	6.67	6.30	-3.9

(数据来源:数据来源于历年卫生统计年鉴)

（2）基层医疗卫生机构的床位数配置现状。近5年来，我国基层医疗卫生机构的床位总数呈逐年增加的趋势，基层医疗卫生机构的实有床位和编制床位总数都分别有所增加。其中，社区卫生服务站（中心）床位数呈上升趋势，乡镇卫生院编制床位数和实际数量均已增加，但是在笔者调研时发现，存在少数乡镇卫生院实有床位数有所减少的现象。从基层医疗卫生机构床位数发展状况来看，村卫生室和一般诊所只开展门诊诊疗，没有住院服务，所以没有床位配置。我国基层医疗卫生机构床位数具体情况如表2-4所示。总的说来，社区和卫生院的床位数均呈增加的趋势，年均增长率分别为4.24%和3.39%，基层医疗卫生机构床位总数的年均增长率为3.48%。

表2-4　2014—2018年基层医疗卫生机构的床位数变化情况

（单位：万张）

机构类型	年份				
	2014年	2015年	2016年	2017年	2018年
社区卫生服务站（中心）	19.59	20.10	20.27	21.84	23.13
卫生院	116.72	119.61	122.39	129.21	133.39
门诊、诊所等基层医疗卫生机构	1.81	1.67	1.53	1.8	1.84
每千农村人口卫生院床位数	1.2	1.24	1.27	1.35	1.43
合计	138.12	141.38	144.19	152.85	158.36

（数据来源：2019中国卫生健康统计年鉴）

（3）基层医疗卫生机构的医疗卫生设施配置状况。新医改以来，我国一直在积极开展医疗卫生的“强基层”建设。2014年到2018年全国基层医疗卫生机构业务用房建筑面积增加4.13%，但同时医疗机构租房面积有较大幅度的增加，增长幅度达到8.75%，说明仍有一部分的基层医疗卫生机构业务用房没有房屋产权，不利于长期健康发展。从数据分析来看，基层医疗卫生机构在所拥有设备设施的数量上均有一定的增加。截至2018年，社区卫生服务站（中心）和乡镇卫生院万元以上的设备数年均增长率分别为15%和9.88%，100万以上的设备台数的年均增长率分别为25.04%和27.12%，可见基层医疗卫生机构的卫生设备配置增长速度较快，设施设备配置水平有了明显的提升（见表2-5）。

表2-5　2014—2018年基层医疗卫生机构的设施变化情况

年份	业务用房面积/万平方米	危房占比/%	租房面积/万平方米	万元以上设备/万台		100万元以上设备/万台	
				社区	卫生院	社区	卫生院
2014	9016.20	3.34	663.38	15.02	36.32	0.09	0.18
2015	9383.53	3.23	771.32	16.51	39.45	0.11	0.23
2016	9773.03	2.97	776.86	18.75	43.07	0.13	0.29
2017	10203.68	2.72	849.18	21.67	47.84	0.17	0.37
2018	10599.10	2.47	927.81	26.27	52.94	0.22	0.47
年增长率/%	4.13	−7.33	8.75	15	9.88	25.04	27.12

（数据来源：历年卫生统计年鉴）

综合以上数据分析，我国基层卫生技术人员从2014年到2018年的年均增长率为5.36%，但是基层医疗卫生机构的卫生技术人员依然存在短缺现象，医护比也没有达到理想的标准。从学历和职称来看，基层医疗卫生技术人员的数量不足，质量不高，且城乡分布不均衡，城市社区医院优于乡镇卫生院，基层医疗卫生机构卫生服务人才队伍薄弱是当前提升医疗服务能力的一大阻力。基本设施设备配置已经有了大幅度的提高，但仍存在基本设施不完善、医疗设施不健全的问题。基层医疗卫生机构仍存在着一定比例的租房和危房现象。此外，基层医疗卫生机构设备配置不足，截至2018年底，基层医疗卫生机构万元以上设备数为79.21万台，但单位覆盖率仅为0.84%。与此同时，笔者在调研中发现一些基层医疗卫生机构还存在医疗设备闲置的现象，不利于提供全面的基本医疗服务，不利于发挥基层首诊功能。

二、我国基层医疗卫生机构医疗服务情况

1.基层医疗卫生机构的服务数量

大力推进基层医疗卫生的发展，完善分级诊疗制度是近年来国家医疗体制改革的首要任务。分级诊疗制度实施后，基层医疗卫生机构的诊

疗人数、入院人数均呈逐年增长趋势，2014年到2018年我国社区卫生服务站(中心)诊疗人次和入院人数逐渐增加,床位数也逐年递增,但床位使用率下降,2018年床位使用率仅为52%。乡镇卫生院的诊疗人次虽有一定增长,但入院人数减少,病床使用率也不断下降,床位使用率是更低的31.5%,基层医疗卫生机构医疗资源存在空置和浪费的现象(见表2-6)。2018年,我国基层医疗卫生机构占比达到93.4%,接诊人数却仅占总诊疗人数的53%,相反,占全国3%的三甲医院却承担了42%的诊疗人次。2018年,总诊疗人次中,医院35.8亿人次(占43.1%),基层医疗卫生机构44.1亿人次,其他医疗机构3.2亿人次,与2017年比较,医院诊疗人次增加1.4亿,基层医疗卫生机构诊疗人次减少0.2亿。[①]大医院“战时状态”、小医院“门可罗雀”的状况依然没有改变。

表2-6 2014—2018年我国基层医疗卫生机构服务能力变化情况

年份	诊疗人次数/亿人次		入院人数/万人		病床使用率/%		平均住院日/天	
	社区	卫生院	社区	卫生院	社区	卫生院	社区	卫生院
2014	5.36	10.29	298.06	3733	55.6	33.2	9.9	6.3
2015	5.59	10.55	305.55	3676	54.7	32.0	9.8	6.4
2016	5.63	10.82	313.71	3800	54.6	32.2	9.7	6.4
2017	6.07	11.10	344.25	4047	54.8	33.0	9.5	6.3
2018	6.39	11.20	339.54	3985	52.0	31.5	9.9	6.4
年增长率/%	4.49	2.14	3.31	1.65	−1.66	−1.31	0	0.4

(数据来源:2019中国卫生健康统计年鉴)

2019年7月到8月,笔者到四川、重庆的部分区县调研,发现基层医疗机构服务能力弱的问题比较普遍,表现为基层医疗资源不足和基层医疗资源浪费两种相悖现象:一方面,基层医疗卫生机构的资源配置不到位,主要问题是医疗卫生人才队伍不强、部分医院床位等设施设备配置不足;另一方面,一些医院又有床位利用率低,设备闲置的现象。无独有偶,《浙江日报》2018年6月12日发表的文章《着力破解群众看病难》一文里,

① 2018年我国卫生健康事业发展统计公报[EB/OL].(2019-05-22)[2020-04-29].http://www.gov.cn/guoqing/2020-04/29/content_5507528.htm.

浙江省卫生和计划生育委员会党组书记张平在基层调研时发现，浙江基层医疗卫生机构床位数占全省医疗机构床位总数的8.5%，每千人口床位数仅有0.51张。50%以上的基层医疗卫生机构没有住院服务功能，床位利用率还很低，具体情况见参考材料1。浙江的情况结合四川、重庆部分西部地区的调研结果，这应该是全国基层医疗服务能力的缩影。

参考材料1：

通过调研走访，我们发现当前基层干部和群众集中反映最强烈、最需要迫切解决的问题：基层医疗服务能力弱。城乡医疗资源配置不均衡，基层医疗卫生这块“短板”一直没有补齐，主要反映在三个层面：一是资源不足。目前我省基层医疗卫生机构床位数占全省医疗机构床位总数的8.5%，每千人口床位数0.51张，低于国家平均水平，大大落后于邻近的江苏省。调查中发现，淳安县、桐庐县、缙云县的基层医疗卫生机构床位数占总床位数的比例都在10%以下。其中，缙云县的实有床位数只有49张，仅占当地总床位数的2.54%左右。二是队伍不强。全省还有30家乡镇卫生院的职工数量不足6人，人才下不去、引不进、留不住的问题仍然普遍存在，村卫生室逐年减少。淳安、桐庐、建德等地乡村医生年龄普遍偏大，60岁以上的占60.8%。三是水平偏弱。50%以上的基层医疗卫生机构没有住院服务功能，床位利用率还很低。目前我省基层医疗卫生机构诊疗人次占医疗机构总诊疗人次的比例仅有50.04%。桐庐县、建德市、常山县基层医疗卫生机构的病床使用率均低于50%。从调研中与群众的访谈及调查问卷反映的情况看，老百姓看病难、看病烦的问题依然比较突出。一方面，城市大医院人满为患，同时由于一些就医流程烦琐，使老百姓来回跑、反复跑，造成就医时间过长，很多医院需要挂号排一次队、看病排一次队、付费排一次队、拿药排一次队等，群众就医体验差、获得感少；另一方面，“基层首诊、双向转诊、急慢分治、上下联动”的分级诊疗格局尚未全面形成，家庭医生签约服务制度仍须做实，存在有签约没服务或服务不到位的情况。

（摘自《浙江日报》2018年6月12日第6版，《着力破解群众看病难——关于加强基层医疗服务能力建设的调研报告》，张平）

2.基层医疗卫生机构的基本医疗服务项目内容

基本医疗服务项目的实际开展是基层医疗卫生机构服务能力最直接的体现。社区卫生服务中心、社区卫生服务站、乡镇卫生院和村卫生室作为我国基层医疗卫生服务的主要载体，属于非营利性医疗机构，为居民提供基本医疗和基本公共卫生服务，具有公益性、基础性、公平性、连续性特点（见表2-7）。其他如门诊部、诊所、护理站等基层医疗卫生机构属于营利性医疗机构，按照核定的执业范围提供医疗、保健、康复、护理等服务。根据国内学者的相关研究结果，认为常见病诊疗、化验检查、家庭诊疗及转诊三类共57项基本医疗服务项目，能较为全面体现基层医疗卫生机构的基本医疗服务能力与水平①，符合分级诊疗对基层医疗卫生机构服务能力的要求。

表2-7 基层医疗卫生服务范围

基本医疗服务	公共卫生服务
1.门诊医疗服务（本地区常见病、多发病的咨询、护理；诊断明确的慢性病治疗） 2.急诊急救医疗服务（急诊、院前急救和转送） 3.转诊服务 4.住院治疗服务（开展与机构人员资质、技术准入、设施设备相适应的住院、手术、分娩等服务） 5家庭卫生服务（家庭出诊、家庭护理、家庭病床等） 6.疾病恢复期的社区康复医疗服务 7.检验检查服务（常规检验和心电、超声、X线影像等检查服务） 8.中医药（民族医药）技术服务	1.城乡居民健康档案管理（建立、更新居民健康档案，为居民提供家庭医生签约服务，并为签约对象提供基本医疗、预约、转诊等服务） 2.开展健康教育，普及健康知识（提供健康教育资料；设置健康教育宣传栏；开展公众健康咨询活动；举办健康知识讲座等） 3.传染病、地方病、寄生虫病的预防控制及突发公共卫生事件报告和处理 4.妇女、儿童保健服务（儿童预防接种及管理；0～6岁儿童健康管理 ；孕产妇健康管理） 5.老年人、慢性病等重点人群的保健和康复服务（老年人的生活方式和健康评估、身体检查、健康指导；慢病的分类筛查、随访、干预） 6.提供心理健康指导服务，实施精神病社区管理 7.卫生计生监督协管

根据我国政策文件中对基层医疗卫生机构开展医疗服务的要求，基层医疗卫生机构全科医学科、内科、外科、儿科、妇产科、中医科、精神科和

① 李慧，徐玲，孙晓杰，等．2010年我国基层医疗卫生机构服务功能现状分析[J]．中国卫生信息管理杂志，2012(1)：17-22.

老年科等门诊业务科室的开设情况在各省、区、市有所不同。2018年的统计结果显示，内科和全科医疗科开设情况最好，分科床位和门急诊、住院服务构成比例较高。开设情况较差的为老年科和精神科，在2018年统计数据中均无显示。另外，社区卫生服务中心与乡镇卫生院在一些科室开设上存在不同侧重，乡镇卫生院的急诊(抢救)科与外科开设率比社区卫生服务中心高很多(见表2-8)。

表2-8 社区卫生服务站(中心)、卫生院分科床位等构成情况

科室	科室床位构成/%		门急诊人次构成/%		出院人数构成/%	
	社区	卫生院	社区	卫生院	社区	卫生院
预防保健科	0.9	0.6	6.4	2.4	0.4	0.2
全科医疗科	32.3	21.1	52.6	24.1	27.4	20.8
内科	30.7	37.1	14.4	38.7	39.3	45.1
外科	9.3	14.7	3.3	9.0	9.7	12.3
儿科	2.6	7.1	2.7	7.3	3.1	7.5
妇产科	4.9	8.4	2.8	5.3	4.9	5.5
中医科	5.4	5.3	9.5	6.8	5.5	5.2
其他	13.8	5.7	8.4	6.5	9.8	3.5
合计	100.0	100.0	100.0	100.0	100.0	100.0

(数据来源:2019中国卫生健康统计年鉴)

3.基层医疗卫生机构的财政投入与支出情况

深化医疗卫生体制改革以来，政府加大了对基层医疗卫生机构的补助力度，促进基层医疗卫生事业的发展，在一定程度上提升了基层医疗卫生机构的服务能力。从可参考的统计数据来看，我国基层医疗卫生机构在2014年至2018年，总收入与总支出都有所增长。社区卫生服务中心与乡镇卫生院相比较，社区卫生服务中心的收入增长比乡镇卫生院的总收入增长幅度大。2018年，社区卫生服务站(中心)的总收入为1763.7亿元，其中财政补助收入为662.1亿元，财政补助收入占总收入的比例为35.27%。卫生院的总收入为3009.7亿元，其中财政补助收入为1355.2亿元，财政补助收入占总收入的比例为45.03%。可以看出社区卫生服务站(中心)较卫生院的经营能力强，同时也说明社区卫生服务站(中心)的服务能力更强。根据全国财务决算资料提供的数据，2018年全国乡镇卫生院医疗(事业)收入为1339.9亿元,相较2017年,2018年财政投入增加,公共卫生补助增加,基本公共卫生服务补助收入已经成为乡镇卫生院的主要筹资来源之一(见表2-9)。村卫生室没有获取财政补助的收入,一般获取的是上级机构给予的政策补助,在这里,我们不能对村卫生室的财政补助收入方面的情况做分析。另外,医保补偿成为基层医疗卫生机构的重要补偿渠道之一。

表2-9　2018年基层医疗卫生机构收入与支出情况

(单位:万元)

机构分类	总收入	财政补贴收入	医疗收入/事业收入	总费用/总支出
社区卫生服务中心	15930973	5835453	9636500	15545735
社区卫生服务站	1706492	385473	1282438	1863212
乡镇卫生院	29760544	13551638	15270000	29256399
街道卫生院	336616	152692	172016	329816
村卫生室	4725740	—	2980535	4130635
门诊部	4609720	—	4063894	3977197
诊所	3518937	—	3038763	2869112
卫生所、医务室	619255	954	453093	591074
护理站	39090	—	4311	47716

(数据来源:2019中国卫生健康统计年鉴)

4.城乡居民就医选择与满意度情况

(1)城乡居民就医选择情况。我们运用问卷调查法、访谈法对重庆市北碚区、石柱县黄水镇,四川省邻水县坛同镇、四海乡的城乡居民的就医选择行为及其影响因素等进行现场调查①,并整理了相关数据。问卷发放分为两部分,一部分采取街头对市内居民进行随机抽样问卷,一部分采用对8家不同级别医疗机构等待挂号及候诊的患者进行现场问卷。另外还有一部分采取村民访谈为补充。本次研究共发放320份调查问卷,回收调查问卷277份,有效问卷256份,有效回收率92.4%;从调研中的访谈及调查问卷反映的情况看,当前城乡居民"看病难、看病贵"的问题依然突出。通过对重庆市城市社区调查研究发现,居民在患病后更倾向于到三

① 基层医疗卫生机构在调查问卷中直接表达为社区卫生服务站(中心)、乡镇(街道卫生院),没有把村卫生室、门诊部和诊所等机构列入。

级医院就医，63%的调查对象认为自己感到不适时，首选到三甲医院就诊；患者的家庭收入状况对首诊医院的选择有较大影响，58%的低收入患者倾向于首诊到社区医院，而64%收入高的患者则更倾向去三级医院就诊。相比城市，农村的医疗卫生问题更为突出，农民医疗负担重，健康水平低，对卫生服务利用不足现象比城镇居民突出。石柱县黄水镇、邻水县坛同镇和四海乡的城镇和农村居民中身体不适时，首先考虑去卫生院就诊的人数所占比重较高，分别为69%、78%和76%，其次是选择去县级和省级医院。乡镇居民选择基层首诊的比例较高的原因是受到医疗服务可及性的影响，乡镇居民到三甲医院、交通的便捷性不及城市城区居民，选择首诊到基层医疗卫生机构的较多；自觉身体较为健康的调查对象更愿意到社区医院就诊，年纪大的人更趋向在基层医疗卫生机构就诊。整体上来说，城乡居民的健康需求呈现出多样化的特点，在看病问题上与过去相比发生了较大的改变，既不是"缺医少药"的问题，也不是单纯的"看病难、看病贵"的问题，而是医疗资源分布不均衡，在一定程度上看病就医更多集中在大医院，导致医疗成本增高，中小医疗机构资源浪费的现象。

影响北碚区、石柱县黄水镇、邻水县坛同镇和四海乡的城乡居民首诊选择基层医疗卫生机构的主要原因是离家近和方便，在调查样本中占比分别为53.9%、66.12%和63.8%，其他原因还有等待时间短、费用较低、有熟人医生等。城乡居民就医行为及原因的分析反映了基层医疗卫生机构的优势在于具有较好的可及性和便捷性，另一方面也说明基层医疗卫生机构的服务能力还有待提高，居民选择就近就医主要因为便捷性而不是医疗技术水平高（见表2-10）。

表2-10　样本居民选择基层首诊的最大原因

原因	重庆市北碚区		重庆市石柱县黄水镇		四川省邻水县坛同镇、四海乡	
	人数/人	占比/%	人数/人	占比/%	人数/人	占比/%
1.离家近，方便	38	53.90	41	66.12	57	63.80
2.等待时间短	13	14.60	5	8.06	6	5.71
3.有熟人	10	8.99	8	12.90	21	10.48
4.费用较低	9	10.11	3	4.84	10	9.50
5.服务态度好	8	7.87	2	3.22	4	3.81
6.医疗技术放心	5	1.12	1	1.61	3	2.86

续表

原因	重庆市北碚区		重庆市石柱县黄水镇		四川省邻水县坛同镇、四海乡	
	人数/人	占比/%	人数/人	占比/%	人数/人	占比/%
7.药品种类齐全	2	2.24	0	0	4	3.81
8.环境好	4	1.12	2	3.22	0	0
合计	89	100.00	62	100.00	105	100.00

(2)城乡居民对基层医疗服务的满意度。从对重庆市北碚区、石柱县黄水镇和四川省邻水县坛同镇、四海乡的问卷调查结果来看,被调查者中,女性略多于男性,女性在调查者中占53.84%。从年龄分布来看,60岁以上所占比例较高,占被调查者的64.45%。从户籍情况看,非本地户籍人口较高,占被调查者的70.61%[①],村人口占48.05%,参加城镇职工基本医疗保险的有37.8%,参加城乡居民基本医疗保险的有61.1%。从调查收集的数据分析,城乡居民对基层医疗服务的满意率为71.4%[②],其中对就医方便程度、医务人员的服务态度、就诊等候时间、仪器设备、医疗费用的满意度较高,如表2-11所示。从医疗机构自身的角度来说,居民对不同级别就医机构选择行为的原因首先是医疗机构的诊疗水平、专长领域、专家构成等技术质量,其次是医疗收费水平、药品种类和服务态度等质量,患者对医疗机构的基本环境和设施等的配备关注度相对较小。这些调查对象提出的意见最主要是基层医疗卫生机构用药受到基本药物品种的限制,出现许多常用药物在基层配不到的现象,造成部分患者的流失和满意度的下降。

表2-11 城乡居民对基层医疗卫生机构的满意情况分布

内容	重庆市北碚区		重庆市石柱县黄水镇		四川省邻水县坛同镇、四海乡	
	人数/人	占比/%	人数/人	占比/%	人数/人	占比/%
就医方便	71	79.78	52	83.87	87	82.86
服务态度	78	87.64	48	77.42	43	40.95
医疗费用	56	62.92	31	50.00	34	32.38
治疗效果	41	46.07	32	51.61	65	61.90
等候时间	66	74.16	48	77.42	80	76.19
人员技术	21	23.60	18	29.03	63	60.00

① 2019年8月在石柱县黄水镇进行的问卷调查,由于黄水镇每年6月到9月属于避暑度假期,很多受访者不是石柱本地人,而且以老年人群为主,所以受访者中非本地户籍者和老年人居多。

② 满意率=(非常满意人数+比较满意人数+基本满意人数)÷被调查总人数×100%。

续表

内容	重庆市北碚区		重庆市石柱县黄水镇		四川省邻水县坛同镇、四海乡	
	人数/人	占比/%	人数/人	占比/%	人数/人	占比/%
仪器设备	40	44.94	38	61.29	60	57.14
就医环境	62	69.66	43	69.35	32	30.48
药品种类	31	34.83	28	45.61	61	58.10

一方面，城市三级医院人满为患，同时由于就医流程烦琐，患者没有就医指导，造成就医时间过长，很多医院出现挂号、看病、检查、付费、拿药的多次排队现象，患者就医体验差；另一方面，调查地区“基层首诊、双向转诊、急慢分治、上下联动”的分级诊疗格局尚未真正实现，家庭医生签约服务制度还在起步阶段，存在没有签约或者有签约却服务不到位的情况。因此，在需求吸引力方面，患者对基层医疗机构的便利性、就诊流程、服务价格等总体满意度较高。但是，对诊疗技术、设备条件等满意度较低，患者推荐他人就诊的意愿指数不高。说明基层医疗机构可以通过改善诊疗技术、设备条件、服务态度、就医环境使医疗服务能力进一步提升。

第三章

分级诊疗制度下基层医疗服务能力的问题及影响因素

当前，我国基本医疗服务能力仍然较弱，基层医疗对城乡居民的需求吸引力仍然不高。对现阶段基层医疗卫生机构普遍存在的问题及其根源进行明确，对影响基层医疗服务能力的因素进行剖析，才能做到补短板强弱项。本章通过总结国内学者们2014年后的相关研究成果，结合调研中获得的信息资料，较为详细地分析了现阶段我国基层医疗服务能力的问题和影响因素。我国基层医疗服务能力存在地域差异。政策、经济、社会因素和人口老龄化是重要外部影响因素；人力资源是主要的内部影响因素。

第一节　分级诊疗制度下基层医疗服务能力的问题

现阶段我国基层医疗卫生机构服务能力存在的问题主要是基本医疗服务总体能力仍然偏弱，基层医疗卫生服务的有效供给不足，表现为大医院繁荣的土壤没有消失，基层医疗卫生机构发展空洞化现象仍未扭转，基层医疗对城乡居民的需求吸引力不高。基层医疗卫生机构服务能力的具体问题表现为：基层医疗诊疗技术水平较低，基层医疗卫生人员队伍不强，基层医疗设施设备配置不科学，基层医疗卫生服务存在地区差异等。

一、基层医疗服务能力积弱不强

我国2009年以来的医疗规划，着意布局全国医疗资源配置，试图控制大医院的扩张趋势，壮大基层医疗卫生机构。然而大医院繁荣的土壤没有消失，基层医疗的发展远未达到期望的效果。

1.历史形成的基层医疗服务能力低下

从我国医疗卫生服务体系的发展脉络来分析，基层医疗卫生发展在新中国成立后经历了三个阶段。新中国成立初期到20世纪70年代是新中国医疗卫生系统的构建时期，在这一时期基层医疗卫生服务系统的雏形基本形成，包括县、县属区、企事业单位、乡和城镇街道的卫生机构逐步建立，这些机构后来发展成为我国基层医疗卫生系统的中坚力量。20世纪80年代到90年代末，在医疗行业的市场化改革大背景下设施与医疗水平先天不足的基层医疗卫生机构，在与大医院的竞争中逐渐萎靡，其服务水平开始下降。2003年后，一直处于发展低谷的基层医疗系统，在政府的重视下，其公共卫生的职能得到有效加强，基层医疗卫生机构被重新定位，具有预防、保健、基本医疗、健康教育、康复、计划生育技术指导“六位一体”的功能。但是，2003年后更加侧重于公共卫生服务，基层医疗卫生机构的医疗服务能力进一步弱化，民众对基层医疗的认可度和信任度持续下降,出现了"大医院一号难求,小医院门可罗雀"的求医怪相。随着"看病难、看病贵"的问题日渐突出,医患矛盾尖锐,医疗卫生系统亟待政府的干预,政府在医疗卫生服务中的基本责任是为人民群众提供质优价廉、有效的基本医疗卫生服务,为了"让群众少花钱、少跑路、看好病",我国政府找到很多国家的共同经验——分级诊疗制度。分级诊疗制度按照疾病的种类和轻重,由不同级别和服务能力的医疗机构承担不同疾病的治疗,并按病情变化情况进行及时便捷的双向转诊,确保病人得到适宜治疗。建立分级诊疗制度能够有效引导医疗资源下沉到基层,使群众能够就近得到方便安全的首诊、治疗和分诊服务,在保障医疗安全的前提下,让老百姓少花钱、少跑冤枉路。因此,2009年后的新医改思路发生了变化,基层医疗卫生机构的医疗服务能力建设重新得到重视。但从政府加强基层医疗建设的各项措施和各地的实践数据来分析,迄今为止,医疗卫生资源总量不足、质量不高、结构与布局不合理、服务体系碎片化等问题仍然突出。要彻底改变我国医疗卫生格局,切实提升基层医疗卫生机构的医疗服务能力是关键点,这也是我国基层医疗卫生机构的第三次发展机会。

2.医疗服务体系结构功能失衡导致的基层医疗服务能力弱化

理论上,大型医院的服务对象是疑难病症和危重病人,提供的是高、精、尖的医疗服务;基层医疗卫生机构是我国卫生服务体系的网底,承担着预防、医疗、保健、健康教育、康复、计划生育等职能,是提供基本医疗卫生服务的主体。但现状是,每年大医院就诊的病患,大约有80%可以在基层医疗卫生机构解决。也就是说,在医疗体系中占比不到10%的大医院承担了大部分在基层医疗卫生机构就可以解决的基本医疗服务,形成了大医院和基层医疗卫生机构的结构功能失衡现象。究其原因,在非均衡增长理论下,一级医疗与二级医疗集聚优质医疗资源,发展越来越好,而基层医疗所占医疗资源有限,在发展的过程中逐渐转为劣势,形成了20世纪80年代后的医疗卫生服务倒挂状态,如图3-1所示,这种结构功能失衡必然导致了基层医疗服务能力弱化。由于政府卫生投入的资源是有限的,有限的卫生资源的投入必须具有针对性和有效性,使其尽可能地覆盖全民，其目标是促进健康、实现公平，但与之相悖的是我国的医疗资源配置不合理，一直未能形成合理的就诊格局。一方面，公立大医院能够获得国家医疗资源分配与投入的绝对优先权，而基层医疗卫生机构缺少相应的激励机制，发展艰难；另一方面，公立大医院由于设施和技术水平较高，在没有就医秩序的医疗市场竞争中处于优势，这种虹吸作用进一步拉大了大医院与基层医疗卫生机构的服务能力差距，基层医疗卫生机构的发展水平仍与大医院和发达地区的社区卫生服务机构有一定的差距。这就造成医疗卫生资源利用和病人就医流向的不合理，病患主要向大医院集中，医疗服务提供相对上移，基层医疗卫生机构萎缩，不同级别医疗卫生机构的卫生资源差距进一步加大，如若不加以改善，卫生资源倒三角配置的恶性循环将愈加难以控制。2003年以来，政府逐渐意识到基层卫生服务体系在整个医疗服务体系中的至关重要的作用，发展基层医疗卫生服务被国家提上政策日程。各地基层医疗服务建设相关政策纷纷出台，陆续开展配套试点研究。“强基层”成为提高医疗服务供需匹配度的基本要求，成为解决“看病难、看病贵”医疗体制改革的目标之一。

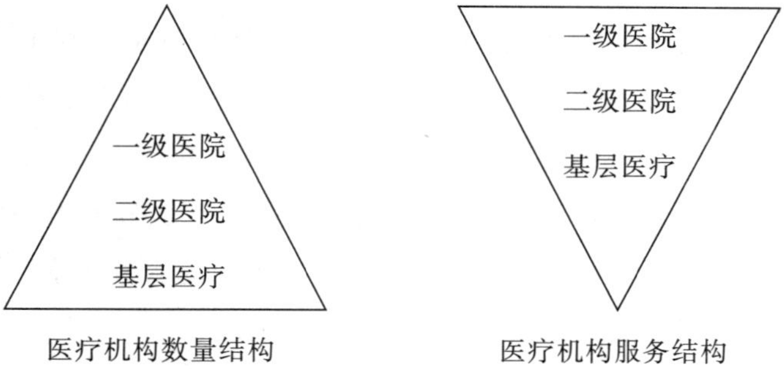

图3-1　我国医疗卫生服务体系的结构失衡

3.“跷跷板效应”下的基层医疗服务能力弱化

自2003年的非典疫情后，国家开始重视基层医疗卫生机构的公共卫生服务功能的建设。到2009年，我国在基层医疗卫生机构全面开展了国家基本公共卫生服务项目。2012年的研究测算显示，当时公共卫生服务项目约占基层医疗卫生机构总服务量的50%，到2018年，基层公共卫生服务内容已由最初的9大类22项服务增加至14大类51项，无论是覆盖面和还是服务内涵都有显著扩展。在基层医疗卫生机构的人员编制、财政资金和医保总额限定的情况下，基本医疗服务和基本公共卫生服务两者之间显现出了“跷跷板效应”。[①]由于各级卫生行政部门对国家基本公共卫生服务项目资金管理和目标考核较为严格，基层医疗卫生机构基本能够完成规定的任务目标，服务数量和质量不断提升。但是由于大多数基层医疗卫生机构医防割裂的管理机制，使得基层医疗卫生机构在医疗服务的数量和质量提升方面显得“力不从心”。其实，基本医疗服务和基本公共卫生服务两者之间并不相悖，基本医疗服务能力的提升对于基本公共卫生服务是有显而易见的促进作用的。2018年，国家卫生计生委启动了“优质服务基层行”活动，开展这项活动的目的是提升服务能力，而且是从“功能任务与资源配置”“基本医疗和公共卫生服务”“业务管理”“综合管理”等四个方面进行的建设。

二、基层医疗卫生机构服务能力弱的具体表现

自2009年新一轮医药卫生体制改革启动以来，我国基层医疗卫生机构诊疗人次数从2009年的33.9亿人次增长至2018年的44.1亿人次，增长29.5%；二、三级医院的总诊疗量从2009年的19.2亿人次增长至2018年的35.8亿人次，增长率71.7%。从数据看，和自身相比，基层卫生服务得到了快速发展，但是和二、三级医院相比，基层医疗服务能力并没有真正强起来。基层医疗服务能力是整个基层卫生系统的服务效率和服务质量的产出能力，更多的是应重视整体医疗资源的投入。

1.基层医疗卫生机构物力资源投入不足

基层医疗卫生机构的建设情况主要可从基层医疗卫生机构数量、设备数、床位使用率、药品等方面考察。

(1)基层医疗卫生机构数量的增长较缓慢。对比不同级别医疗卫生机构的数量发展情况，基层医疗卫生机构数量的增长比不上其他医院的增长速度。从20世纪90年代开始，随着医疗产业化、医疗市场化的进程，

① 屈勤，郭毅，安钧．让医疗和公卫齐头并进[J]．中国卫生，2019(5)：39-40.

二、三级医院在政府加大资金投入、税收、银行贷款、医疗用地和诊疗项目审批、医院等级评审等的政策红利下，综合实力得到很大加强，诊疗技术不断提高，医院数量和规模持续增加和扩张。相比之下，基层医疗卫生机构的发展却趋于平淡，其中乡镇卫生院和村卫生室甚至有下降的趋势，与二、三级医院数量的迅猛增长形成了鲜明的对比，折射出了基层医疗服务能力提供不足的现实。

(2)基层医疗卫生机构的病床使用率低于平均水平。从2014年到2018年各级医疗机构病床使用率的数据可以看出，病床使用率与医院级别相关，级别越高、规模越大的医院，其病床使用率越高。2018年，综合医院的病床使用率平均达到93.5%，二级医疗卫生机构的病床使用率与各医疗卫生机构总的病床使用率相当，达到了83%，而基层医院的病床使用率只有56.9%，大大低于全国医疗卫生机构的平均病床使用率84.2%。基层医疗卫生机构病床使用率低说明其医疗资源运行效率低，降低了总体医疗资源利用率。

(3)基层医疗卫生机构的设备依然较为匮乏。从2018年的卫生统计数据来看，100万元以上的大型医疗设备主要集中在二、三级医院，大型医疗设备的"向上"集中特征较为明显。观察2014—2018年的医院与基层医疗卫生机构设备台数比值可发现：100万元及以上的设备台数比值已从35.62下降至26.77，这表明大型设备的医疗资源有向基层医疗卫生机构下沉的趋势。截至2018年，社区卫生服务站(中心)和乡镇卫生院100万元以上设备台数的年均增长率分别为25.04%和27.12%，可见基层医疗卫生机构的卫生设备配置增长速度较快，设施设备配置水平有了明显的提升。但总体上来看，与基层医疗卫生机构相比，二、三级医院仍然具备拥有无可比拟的高精尖设备的优势，大型医疗设备仍然集中于大医院。

(4)基本药物制度的实施带来了新问题。基层医生、群众用药习惯与基本药物品种和规格之间不适应，且有的药物配送不到位，难以充分保障药品供应，一些基层医疗卫生机构有时会出现短期药品缺乏现象，群众反响比较大。

2.基层医疗人力资源短缺

医技人才是决定医疗卫生服务水平的关键。基层医疗卫生机构不受民众“青睐”,与自身服务能力弱、基层专业技术人才匮乏有很大关系。

(1)基层医疗卫生机构全科医生缺口大。全科医生是基层医疗的服务供给主体,也是基层首诊的核心。全科医生是综合型、复合型临床医学人才,主要在基层承担常见病、多发病的诊疗和转诊,预防保健、病人康复和慢性病管理等一体化服务,为个人和家庭提供连续性、综合性和个性化的医疗卫生服务。2011年7月,《国务院关于建立全科医生制度的指导意见》(国发〔2011〕23号)中规定,我国要在2020年初步建立全科医生制度,实现每万名城乡居民拥有2—3名全科医生。2017年,我国基层医疗卫生机构全科医生数为19.4万人,2018年底为23万人,总人数稳定增长,每万人全科医生数也达到2.22人,但占执业医师的比例仅为8.57%[①],国际上这一比例居于30%~60%之间,差距是非常明显的。显然,全科医生短缺依然是基层医疗最大的短板,基层医疗卫生服务的“洼地”现象十分明显。

(2)基层医疗卫生机构医务工作人员总体素质不高。中国卫生健康统计年鉴显示,2018年,基层医疗卫生机构数占我国医疗卫生机构总数的94.6%。但是数量只有3.31%的二、三级医院的卫生技术人员总数却是基层医疗卫生机构的2.1倍,基层医疗卫生机构的医护人员总量不足,难以满足基本的医疗服务需求,无法提供足够的医疗服务。从2018年医护人员在整个医疗服务体系上的分布来看,执业(助理)医师主要分布在二、三级医院,基层医疗卫生机构的医护人员占比为28.2%,不到二级、三级医院的四分之一;注册护士则主要集中在二、三级医院,基层医疗卫生机构的注册护士占比为20.8%。可见,我国执业(助理)医师和注册护士在医疗服务体系中的分布并不均衡,基层医疗卫生机构医务人员力量薄弱。从基层医疗卫生机构中执业(助理)医师学历构成来看,社区卫生服务中心的本科生占比约为45.1%,研究生占比3.3%;乡镇卫生院的本科生占比约为20.7%,研究生占比0.2%。而二、三级医院执业(助理)医师的本科生占比约为52.4%,研究生占比20.3%,与基层医疗卫生机构的学历水平有较大的差距。我国基层医疗卫生机构管理落后,人才培养机制存在

① 数据来源:2019中国卫生健康统计年鉴。

问题，基层医务人员由于学习进修机会较少，视野受限，接受知识更新的渠道狭窄，专业技能得不到提高，因此医疗技术水平偏低。这对于基层医疗卫生机构的发展是一个巨大的挑战。

(3)基层医疗卫生机构对人才的吸引力低。在我国基层地区尤其是农村地区经济发展水平低，工资水平低、生活条件艰苦，很多优秀的医疗服务人才不愿去。当前医疗卫生行业普遍存在执业环境差、劳动强度大、工作压力大的问题，这使得高层次医务人员对工资待遇收入更加看重，在利益驱使下就很容易出现“跳槽”的现象，即使有人才到基层去了，也会逐渐流失。在调研中我们发现，随着越来越多的县(区)级公立医院突破规划，“扩容”发展，聚集了大量的医疗资源，“虹吸”了社区和乡镇卫生院的优秀医生。县(区)医院强了，县(区)域内的社区和乡镇卫生院却出现有病床没病人、有设备缺医生的现象。基层医疗卫生机构的人才吸引力来自“岗位吸引力”的大小，受到工作的收入、荣誉、未来发展等因素的影响。只有逐步解决这一系列问题，基层服务能力提升才能产生实效。

3. 基层医疗财力资源总体不足

资金不足是各级医院发展的短板，而基层医疗资金不足是短板中的短板。从2009年新医改启动以来，各级财政努力调整支出结构，不断加大投入力度，政府卫生投入实现了跨越式增长。医疗卫生支出占中央财政支出的比重从2008年的2.35%提高到2018年的7.3%，2018年预算医疗卫生支出15291亿元。但是我国是拥有13亿多人的人口大国，人均医疗费用支出与我国人口大国的地位严重不匹配，从2020年春武汉市对新冠肺炎疫情防治不尽如人意，可以窥见我国医疗卫生体系的脆弱。我国目前医疗资金主要集中在二、三级医院，优质医疗资源仍然向上集中，医疗服务利用率呈现“倒金字塔”结构。2018年，占医院总数3.31%的医院所获得的医疗资金与占医院总数94.6%的基层医疗卫生机构所获得的医疗资金相差无几，机构数量差5倍左右，而所能获得的医疗资金资源基本相同，一定程度上反映了基层医疗卫生机构的资金相对不足。

4. 基层信息化建设参差不齐

当前，基层信息化建设不完善，无法实现互联互通，不能满足基本医疗与公共卫生服务工作的实际需求。基层卫生信息化建设涉及的单位面广量大、情况复杂，虽然这几年国家投入了大量的资金扶持农村基层医疗卫生单位开展信息化建设，但是地方政府由于财力有限，难以对卫生信息化建设投入相应的专项资金，欠账多、基础差，基本上是杯水车薪。在调研中我们发现，重庆市作为直辖市，下辖北碚区的基层医疗卫生机构信息化建设成绩斐然，但是相邻几十千米的外省一些基层医疗卫生机构的信息化建设则不尽如人意，基层信息化建设由于地方经济差别而参差不齐。这种状况势必直接影响到分级诊疗的顺利实现。

第二节　影响基层医疗服务能力的因素

根据F.W.雷格斯的行政生态学理论，了解行政行为必须超出行政系统本身，重视行政生态在行政系统与体制建设中的作用是增强行政机构服务能力的必要做法。基层医疗服务系统是由医疗设备、卫生技术人员、基础设施、技术水平等多种要素构成的紧密关联的整体[①]。基层医疗卫生机构服务能力包含诸多方面，可以看作由诊疗服务、医疗设备、就诊环境、管理制度等多个因素构成的体系。因此，从基层医疗卫生机构自身与外部环境两个方面分析其服务能力的影响因素。

一、影响基层医疗服务能力的外部因素

医院的准公共产品特性决定了其受外部宏观因素影响较大。在诸多因素中，首先要考虑的是政策因素，国家肩负着对医疗卫生事业的发展提供政策指导、做好发展规划、宏观调控等责任，也就是说，国家政策是影响

① 张晓静，张会芝，张洪君，等. 基于系统论的护理不良事件管理模式构建与探讨[J]. 中国医院管理，2017(2)：67-68.

医疗机构发展的最重要的外部因素。其次，医疗卫生资源水平、地区和人口因素、人口构成以及健康状况因素和医疗服务竞争也影响着医疗机构服务能力的发挥。

（一）政策因素的影响

完善的卫生政策是提供全民医疗服务、保障全民健康的有力保障。分级诊疗制度下医疗服务的利益相关者包括各级党政及卫生管理部门、医保管理部门、医院及基层医疗卫生机构管理者、医务人员、居民、患者、医药器械商等，各方利益主体对医疗服务的利益关联度不同，对政策的影响力也各有不同[①]。党和政府、卫生部门是我国医疗领域相关制度的设计者，对医疗机构的政策影响力最强。古今中外，一个国家对医疗卫生行业的法律、制度的规定无不影响着这个国家医疗组织和医生的格局和发展。当代各国的基层医疗的名称和表现形式各不相同，欧洲各国把它定义为基本保健（Primary Care），大多数国家都一致认为，基本保健是病患首诊时所获得的服务，如果有多名医务人员或多个医疗机构参与服务，则需要互相协调以避免重复治疗且确保病人治疗的连续性。在我国的政治体制下，医疗卫生发展的战略方向和制度框架由党中央、中央政府及卫生部门决定并设计。而在党中央的发展战略和统一部署下，不同地区对于本地卫生事业发展的重点、方针政策及管理方法都有所不同，地方卫生的规章制度对于基本医疗服务能力的影响可理解为中央卫生政策的延伸，政府制定的政策措施直接关系到医疗卫生发展的方向，更关系到基层医疗在总体发展中所受的重视程度。在同一个中央文件精神的指导下，每个地区会因地制宜探索不同的政策措施。例如：2019年，国家允许基层使用一定比例和范围的非基本药物，浙江省规定基层医疗卫生机构采购使用基本药物的总金额不少于本单位采购使用全部药品总金额的40%，重庆市则根据自身的实际情况将比例定为不低于采购金额的50%。在调研中我们发现，在经济发展较好的地区的地方政府会更重视当地卫生事业的

---

① 王清波，胡佳，代游．建立分级诊疗制度的动力与阻力分析——基于利益相关者理论[J]．中国卫生政策研究，2016(4):9–15.

发展，对于基层医疗卫生机构的政策帮扶倾斜会更加明显。2009年新医改以来中央到地方的政策与制度对基层医疗卫生机构的发展都是十分利好的，这也是我国基层医疗服务能力提升的一次大机遇。

1.分级诊疗政策

新医改后政府大力推行分级诊疗、基层首诊、医联体建设，建立上下联动、急慢分治的医疗就医秩序，力图改善中国医疗服务体系的整体服务能力。作为医疗体系中金字塔基底部的基层医疗卫生机构，担任的是国民“健康守门人”的角色，只有基层医疗卫生机构提升医疗服务能力，才能为民众处理常见疾病提供就医专业指导，引导居民有序就医，从而提高整体医疗资源的使用效率。如果基层医疗卫生机构无法完成政府赋予的基层医疗服务，自然不能形成真正意义上的分级诊疗，病患不会愿意选择在基层首诊，上级医院即使想下转病人，病人也会尽力留在上级医院以接受令人放心的医疗服务。因此，“强基层”是提升医疗服务体系服务能力的有效途径。

(1)基层首诊和双向转诊制度。2015年9月，国务院办公厅颁布《关于推进分级诊疗制度建设的指导意见》(国办发〔2015〕70号)，明确规定分级诊疗的指导思想、目标任务、各类医疗机构的功能定位等全局性问题。分级诊疗也即国家医疗服务体系的递送体系，基层医疗作为递送体系的始发端和末支端，担任国家医疗服务体系“守门人”的角色。按照国际公认经验，正常的就医格局应该是“正三角形”，即70%左右的常见疾病在基层医疗卫生机构诊治，20%左右的急重病症在二、三级医院诊治，只有不到10%的疑难病症由顶尖的医院诊治。世界卫生组织也认为：“居民80%以上的健康问题可以在基层得到解决。”多年来，我国的优质医疗资源主要向城市集中，而且城市医疗资源又集中于大中型医院，我国原有的三级医疗机构间服务功能越位、缺位与错位现象明显，而相应地出现城乡居民就医行为的错位、混乱或无序现象，使得我国用最优质、最稀缺的医疗资源来对付大量的常见病和多发病，导致我国医疗服务体系出现了碎片化与低效率的严重弊端。看病乱导致了看病难，形成一个恶性循环。构建分级诊疗体系已成为重新配置医疗资源，破解“看病难”问题的现实迫切需要。基层首诊和向下转诊制度的关键是我们必须要有一个强大而可靠的基层医疗系统，倘若国民拥有可信赖的基层医疗"守门人"，对患者的健康进行初步诊疗，就会形成井然有序的就医秩序，分级诊疗体系也将逐渐步入正轨。世界各国的整体医疗服务体系虽然有所差别，但各国都达成了共识——基层医疗卫生服务的重要性不言而喻，"强基层"是推进分级诊疗开展的基础。着力提升基层医疗服务能力，已是建立双向转诊的重中之重。

（2）全科医生制度。2011年7月，国务院发布《国务院关于建立全科医生制度的指导意见》（国发〔2011〕23号），提出到2020年在我国初步建立起全科医生制度的总体目标，基本实现城乡每万名居民有2—3名合格的全科医生的总体目标，基本形成统一规范的全科医生培养模式和"首诊在基层"的服务模式。全科医生，又称家庭医生，是综合程度较高的医学人才，主要在基层承担预防保健、常见病多发病诊疗和转诊、病人康复和慢性病管理、健康管理等一体化服务，是基层医疗卫生服务的中坚力量，被称为居民健康"守门人"。在现实生活中，一些民众对于全科医生的认知有所偏差，很多人错误地认为只有学历低、水平不高、进不了大医院的人才会留在基层当全科医生，一些人认为全科医生不分科，内、外、妇、儿科疾病一起看，是老百姓所谓的"万金油医生"和"赤脚医生"，另外一些人对国外全科医生有所了解，则认为家庭医生高不可攀，需要硕士以上的高水平医生才能胜任。在我国，由于全科医生培养体系不完善、职业路径不清晰、薪酬回报没有吸引力等原因，全科医生制度建设进展较慢，基层医疗卫生人才队伍建设相对滞后，合格的全科医生数量严重不足，制约了基层医疗卫生服务能力的提高。建立全科医生制度，为基层培养大批"下得去、留得住、用得好"的合格全科医生，是提高基层医疗卫生服务水平的客观要求和必由之路。建立全科医生制度，逐步形成以优秀全科医生为主体的基层医疗卫生队伍，对于有效提高基层医疗卫生服务能力和水平，缓解人民群众"看病难、看病贵"的难题，具有重要的现实意义。

（3）医联体的建设。2017年4月，国务院办公厅发布《关于推进医疗联合体建设和发展的指导意见》（国办发〔2017〕32号），国家卫生计生委界定的医疗联合体是以一所三级医院为牵头单位，联合若干二级医院、康复医院、护理院以及基层医疗卫生机构，构建“1+X”的医疗联合组织，纵向整合医疗资源，形成资源共享、分工协作的一种管理模式[①]。医联体实际上是由一个区域内的三级医院与二级医院、社区医院、乡镇医院组成的一个医疗联合体。医联体建设目的是利用医疗联合体中三级医院的品牌效应和联合体的规模效应，解决患者在基层就医的顾虑，发挥基层医疗卫生服务的“守门人”功能，从而推进分级诊疗的落实。然而，从现实中医联体的发展状况来看，由于基层医疗卫生服务能力不足和民众基层首诊自觉性低，联合体建设中运行机制不完善，上级医院与基层医疗卫生机构之间的联合流于形式。因此，从理论上来分析，医联体的建设是促进基层医疗卫生机构服务能力提升的催化剂。但是，在实践中，只有真正落实医疗资源重心下沉，医疗机构布局合理，上级医院主动帮扶基层医疗卫生机构提升服务能力，发挥基层医疗卫生服务保健、预防及基本诊疗的作用，才能完成医联体建设的目标，让分级诊疗真正落地。

2.医保政策

医保付费机制改革是调整就医流向的重要杠杆。从我国近年来的各种医保支付方式的改革和各地方的积极探索来看，这些医保政策对提升基层医疗服务能力有着良好的推动作用。

(1)DRG收付费。2019年6月，国家医疗保障局发布通知，确定北京、天津、上海等全国30个城市为按疾病诊断相关分组付费(Diagnosis Related Groups，DRG)国家试点城市。DRG收付费，又称按疾病诊断相关分组收付费，实质上是一种按病种付费的方式，是将一项疾病的诊疗费用打包、定价，以作为医保支付的标准。而现行的按项目付费，简单地说就是按诊疗项目付费，如血常规多少钱、胃镜多少钱，再按照总医疗费用比例报销医保费用。DRG收付费是将病人按照疾病严重程度、治疗方法的复杂程度以及资源消耗的不同分成若干组，以组为单位分别定价打包支付的一种付费方式，也是目前国际上广泛使用的住院医疗服务的医保支付方式，是当前公认的最有效的控制医疗费用的一种方法。在DRG支付方

① 黄丞.医疗联合体建设“要”在强基层[J].中国医院，2018(1):6-8.

式下，医疗服务提供方成本控制意识会更强，这会促使医院挖掘潜力、保证医疗服务质量、提高医院效益和效率，过度的医疗服务行为或将减少，患者的平均住院日会缩减，那么患者会更多地依赖基层医疗卫生机构的康复服务，这在一定程度上会进一步推动基层医疗的发展，促进基层医疗卫生机构服务能力的提升。同样，也有利于分级诊疗双向转诊的实现，促进医疗资源的合理利用。

（2）医保付费比例。发挥医保引导作用推进分级诊疗，重建基层医疗卫生机构及医生的激励与约束机制，从医疗服务供方引导基本医疗机构提高服务能力与服务供给，解决群众“看病难、看病贵”的问题。一方面，通过强化基本医保激励相容的制度设计，从基本医保政策上引导门诊与住院病人合理分流；另一方面，利用医保供方支付机制的支付导向，引导医疗资源与基本医疗服务重心下沉，有利于形成上级医院和基层间的良性双向转诊关系，真正建立起医疗费用有效控制和病患有序分流的医疗服务新体系。首先，要加快完善医保支付制度，建立住院按病种付费的DRG收付费，门诊按人头付费，部分医疗服务按服务单元付费等复合型付费方式，探索实施按诊断相关组付费的制度。其次，用医保报销比例引导各级医疗机构落实功能定位，取消医保总额控制，对于三级医院，提高疑难复杂疾病和急危重症医保支付标准和报销比例，降低常见病、多发病支付标准和报销比例。对基层医疗卫生机构，提高常见病、多发病支付标准和报销比例，鼓励其接收基层首诊患者和上级医院向下转诊患者。部分地方探索将固定额度医保基金划拨给社区卫生服务中心、乡镇卫生院、诊所、村卫生室等基层医疗卫生机构，以激励和竞争的方式，推动基层医疗卫生机构积极提升自身服务能力，提高服务质量和效率。

3. 基本药物制度

基本药物制度可能会影响到基层服务能力建设，并进一步影响到分级诊疗体系的建设。这种影响对基层医疗服务能力既有正向的促进作用，又有反向的负面效应。世界卫生组织在1977年提出了基本药物的概念，其定义是：基本药物是那些满足人群卫生保健优先需要的药品。基本药物的主要特征有：有效性与安全性、较好的性价比，以及在一个正常运转的医疗卫生体系中，基本药物在任何时候都应有足够的数量，质量必须是有保障的，价格是普通个人和基层医疗都能够承受的。2009年8月，由卫生部、国家发改委等9个部委联合发布了《关于建立国家基本药物制度的实施意见》，这标志着我国国家基本药物制度正式实施，并规定国家基本药物目录在保持数量相对稳定的基础上进行动态管理，原则上每三年调整一次。

（1）基本药物制度对服务能力的促进。实施基本药物制度后基本药物价格大幅下降，有效缓解了群众“看病贵”的问题，社会反映良好。另外，基层医疗卫生机构合理、规范使用基本药物的能力明显提升。在调研中我们得知，2012年和2015年调研地的县（区）卫生局都组织了社区卫生服务站（中心）、乡镇卫生院和村卫生室的医务人员进行基本药物制度业务集中学习，发放了基本药物临床应用指南和处方集，做到医务工作人员人手一份，提高了基层医务工作者实施基本药物制度的素质和能力。基层乱用药、乱用抗生素的现象得到有效遏制，改变了基层医疗卫生机构过去不按照实际需要配药的情况，改善了开大剂量药和大量使用抗生素药的现象。

（2）基本药物制度对服务能力的抑制。由于基本药物目录涵盖种类有限，有部分常用药、慢性病药未列入基本药物目录，患者需求得不到满足，被迫流向二级、三级医院直接就医。实行基本药物网上集中采购以来，因利润微薄、交通不便、用药需求量少等原因，造成医药公司有时不能及时、足额配送基本药物，在一定程度上影响了基层医疗卫生机构正常业务的开展。另外，农村群众常用的一些药品（包括急救药品）在卫生所买不到，要到城里的大药房自费购买。不同层次医疗卫生机构间药品体系脱节，不利于无缝隙健康管理流程的形成，也增加了双向转诊工作的难度。当地卫生院没有一些大病的康复治疗药品，例如癌症病人手术后的化疗、心脑血管疾病的康复治疗等药品，只好让这些病人转到上一级医院，病人的医保自付比例提高，增加了群众医疗费用，费时费力，加剧了群众看病的负担，群众因此对基层医疗卫生机构的满意度大打折扣。另外，在政府办的基层医疗卫生机构内，禁止再使用非基本药物，所有药品一律零差率销售，导致医务人员提升医疗技术的积极性不高，有保障无激励的基层医生们不再安心在基层工作，接诊积极性也不如从前。由于实行基本药物零差率销售，村医收入减少，也影响到村医队伍的稳定[①]。因此，基本药物制度执行中存在的问题，会使基层医疗卫生服务能力受到限制。

4.财政补偿机制

众所周知，我国的医疗服务体系由公立机构主导，80%的医疗服务是由公立医疗卫生机构提供的。卫生行政部门通过一整套行政手段维持公立医疗机构提供医疗服务供给的格局迄今未变。公立体制主导下医疗资源配置的核心手段是行政等级制度。医疗机构级别越高，政府的财政投入越多，规模越大，设备越高端，相应的医生工资水平越高。同等水平的医学毕业生，进入不同级别医疗机构，发展空间差距明显。我国这种行政等级制的医疗服务体系，形成于社会主义计划经济时代。当时，医疗机构由财政拨款维持机构运营，政府为了有序分配财政经费，必然通过行政措施将公立机构划分级别，严格按行政层级分配，同一区域的医疗机构，分为一级、二级和三级，其中每级又分甲、乙、丙等，对应着不同的行政级别，采取“分级管理、分灶吃饭”体制，以保证预算的适用性和有效性。就可支配的资金资源和发展空间而言，城市医院、县级医院和乡镇（社区）医疗机构之间存在明显差异并不奇怪，各国皆然，因为资源向城市积聚，城市具有更大的发展空间和更高的收入水平是客观规律。但在同一个地区内部，医疗机构所能得到的资源完全由其行政级别决定，高级别医院的医生发展空间大、福利待遇和社会地位高，优秀医生逐渐积聚到高级别医院，而基层医疗卫生机构只能留下低水平和资历浅的医生，医生发展空间小，收入水平、福利待遇和社会地位低，这是医疗机构行政化等级管理的必然结果。这种行政等级化的资源配置方式，给民众以高级别医院医疗技术高、低级别医院自然技术水平低的理念，基层医生水平低的社会观念日益根深蒂固，基层医疗卫生机构服务能力低下并形成恶性循环。尽管近年来我国中央和地方都在财政预算上给予基层有所倾斜，但是这种向上的

---

① 张皓，王林浩，余海，等.基本药物制度对基层医疗卫生机构服务能力和分级诊疗的影响[J].中华医院管理杂志，2015(12):928-930.

资源配置方式很难扭转。为建立健全科学的补偿机制,2010年12月,国务院办公厅发布《国务院办公厅关于建立健全基层医疗卫生机构补偿机制的意见》(国办发〔2010〕62号)等多部关于加强基层医疗服务的文件,并针对“调整不同级别医疗机构补偿机制”这一议题,启动基层医疗卫生机构的债务清理行动。但就目前情况而言,既有补偿机制并未对组织及成员起到应有的激励作用。究其原因,主要是由于政府对各级医疗机构的经济支撑不平衡,地方政府对基层医疗服务的重视度有待提升。

(二)社会经济发展因素

随着我国经济的快速发展,人民的健康水平不断提高。人们收入水平提高后健康的有效需求会随之提升,更加重视自己和家庭的医疗保健,这无疑会促进医疗卫生行业的发展。快速的经济发展、人口老龄化、政府卫生支出、卫生行业发展环境等因素对于基层医疗而言,既是机遇又是挑战。

1.经济发展水平

从《卫生健康统计年鉴2018》的数据来看,当前全国平均期望寿命男性为73.6岁,女性为79.4岁,分别比2000年增加了4岁和4.1岁,而且经济发展越好的省市人口预期寿命越高。例如,北京、上海预期寿命平均达到了80.18岁和80.26岁,经济发展较为落后的新疆和西藏就只有72.35岁和68.17岁。从我国历年的卫生统计数据来分析,基层医疗卫生机构服务能力在我国的东西部地区存在差异,这种差异主要是由地区间的经济发展水平决定的。我国当前经济发展水平最好的是东部地区,其次是中部,相对较差的是西部地区,比较地区间的基层医疗卫生机构服务能力水平,服务水平最高的是东部地区,其次是中部地区,最后的是西部地区[①]。张怡青、王高玲应用熵权-TOPSIS法分析我国31个省、自治区、直辖市不同地区基层医疗卫生机构服务能力及其差异,从2016年的医疗人力资源、医疗服务设施和医疗服务量三个维度选取八项指标进行分析,从总体的服务能力水平及排名来看,地区间基层医疗卫生机构的服务能力差异明显。政治、经济相对发达的东部地区相较于中西部地区,聚集了优质的医疗卫

---

① 赵宇.中国各省区农村基层医疗服务水平综合评价——基于因子分析方法[J].财政研究,2013(4):28-33.

生资源，基层医疗卫生设施较为完备，因而该地区基层医疗卫生机构的服务能力较强。这实际上就是经济基础决定上层建筑的表现，经济发展得越好，基层医疗卫生机构的设备、设施配置就会比较完善，卫生人员的数量和构成也会相对科学。但其中北京、上海和山东作为经济水平较高的地区，基层医疗卫生机构的服务能力却不高，排名分别为23名、24名和28名，说明我国基层医疗卫生机构的服务能力与经济发展水平是存在不完全的一致性的，这可能是由于北京、上海的大型综合医疗卫生机构较多，大量医疗人力资源向上集中，从而大大降低了当地基层医疗卫生机构的服务效率和质量[①]。随着经济的快速发展，人们生活水平提高，收入决定居民的消费需求数量及需求倾向，这在人们选择医疗服务时表现为求医时的“大医院情结”和对高精医疗设备的依赖趋向。也就是说，经济越发达的地区，人们对医疗保健的重视程度越高，尤其是对高端卫生机构的服务需求逐步增多。人均收入是决定中国医疗卫生行业发展水平的重要因素，对医疗卫生行业发展起正向促进作用[②]。随着人们生活水平的提高，城乡居民的医疗卫生需求逐步提高，患者在不同类型医疗卫生机构住院的比例反映了患者流向和对不同层次住院服务的需求[③]。经济社会发展水平通过影响患者流向来影响乡镇卫生院的发展。目前基层医疗服务能力有限是制约患者的瓶颈，人均GDP的提高为医疗卫生行业发展提供坚实的物质基础，决定和影响着医疗卫生服务需求的数量和质量，这种状况对基层医疗的发展既是机遇又是挑战。城乡居民收入水平提高，健康需求的增加也会促进基层医疗服务的供给，但前提是有较为满意的服务质量，否则病患们会选择“用脚投票”，近年来我国医疗行业“大医院一号难求，基层门可罗雀”就是写照。在经济快速发展的时代，基层医疗卫生机构只有不断夯实自身服务能力，不断提高服务水平和质量，才能真正承担起分级诊疗的基底重任。

---

① 张怡青，王高玲．基于熵权-TOPSIS法的我国基层医疗卫生机构服务能力差异性分析[J]．中国卫生事业管理，2018(7)：509-512.

② 尚红云，郝晓健．中国医疗卫生行业发展影响因素的提炼与甄别[J]．统计与信息论坛，2007(3)：82-86.

③ 张勇，李向云，陈会波，等．乡镇卫生院综合实力指标研制[J]．中国卫生资源，2001(2)：68-71.

2.人口老龄化

人口老龄化程度是推动医疗卫生行业发展的一个较重要因素。人口老龄化包括两方面的含义:一是指老年人口的相对增多,在总人口中所占比例不断上升的过程;二是指社会人口结构呈现出老年状态,进入老龄化社会。①人口老龄化对基层医疗卫生的发展具有促进作用,一方面是医疗服务的需求量增加,另外一方面则是对医疗卫生服务的质量要求增高。老龄化的一个十分突出的问题就是患病人口增加,特别是进入60岁之后的老年人,由于体质衰退和慢性病增加导致健康状况变差,医疗需求不断增长。我国城市老年人医疗服务调查显示,老年人两周就诊率为23.75%,远远高于其他年龄组的平均两周就诊率14.66%的水平;老年人住院率为7.62%,也比其他年龄组的平均年住院率高。由于我国65岁以上的老年人的个人收入会大幅下降,因此老年人更趋向于在较为方便也较为便宜的基层医疗卫生机构看诊,这会使得我国基层卫生服务的需求增加。另外,慢性疾病与年龄有很强的正相关,调查数据显示,老年人慢性患病率明显高于别的年龄组,疾病谱是以关节病、高血压、心脏病、脑血管病和慢性呼吸道疾病等为主的。②由于老年人特殊的疾病谱、特殊的心理状态和特殊的医疗护理方法,老年病医疗保健服务在性质、种类、质量等方面将有更高的需求。老年人口的增多使得社区护理需求日益增多,这样不仅对传统医疗服务的需求增加,而且随之也出现了一些新的卫生服务需求,如家庭病床、医疗护理、综合养老等更高的服务需求。这不仅需要先进的卫生设备,更需要专业的、技术更先进的人力资源,庞大的老年人口和老年病人对基层医疗服务能力提高的要求既是挑战又是机遇。基层医疗应注重内涵建设,不断加强针对老年人的医疗服务能力。

3.政府卫生支出

政府卫生支出的规模反映了政府对医疗卫生进行财政支出力度的大小。政府卫生支出的结构是指卫生财政补贴的分配状况,按照支出功能可划分为医疗卫生服务支出、医疗保障支出、行政管理事务支出、人口与

① 孙一.浅析人口老龄化[J].山西财经大学学报,2010(A1):13.

② 卞正鹏.浅析人口老龄化与老年社区卫生保健[J].中国卫生事业管理,2002(6):366-368.

计划生育事务支出四个部分，其中医疗卫生服务支出和医疗保障支出是政府卫生支出的主体，占据了政府卫生支出的80%以上。2007年后，医疗保障支出超出医疗卫生服务支出成为政府卫生支出的重点，同时，基层医疗卫生机构的政府补贴的增长幅度也较大。2009年至2018年，基层医疗卫生机构直接补助从292亿元增至1974亿元，年均增长23.7%，成为基本医疗卫生服务制度下的政府卫生支出主体①。公益性医疗改革方向明确了基本医疗卫生服务是政府支出的重点，政府卫生支出开始向基层医疗卫生机构倾斜。政府加大投入以改善基层医疗卫生条件，在财政医疗费用的预算中，中央和地方都开始向基层倾斜性安排，不断增加对基层医疗卫生体系建设的经费投入，切实改善基层的医疗设施、药品供应、医疗技术人员培训等，以增强基层医疗卫生服务能力，力求改变目前基层"看病能力弱"的局面。近年来，政府卫生支出的基层倾向无疑是增强基层医疗卫生机构的就诊看病能力的极大利好，也是政府为实现分级诊疗夯实基底的重要举措。尽管在调研中我们发现不同地区的医疗筹资能力存在较大差异，但是，政府对基层的财政支持方向会使基层医疗卫生机构的筑底作用越来越强。

（三）思想观念的影响：传统诊疗观念固化

作为提升医疗服务供需匹配度与医疗服务体系服务能力焦点的基层医疗卫生机构，在现实中却面临很多的发展问题，包括全科医生制度未真正建立、基层医疗医务人员人事制度不合理、转诊配套缺乏规范性、基层用药范围过窄等资源分配不平衡问题。基层医疗始终处于低发展状态，无法满足群众的医疗需求。"基层首诊"只是对群众的政策性建议，基层医疗卫生机构虽然被赋予"基层首诊"的功能，但却无法承担角色之重。当前，城乡居民对基层医疗卫生机构的评价普遍较低，由于刻板印象和信任不足使人们对基层医疗卫生机构的需求缺乏。我国医疗服务体系从纵向可分为三级定点医疗机构、二级定点医疗机构和基层医疗卫生机构。二级定点医疗机构包括大部分县级医院等地区性医院，三级医疗机构指地

---

① 刘宇轩，医改十年交出亮眼成绩单 三大难题尚待攻克[N].经济参考报，2019-08-29.

市级医院等区域性医院。各级医院又按照医疗条件、技术水平等评为甲、乙、丙三等，一般所说的大医院均为三甲医院。人们在过去几十年中形成了对基层医疗卫生机构的刻板印象，即大多数基层医疗卫生机构医疗设备差、医疗水平低、医疗服务态度不好、卫生环境不佳等，这种印象在短时期内很难改变，加上人们保健意识加强，无论大病小病都更倾向于选择到大医院就诊。胡金伟等学者对山东省1500户居民进行首诊医院选择意向的研究中发现，当居民自感病情较轻与较重时，分别有45%、87.3%的比率选择县级及以上医院进行诊治。这一研究结果显示，大多数民众更信任大医院的诊疗水平与服务质量，更青睐县级及以上的三甲医院[①]。除了刻板印象之外，信任危机也是近年来医疗领域的一种趋向。笔者对这一点颇有体会，2015年春，笔者手背上长了一个增长迅速的硬包块，到区里的某三甲医院就诊，医生X光照片后说是不排除恶性肿瘤的可能，让我做进一步的检查，回家后忧思难寐，第二天到市内最大的三甲医院就诊，结果医生用手按压观察后，没有让做进一步的检查，直接说是普通囊肿，开单子到护士站打了一针空气针，药品也没开就让回家了，手上的囊肿几天后就消失了。此后我就对一般的三甲医院产生了不信任。民众对三甲医院医生的信任都出现危机，那么对基层医务人员的专业水平更是会有顾虑。近年来，因医患矛盾引发的医患冲突数量不断增长，因医患信任危机引发的医患矛盾，已经不单单是医疗领域的问题，正逐渐成为一个复杂的社会问题。2009年新医改后，政府开始重视基层医疗建设，大力推行分级诊疗、基层首诊、医疗联合体建设，建立上下联动、急慢分治的就医秩序，力图改善中国医疗服务体系的整体服务能力。作为提升医疗服务体系服务能力焦点的基层医疗卫生机构，在现实中却面临不少问题，包括全科医生制度的建立、基层医疗医务人员技术的提升、政府对基层医疗财政投入不足等。基层医疗的发展始终处于低迷状态，无法满足广大群众的医疗需求，有条件的民众一般会直接选择去三甲大医院接受高质服务。当大多数患者都涌向数量有限的大医院时，大医院“一号难求”“看病难、

① 胡金伟，尹文强，赵延奎，等.居民参与分级诊疗意愿与首诊医院选择意向分析[J].中华医院管理杂志，2017(6):404-407.

看病贵”现象就成必然。这种“向上集中”的就医格局又进一步弱化了基层医疗的日常诊疗，加剧了基层医疗人才流失，医疗服务能力难以真正提升。十年来，基层医疗卫生机构诊疗量占比呈现逐年下降的趋势，这种诊疗量的下降趋势与分级诊疗的初衷相背离，这种背离的根本原因是很多患者不信任基层医疗卫生机构的技术水平。随着生活条件的提高，人们越来越重视医疗服务的质量，在现实生活中，患者宁愿多花钱、多花时间也要到大医院去看病。患者对基层医疗的不信任导致基层首诊制度无法有效实现，这是推行分级诊疗的一大难点问题，要改变患者的这种就医心理和习惯，必须改变基层医疗服务能力薄弱的现状。

二、影响基层医疗服务能力的内部因素

基层医疗卫生机构的服务能力是一个多层次多内容的整体系统，是一个由各种要素共同作用的整体。基层医疗服务的实施主体是基层医疗卫生机构和内部的医务人员，接受服务的客体是患者，卫生行政部门、医疗保障、财政部门等政府机构作为外部环境要素要对基层医疗卫生机构服务进行必要的政策引导和监管。同时，基层医疗卫生机构的服务能力还需要医疗机构自身依靠人力、物力、财力、管理机制等要素发挥出来。

1.“人”的因素

医疗服务是技术密集、知识密集和劳动密集的行业，医学人才代表了医院所拥有的知识、技术和能力的总和，是医院核心能力的根本。发展医疗卫生事业，硬件只是基础，人才才是关键。随着国家对基层医疗卫生事业的重视，基层医疗卫生机构在设施条件、工作环境等方面有了较大改善，但人才的缺乏却严重制约了基层医疗卫生机构能力的发展。从现状看，当前基层医疗卫生队伍的数量、年龄结构、专业素质和与分级诊疗的需求不相适应，人才短缺是当前基层医疗服务能力最大的痛点和瓶颈，也是所有基层医疗卫生机构提高服务能力绕不过去的坎，是必须努力突破的最关键因素①。

① 印木清，汪红艳，蒋春新. 提升基层医疗卫生服务能力的几点思考[J]. 江苏卫生事业管理，2018(4)：388-389，396.

人才短缺一直是基层医疗卫生机构较为普遍的问题，经济不发达和偏远地区的农村基层医疗卫生人才缺乏问题更为突出，人才短缺集中反映在医技人员数量不足和技术水平低两个方面。一方面是基层医疗卫生机构卫技人员总体数量不足，目前全国大部分地区的基层医疗卫生单位，都存在人才“断层”的情况，只是程度轻重不同而已。从重庆、四川部分地区的调研情况来看，乡镇卫生院的人才“断层”情况较为普遍，有的乡镇卫生院长期就三四个医生维持日常工作，护理人员也较为缺乏，个别卫生院一个人就维持着影像、心电、检验等多个医技科室的工作。村级卫生人员情况更不容乐观，有执业医师资格的医生人数很少，大多数为注册乡村医生。村医老化严重，大多数乡村医生年龄在50岁以上，一些高龄村医后继乏人，村卫生室面临即将关闭的窘境；另一方面是卫技人员技术水平不高，主要表现为诊疗能力弱，民众对基层医生的诊断缺乏信任，基层医疗卫生机构缺乏高水平的卫生技术人才。基层医疗卫生机构人才短缺产生的原因主要是留不住人和培养不了人。基层医疗卫生机构普遍缺乏吸引和培养人才的长效机制。目前，基层医疗卫生机构的资源配置、福利待遇相对于大医院偏低，很难留住优秀人才，在基层工作的年轻人大多只是以基层医疗卫生机构为发展跳板，待证书获得及技术学成后很多就选择离开基层。同时，基层医疗卫生机构也缺乏相应的人才培养机制，技术难以获得有效提升。新医改后，政府主导的基层培训的数量和种类都显著增多，培训形式也多样化，主要加强的是全科医生的岗位培训和公共卫生相关技能培训。在调研中通过和基层工作人员的访谈可知，现在基层培训存在的首要问题是基层医疗卫生机构人员不足，工作量大，卫生人员没有时间、精力去参加培训；其次，由于培训没有针对性，重点不突出，不能满足基层实际需要或缺乏实践等原因，培训流于形式，培训未能达到预期效果，对基层卫生人员能力素质的提升作用有限。

2.“财”的因素

史园园用单因素方差分析方法分析了安徽省3个地级市的乡镇卫生院服务能力的影响因素，结果显示乡镇卫生院的医疗收入对门急诊人次数、出院人数、高血压系统管理数和老年人健康管理数均有正向影响，说明业务收入与乡镇卫生院的诊疗服务直接相关。也就是说，收入水平对乡镇卫生院服务能力有正向影响[①]，这一结论与笔者调研中的论断相一致：基层医疗服务能力不足、缺乏活力的卫生机构往往其业务收入也较差。近年来，基层医院医务工作人员的平均年收入增长有限，访谈中的医务人员普遍希望个人收入、工作条件和执业环境等方面得到改善。工作量大和收入不足造成医务人员工作积极性受挫，影响乡镇卫生院的服务能力。由此可见，收入不高导致的医务人员的积极性不足限制了乡镇卫生院服务能力的提高。

3.“物”的因素

由于多年来卫生事业经费投入不足，基层医疗卫生机构医疗设备陈旧落后的问题普遍存在，急诊急救设施也配备不足。大部分基层医疗卫生机构业务用房较窄，绿化面积小，卫生环境较差。村卫生室诊疗的医疗设备仍是“老三样”，血压计、体温计和听诊器。基层医疗卫生机构的基础设施条件差，服务能力无法满足民众的基本医疗需求。随着分级诊疗制度的不断深化，基层医疗卫生机构医疗设备配置备受关注。业内人士纷纷表示，基层医疗卫生机构的医疗设备“换代升级”是提高基层医疗服务能力的有效手段，是实现患者基层首诊的关键因素之一。为更好地加快推进分级诊疗制度的实施，引导一般诊疗下沉到基层，逐步实现基层首诊、分级医疗和双向转诊，2018年财政部、国家卫健委联合下发了《关于下达2018年中央财政医疗服务能力提升（临床服务能力建设）补助资金预算的通知》，明确2019年中央财政拿出23.281亿元，对832个国家级贫困县，支持每个县一家县级医院、两家基层医疗卫生机构配置大批医疗设备。为了推行和落实分级诊疗，此次补助资金明确提出医疗设备配置是重点。2019年6月，财政部、国家卫生健康委、国家中医药局下达《2019年医疗服务与保障能力提升（公立医院综合改革）补助资金预算的通知》，共计37.9亿元的资金将用于支持各级各类医疗卫生机构提升医疗服务能力。其中，县乡村医疗服务能力提升的预算资金最高，达到27.5亿元，用

---

① 史园园．乡镇卫生院服务能力影响因素研究——以安徽省部分地区为例[D].北京：北京协和医学院，2013：30-33.

于支持368个贫困县乡村医疗服务能力提升,并探索利用“互联网+”提升基层诊疗能力。随着分级诊疗制度的推进,基层医疗卫生机构医疗设备进入“换代升级”爆发期,国家对基层医疗改革的支持力度在不断加大。调研中发现沿省道两侧、交通方便、人口较多的社区卫生服务中心和乡镇卫生院有半自动生化仪、尿液分析仪、B超机、X光机等医疗设备,大部分乡镇卫生院(社区卫生服务中心)业务用房对照国家和省、自治区、直辖市关于乡镇卫生院(社区卫生服务中心)业务用房面积的标准改造升级,卫生环境也得到了较大的改善。一些村卫生室也按照建设标准配置,基础设施的改善较大。当前,基层医疗卫生机构的房屋面积、住院床位、设施设备等硬件建设改善明显。因此,硬件建设已经不是提升服务能力的“短板”。

4. 内部管理和控制

医院管理是医院管理者通过计划、组织、指挥、协调、控制等手段,使医院各个环节和各部门的工作互相衔接配合,最大限度地发挥医院功能以取得最佳医疗效率和医疗效果。医院的发展离不开良好的经营。要经营好医院,就要靠健全的管理体系、完善的服务功能。一个效益好的医院,首先要具备强大的服务能力,表现为优秀的医疗人才队伍、高超的技术水平、良好的医疗质量和优质的服务水平。基层医疗卫生机构为了吸引更多的病人就诊,就必须管理到位,建立一支强有力的管理队伍。我国基层医疗卫生机构的管理班子成员多为本地或单位内的业务骨干,通常身兼多职,大多缺乏管理知识的系统性培训,特别是经营管理能力的培训,难以按照基层医疗卫生机构的特点进行有效的管理,经营管理理念陈旧落后,不能与时俱进、开拓创新,管理和监督制度不够完善,机构效率低下,服务能力较差。

5.信息建设

2019年4月12日,国家卫生健康委、国家中医药管理局联合发布《全国基层医疗卫生机构信息化建设标准与规范(试行)》。着眼未来10年基层医疗卫生机构信息化应用发展建设需求,对社区卫生服务站(中心)、乡镇卫生院(村卫生室)提出了细分建设要求,建议基层医疗卫生机构信息系统部署在县级或以上全民健康信息平台，鼓励基层医疗卫生机构积极推进云计算、大数据、人工智能等新兴技术应用。借鉴国外经验，结合我国医疗服务的地域性，由政府主导并统一规划，优先构建区域医疗信息共享平台，不仅要充分整合医疗机构疾病档案、居民电子健康档案等医疗信息，而且要通过整合新农合、城镇居民医保、社区卫生以及公共卫生管理等医疗卫生系统资源，实现不同卫生服务系统与各层级医疗机构间的信息互联互通与网络共享，引导病人合理地选择医院与医生，而各级医疗机构也可以合理地筛选并实现患者的"分流"诊疗，从而提高分级诊疗的透明度与运行管理水平。同时，以信息化平台为基础，以"小病在基层、大病在医院"为理念，进一步推进基本医保支付方式改革，以合理定位落实医疗机构层级分工。因此，区域医疗信息平台建设，对于打破医疗机构间信息壁垒，实现疾病检查信息和诊疗过程的共享，方便患者转诊后的技术衔接和治疗的延续性，提升基层医疗服务能力具有重要意义。

综上所述，对基层医疗卫生机构服务能力的描述性分析展示了服务能力及其影响因素的发展趋势以及存在的基本问题，地区间基层医疗卫生机构服务能力的对比分析突出卫生政策和经济社会因素等外部因素对服务能力的影响，乡镇卫生院的内部影响因素主要集中在人、财、物、管理和信息方面。卫生政策对基层医疗卫生机构的影响一般是通过对体制机制的改变或资源的重新整合和分配来实现的。社会经济发展水平，如人均GDP和人口老龄化，不仅直接影响基层医疗的服务能力，同时还通过影响患者需求和患者流向来对基层医疗卫生机构服务能力造成间接影响。经济因素的直接影响体现在财政投入，因财政投入对服务能力有正向影响，因而提高对基层医疗系统的财政投入，可以提高其服务能力。人、财、物、管理和信息机制作为内部因素均对服务能力有显著的影响。当前，在人、物、财、管理、信息这些基本要素中，基层医疗卫生机构的设施设备、信息网络建设逐步完善，已经不是基层医疗服务能力的短板，人力资源的数量和结构的改变是基层医疗卫生机构亟待解决的问题。也就是说，目前对医疗服务能力最重要的内部影响因素是人力资源。

第四章

分级诊疗制度下基层医疗卫生机构的服务能力标准及评价

分级诊疗是整个医疗服务体系一项基础性、长远性、系统性的制度，也是各方认为能彻底解决“看病难、看病贵”问题的最佳制度。推进分级诊疗制度建设，能够有效地分流集中在大医院的患者，解决大医院“门庭若市”的状态，它不仅可以有效提升医疗资源的利用效率，还可以大大延展医疗服务体系的承载力。而在分级诊疗体系中处于基础地位的基层医疗卫生机构能不能承担起重任，关键在于基层医疗卫生机构的医疗服务能力是否能够支撑起分流托底的任务。在当前医疗行业发展环境下，最令人担心的是基层医疗条件不能满足开展分级诊疗的要求。明确实现分级诊疗目标下基层医疗应该具备的服务内容、能力标准就是当务之急，是当前我国基层医疗卫生机构的建设蓝本。

第一节　分级诊疗制度下基层医疗的作用、地位和意义

基层医疗卫生机构是我国卫生体系的网底，是实现分级诊疗“基层首诊”的主力军。现阶段，分级诊疗无论在国外还是在国内都还没有一个完全与实际操作模式相符合的统一定义，不同的国家和地区对于分级诊疗也有不同的制度规定。在我国，分级诊疗也还没有形成完善的制度，仍然处于探索之中。在国际上，和分级诊疗相关的概念主要有两个，一个是“三级卫生医疗卫生服务模式”，另一个是“守门人”制度，它们都认为自己是医疗卫生机构实际工作的模式或流程。而不论是“三级卫生医疗卫生服务模式”还是“守门人”制度，有一点是大家都认同的，那就是强大的基层医疗服务能力是这一切的基本条件。

一、分级诊疗制度下基层医疗的作用

（一）国外基层医疗的地位与作用

基层医疗作为医疗体系金字塔的基底部，在国外又被称为初级保健。通常，欧美的医疗卫生服务体系由三个层次构成：在最底部的初级保健处理的是非专科的、常见疾病，占人群健康需求的绝大部分，提供给病人的是全科性质的、以社区为基础的基本医疗及健康咨询保健服务；中间一层的二级保健由专科医院和门诊构成，处理需要更专业医疗技术的病例；位于金字塔顶部的三级保健一般是学术研究型医院，解决罕见的、非常复杂的病例。尽管各国初级保健的表现形式各不相同，但是大多数国家认同的初级保健最显著的特征是：初级保健是病人首诊时获得的服务。这种服务包括了解病人的既往病史和就医情况，明确病人接下来需要什么样的卫生保健服务，采取何种诊疗方式，必要时可能需要转到其他更专业的机构进行治疗，等等。国际组织和学术界有一个共识：一个国家完善的初级保健系统是有效提供医疗卫生服务的关键，初级保健能够解决卫生服

务缺乏连续性的问题,也有助于降低卫生服务体系运行成本和提高服务效率[①]。政策制定者希望初级保健能够发挥核心的协调作用,但是由于各国卫生组织体系和医疗卫生制度各不相同,也就是说,由于国家在卫生筹资结构、医疗卫生管理模式和行业团体的作用等方面存在差异,其初级保健实际发挥的作用也相差甚远。一些国家的基层医疗已经正式成为医疗卫生系统的重要基础,与二、三级医疗机构建立了转诊关系,拥有任务与功能明确的全科医生"守门人"制度,例如英国、澳大利亚、瑞典、挪威等国家;另一些国家全科医生在初级保健系统中不占主导地位,医疗卫生服务以专科医疗服务为基础。研究表明,在基层医疗系统没有得到良好发展的国家,其政策制定者、医务人员和公众认为基层医疗与更高层次医疗服务相比只是低层次、低水平的服务,基层医疗服务能力相对较弱和缺乏吸引力。这些国家的医疗服务层次不清晰,基层医疗的主导作用也不很明确,也就难以改善医疗卫生服务供给无序性和协作性的问题。即使在实行全科医生"守门人"制度的国家,属于基层医疗核心的全科医生及其他初级保健服务提供者被赋予了提供诊疗和转诊协调的双重任务。"守门人"制度简单说来主要包含两个层面:一是病人要在社区医院进行疾病的首诊;二是社区医院确定无法处理的病人再按照转诊流程转至上级医院。这其中承担"守门人"制度当中"人"角色的不是卫生管理机构,也不是社区医院,而是社区医院中的全科医生或者其他初级保健服务提供者,他们既要负责对患者进行首诊工作,又要判断患者是否需要进行转诊治疗。因此,作为患者代理人的全科医生等初级保健服务提供者是否具有提供复杂任务的能力至关重要,对医生的职业价值观也是一种考验[②]。"守门人"制度并非完全的强制性,它主要与各自国家的医疗保障制度相匹配。比如说在英国,没有得到社区全科医师的同意,就没法享受免费的医疗服务。这种制度设计实现了医疗服务的连续性和协调性,充分发挥了分配医疗资源、提高看病效率的作用。

---

① Sheaff,R.What is"primary"about primary health care?[J].Health care Analysis, 1998(6):330-340.

② 索特曼,里克,布尔玛.欧洲基本保健体制改革[M].陈宁姗,译.北京:中国劳动社会保障出版社,2010:91-92.

(二)我国分级诊疗制度下基层医疗的地位与作用

中国医疗改革已经进行了多年,老百姓一直关注的"看病难、看病贵"问题仍然存在,问题的根源在于优质医疗资源不足和配置不合理。随着我国社会经济的发展,人民生活水平提高,加上城镇化进程和人口老龄化加剧,群众的医疗需求出现了多样化的特点,现有的医疗资源配置已经不能满足大众的需求。医疗资源本身就是稀缺资源,再加上配置不合理的问题,大医院一号难求,基层医院门庭冷落,人们看病难问题十分突出。分级诊疗制度作为近年来国家极力推行的医改措施,可以把它作为改革整个医疗服务体系,改变服务模式和就医秩序的一项基础性、长远性、系统性的制度。推进分级诊疗制度的目的是把原来大部分向上求医的常见病、慢性病人群分流到基层就医,解决大医院人满为患的"战时状态",不仅在日常运转中可以提升医疗资源的利用效率,还可以大大延展医疗服务体系的承载力,起到"一子落下,满盘皆活"的关键作用。

1.基层医疗在分级诊疗中的角色地位

20世纪80年代,我国已经建立了由医院、基层医疗卫生机构、专业公共卫生机构等组成的覆盖城乡的医疗卫生服务体系,从纵向可分为三级定点医疗机构、二级定点医疗机构和基层医疗卫生机构。基层医疗卫生机构处于金字塔的底部,中间一层是二级医院,三级医院处于塔顶。基层医疗卫生机构主要包括社区卫生服务站(中心)、乡镇(街道)卫生院和村卫生室,二级定点医疗机构包括大部分县级医院等地区性医院,三级医疗机构指地市级医院等区域性医院。分级诊疗以现有的医疗体系为基础架构,构建与国民经济和社会发展水平相适应、与居民健康需求相匹配的分工明确、功能互补、密切协作的整合型医疗卫生服务体系。也就是说,分级诊疗制度下各级医疗机构要分工明确、能力适当、上下协作,分级诊疗制度旨在扭转当前不合理的医疗资源配置格局,解决资源配置不均衡问题,围绕城乡协同医疗卫生服务网络建设,依托广大基层医疗卫生机构和二、三级医院,盘活存量,提高资源配置使用效率,把80%的常见病和慢性病的诊疗分流到基层,解决人民"看病难、看病贵"的问题。分级诊疗实施的近期目标是继续稳步提高基层医疗卫生机构服务能力,限制大医院的盲目扩张,长远目标是建立以基层医疗卫生机构为主导的分级诊疗服务体系。

各级医疗机构在分级诊疗中的角色担当各不相同,不同层级的医院发挥自身适宜的能力提供适宜的服务。二、三级医院侧重对重病、危病、罕见病的诊疗,同时发挥在医学科学研究、科技创新、人才培养等方面的引领作用。基层医疗卫生机构在分级诊疗中的角色较为复杂,可以概括为以下几个方面:第一,基层医疗卫生机构要处理社区各类人群的普遍性保健问题,包括社区人群的预防保健、健康促进等工作。第二,基层医疗卫生机构作为首诊的服务提供方,必须对病人进行判断确定下一步的处理方案。例如,对一些病人只需要为他们提供一些信息或建议,不需要采取进一步的干预措施,另外一些病人则需要安排进入诊断流程,或者做诊断性检查确定或排查严重疾病,然后进入治疗程序或者转至上级医院诊治。第三,作为分级诊疗的协调者,基层医疗卫生机构要对急重症、疑难病症进行紧急救护、转诊,接收上级医院转下的恢复期病人的后续康复诊疗服务。第四,基层医疗卫生机构为社区人群提供综合性、连续性的保健服务,健康干预不局限于某一次看诊,而是要充分了解患者的家庭背景、社会关系和生活习惯,服务于病人长期的健康需求,包括社区妇女、儿童的保健服务和社区老年人保健服务等,为社区人群提供有效、经济、方便的基本医疗服务。在分级诊疗制度下,基层医疗服务体系要进入良性发展状态,就必须要大大增强基层医疗卫生机构的服务能力,才能在分级诊疗中承担起这种主导性的重要托底地位。

2.基层医疗在分级诊疗中的作用

基层医疗卫生机构服务能力弱是客观事实,在当前状况下,应当切实提高基层医疗服务能力,找准目标定位,转变服务模式。基层医疗卫生机构在分级诊疗中的角色不只是原来单纯地开展基本医疗和公共卫生服务工作,而是要通过落实签约服务、加强慢病管理和妇幼保健服务、强化健康干预等,与社区居民建立稳定、连续的服务关系,树立社区群众对基层医疗卫生机构服务的信心,使基层医疗卫生机构的发展尽快走上良性循环轨道。基层医疗在分级诊疗中的角色是通过与其他角色——主要是与社区人群和上级医院的互动,建立起一定的持续性关系,发挥自己的角色作用。这里就有基层医疗在服务活动中的作用问题。

(1)基层医疗服务中医生和患者的关系。基层医疗给社区人群提供的服务不仅包含治疗性、康复性服务,还包括健康促进和疾病预防。基层医疗服务活动主要发生在医生与病患之间,因此,基层医生的角色地位主要通过医患关系来确定。这种基层医疗层面的医患关系理论上有多种孰为主体孰为客体的关系:第一种,基层医生为主体,患者为客体。这种关系中医生在服务活动中处于绝对的支配地位,患者处在绝对的受支配地位,这种观点是“医生中心论”,患者处于完全的被动地位,医生单方面决定病人的后续治疗过程,包括是否转诊。第二种,患者为主体,医生完全受制于患者的要求。这种观点是说基层医生在医疗服务中处在绝对的被支配的位置,这种观点是“患者中心论”。由患者决定是在基层医院接受治疗还是转诊到其他上级医院。第三种,基层医生与患者互为主客体。在医疗活动中,基层医生在自己所掌握的医疗知识与技能的基础上,运用一定的医疗资源对患者开展医疗服务,医生作为医疗服务的主体是毋庸置疑的。但是,在医疗服务中患者虽然是医疗服务的对象——客体,但是患者作为有一定认知和经验的人,会对医生的建议有配合或者不配合的选择行为,尤其在签约医生有患者评价的绩效管理制度下,患者可能会迫使医生改变就诊方案。鉴于以上几种医患关系的类别,在实际医疗服务活动中,由于医生具有的医疗技术信息优势和医疗服务需要患者配合这两种特征,基层医生和患者之间就不可能出现第一种和第二种医患关系,而只能是医生与患者互为主客体的关系,一般认为基层医生在医疗服务中发挥着主导的作用,而病人在医疗服务中发挥着主体的作用。

(2)基层医疗与上级医疗的关系。基层医疗卫生机构与上级医院的关系在分级诊疗实现以前是相互独立的,各自为政,基本没有什么实质性的关联。但是在分级诊疗制度下,基层医疗与上级医疗之间必然产生联系,不论这种联系是松散还是紧密的。在我国,政府提倡各层级医疗机构之间可以通过建立医联体的方式来推动分级诊疗的实施。在实践中,目前医联体有城市医疗集团、县域医共体、跨区域专科联盟、远程医疗协作等四种主要模式。医联体作为政府推动分级诊疗实施的重要抓手,让上层大医院和中小医院之间建立联系，相互扶持，资源共享，纵向整合医疗资源，形成资源共享、分工协作的管理模式。医联体改革也可以说是医疗圈的“供给侧改革”，医联体内以对口帮扶、技术支持为纽带形成松散型合作，引导优质医疗资源下沉，提升基层医疗服务能力，并逐步改变大医院拥挤、小医院冷清的状况，最终提高优质医疗资源可及性和医疗服务整体效率。基层医院与上级医院的关系在分级诊疗体系下就是协作互助关系，这种协作互助不但包括基层病人的向上转诊，上级医院康复期病人的向下转诊，还包括上级医院对基层的技术支持和人才培养。

二、提升基层医疗服务能力的现实意义

1.提升基层医疗服务能力是形成首诊机制的重要条件

2000年2月，国务院《关于城镇医药卫生体制改革的指导意见》(国办发〔2000〕16号)中首次明确提出了基层医疗卫生服务的功能定位:“社区卫生服务组织主要从事预防、保健、健康教育、计划生育和常见病、多发病、诊断明确的慢性病的治疗和康复；综合医院和专科医院主要从事疾病诊治，其中大型医院主要从事急危重症、疑难病症的诊疗，并结合临床开展教育、科研工作。要形成规范的社区卫生服务组织和综合医院、专科医院双向转诊制度。”到如今，密集发布的一系列关于医改新政的政策文件都不断强调基层医疗卫生机构作为医疗服务“守门人”的重要角色。我国基层医疗卫生服务网络基本实现了全国各地每个街道、每个乡镇都有一所社区卫生服务中心或者乡镇卫生院，每个城乡居民都能够就近获得基本医疗和公共卫生服务，基层医疗卫生服务可及性高，因此，基层医疗卫生机构是民众健康“守门人”的最佳选择。基层医疗服务机构为群众做出疾病的初期诊断，需要加以治疗干预的患者采取必要的医疗措施，阻断病情的继续恶化，对不需要加以干预的患者提供保持身体健康的专业建议，规避不良生活习惯，达到早预防、早发现、早治疗的“守门人”角色效果。但是，基层医疗卫生机构要真正发挥居民健康“守门人”的作用，必须要有和“守门人”责任相匹配的医疗卫生服务能力。分级诊疗要求基层医疗卫生机构拥有合格的全科医师、配套的医疗检查设备、规范的医疗检查流

程、完善的医药供给机制。只有基层医疗卫生机构具备适宜的医疗诊断能力，才能准确识别群众的健康状况，否则，即使群众有意愿接受基层医疗卫生机构的诊疗，基层医疗卫生机构也未必能做出最准确的医疗判断。基层医疗卫生机构是最接近群众的医疗服务系统神经末梢，可以灵敏地搜集群众最真实的医疗服务需求，快速地反馈民众的健康状况，有针对性地提供医疗服务供给。无疑，与“守门人”相匹配的基层医疗服务能力是形成首诊机制的重要条件。

2.提升基层医疗服务能力是医疗联合体建设的重要环节

2017年6月，国务院办公厅发布《国务院办公厅关于推进医疗联合体建设和发展的指导意见》(国办发〔2017〕32号)，其中提到:“开展医疗联合体建设，是深化医改的重要步骤和制度创新，有利于调整优化医疗资源结构布局，促进医疗卫生工作重心下移和资源下沉，提升基层服务能力，有利于医疗资源上下贯通，提升医疗服务体系整体效能，更好实施分级诊疗和满足群众健康需求。”国家卫生计生委界定医疗联合体为以一所三级医院为牵头单位，联合若干城市二级医院、康复医院、护理医院以及基层医疗卫生机构，构建“1+X”的医疗联合体，纵向整合医疗资源，形成资源共享、分工协作的管理模式。医疗联合体建设有利于扭转我国现有的“倒三角”医疗服务体系，充分发挥基层医疗卫生服务资源的作用，实现医疗卫生服务体系良好运转，发挥基层医疗的“守门人”功能。利用医疗联合体中大医院的品牌效应和规模效应，解决患者在基层就医的顾虑，缓解大医院就医紧张的局面，有力推进分级诊疗的落实。然而，在现实状况中，由于基层医疗卫生服务能力薄弱和群众基层首诊意愿不足，医疗联合体建设中运行机制不完善，很多医疗联合体中的上级医院与基层医疗卫生机构之间的联合流于形式，基层医疗无法得到预想中的技术支持与人才发展，各层级医疗卫生机构间无法形成良性的上下联动关系。只有基层医疗服务能力切实提升，才能吸引群众的就医下移，真正落实医疗资源重心下沉，发挥基层医疗卫生服务保健、预防及基本诊疗的作用。要在医疗联合体中形成不同类别医疗机构目标明确、权责清晰、公平有效的分工协作机制，推动构建分级诊疗制度，基层医疗卫生机构必须要有与之相匹配的医疗服务能力。

3.提升基层医疗服务能力是推进门诊统筹顺利进行的保证

门诊统筹,指对医保门诊医疗费用实行互助共济的一种保障方式,是保障参保人门诊待遇的重要机制,也是分级诊疗制度建立和完善的基石。2009年7月,人力资源社会保障部、财政部、卫生部发布《关于开展城镇居民基本医疗保险门诊统筹的指导意见》(人社部发〔2009〕66号),意见指出:门诊统筹的基本原则是立足于基本医疗保障,主要依托社区卫生服务站(中心)等基层医疗卫生服务机构,方便群众就医,降低医疗成本。2011年5月,人力资源和社会保障部《关于普遍开展城镇居民基本医疗保险门诊统筹有关问题的意见》中指出:"坚持依托基层医疗卫生资源,严格控制医疗服务成本,提高基金使用效率。""门诊统筹立足保障参保人员基本医疗需求,主要支付在基层医疗卫生机构发生的符合规定的门诊医疗费用,重点保障群众负担较重的多发病、慢性病。""要充分利用基层医疗机构,引导群众基层就医,促进分级医疗体系形成。发挥医疗保险对卫生资源的调控作用,合理使用门诊和住院资源,降低住院率,从总体上控制医疗费用。积极探索基层首诊和双向转诊就医管理机制。"从人社部的政策趋向来看,门诊统筹是改善群众"看病贵"的基础途径,而"提升基层医疗服务能力"又是门诊统筹的必然要求。专家都认同当前的门诊统筹制度建设面临的最大问题是基层医疗卫生机构的诊疗能力,基层医疗卫生机构的诊疗能力限制了我国门诊统筹可能的政策选择,最大的阻碍是当前基层医疗卫生机构服务能力较弱,民众大多对其信任度不高,因此,现阶段不能采取强制的社区首诊、分级诊疗机制。我国当前门诊统筹的供需双方呈现不同的特点:从需方来看,一方面门诊统筹需求量持续增加,门诊医疗费用在医疗服务结构中所占比重逐年增加[①],门诊涉及的疾病种类复杂,基层医疗卫生机构和上级大医院单次门诊就诊费用差别不大,造成群众趋于向上就医,就诊随意性大;从供方分析,基层医疗卫生机构难以吸引优秀的医疗人才,基层门诊医务人员业务水平整体偏低,增大群众

---

① 中国医疗保险研究会.完善中国特色医疗保障体系研究报告[M].北京:中国劳动社会保障出版社,2015:223.

门诊就医风险，无法满足群众的门诊需求。由此，只有将基层医疗服务能力提升到适宜的程度，才能改善基层医疗有效供给不足的现状，才能真正实现全国门诊统筹，从而推动分级诊疗体系的健全。

第二节　分级诊疗制度下基层医疗卫生机构的功能定位与服务内容

乡镇卫生院和社区卫生服务站（中心）是构成我国基层医疗卫生服务体系的主体，承担着常见病和多发病的诊疗、基本公共卫生服务、计划生育技术服务、健康管理、危急重症病人的初步现场急救和转诊等功能任务，是城乡医疗卫生服务体系的基石。从基层医疗卫生机构角度来研究，基层医疗卫生机构负责常见病、多发病的诊治，二、三级医院负责疑难重症的诊疗。但是在现实中缺少明确的标准对常见病和多发病进行界定，事实上，在二、三级医院就诊的70%以上是常见病、普通病、多发病患者，这也成为制约分级诊疗推广实施的关键因素[①]。此外是医疗机构的分级定位，大多数国家对不同层级医疗机构具有明确的定位，目前我国基层医疗卫生机构存在功能定位不清晰、诊疗范围不明确等问题，急需要明确一定范围内不同医疗卫生机构的功能和诊疗范围[②]。切实划分好基层医疗卫生机构和二、三级医院的区位功能和诊疗范围，避免重复建设和资源浪费。

---

① 杨柳，王健．社区卫生服务机构与医院双向转诊制度有效运作的探讨[J]．中国卫生经济，2007(5)：22-23.

② 梁勇，张柠．国外医疗服务体系对完善我国分级诊疗体系的启示与借鉴[J]．中国医院，2015(8)：50-52.

一、分级诊疗制度下基层医疗卫生机构的功能定位

社区卫生服务又可称为基础保健，主要内容是初级卫生保健，是当代医疗卫生服务系统的基础与核心。社区卫生服务中心是现代整体医学观在医学实践中的体现，是适应现代医疗模式的改革而发展起来的。二战后社区卫生服务在世界各国普遍得到重视。在发达国家，医疗卫生保健的发展经历了从基层（家庭）→医院→基层（社区）的变迁过程。在20世纪以前，医疗服务以个体医生为主，20世纪后逐渐形成了以医院为中心的医疗机构服务模式，从20世纪60年代起，医疗保健的重点又回到了基层，以社区医院和全科医生服务为标志。医疗服务模式变化的原因主要有两个：一是对疾病观念的改变，人们对健康的要求不仅是身体的健康，还包括心理健康以及良好的社会适应性。二是各国卫生费用急剧上升，开展社区卫生服务是控制卫生费用、减少重复医疗、提高医疗服务效率的有效措施。因为社区卫生服务是综合性保健服务，重视预防，不仅可以节约资源，也能较好地满足居民对卫生保健的需求。社区卫生服务有两个显著特点：一是具有服务对象广泛性的特点，社区卫生服务的对象为社区全体居民，包括健康人群、亚健康人群和患病人群；二是，社区卫生服务具有综合性的特点，即预防、治疗、康复和健康促进相结合，院外服务与院内服务相结合。我国社区卫生服务体系在改革开放前是由城市的职工医院、街道医院和农村的合作医疗构成的，20世纪80年代后逐渐形成较为成熟的城乡三级卫生服务体系，城市基层医疗系统以社区卫生服务中心和社区卫生服务站为主体，农村地区基层医疗则主要由乡镇卫生院和村卫生室构成。

（一）我国城乡社区卫生服务功能定位的变化

我国社区卫生服务建设从1997年正式启航，在发展中有成就也有问题。2009年新医改是社区卫生服务发展的分水岭，新医改前后，社区卫生服务的功能定位呈现出不同的特点。

1.新医改前社区卫生服务的功能定位（1997—2008）

1997年1月，《中共中央、国务院关于卫生改革与发展的决定》（中发

〔1997〕3 号）首次明确指出："以提高人民健康水平为中心，优先发展和保证基本卫生服务，体现社会公平，逐步满足人民群众多样化的需求。"提出了"改革城市卫生服务体系，积极发展社区卫生服务，逐步形成功能合理、方便群众的卫生服务网络"的具体目标。立足于调整现有卫生资源、辅以改扩建和新建，健全社区卫生服务网络，并指导"在深化企业改革过程中，要根据实际情况积极探索，逐步实现企业卫生机构社会化"。把原来企业的职工医院改造为面向社会服务的社区卫生服务机构。2006 年 2 月，《国务院关于发展城市社区卫生服务的指导意见》（国发〔2006〕10 号）中明确指出："在城市卫生事业发展中还存在优质资源过分向大医院集中，社区卫生服务资源短缺、服务能力不强、不能满足群众基本卫生服务需求等问题。这是造成群众看病难、看病贵的重要原因之一。"进一步强调"坚持为人民健康服务的方向，将发展社区卫生服务作为深化城市医疗卫生体制改革、有效解决城市居民看病难、看病贵问题的重要举措，作为构建新型城市卫生服务体系的基础"。总的来看，新医改前我国社区卫生服务尚处于发展的初期阶段，这一时期主要以完备社区网络体系和建设为特点。

在这一阶段，城市社区经过数年发展，各地基本建立起较为规范的社区卫生服务网络体系。在功能定位上，在原来综合医疗的基础上，提出了公共卫生服务，即后来大家熟知的"坚持公益性质，完善社区卫生服务功能。社区卫生服务机构提供公共卫生服务和基本医疗服务，具有公益性质，不以营利为目的"，为以后的社区卫生服务功能定位定下了基调。但是，新医改前的社区卫生服务功能的政策定位与现实实施的差距较大，很多社区卫生服务机构重医疗轻公共卫生的趋向明显。主要原因是在社区卫生服务发展初期，新兴的社区卫生机构多从企业职工医院或街道医院转型而来，原来重医疗的功能定位难以短期内改变。另外，由于这一时期政府对社区卫生机构的财政补助尚未到位，基层医疗卫生机构受制于经营压力，使得医疗服务依旧被视为重点服务内容。

2. 新医改后的社区卫生服务的功能定位（2009—2020）

2009 年新医改拉开了社区卫生服务全面发展的帷幕，开始真正意义上向基本医疗保健方向迈进。2010年3月,国家六部委印发了《以全科医生为重点的基层医疗卫生队伍建设规划》(发改社会〔2010〕561号),提出“健全基层医疗卫生人才培养制度,逐步完善基层医疗卫生人员的学校教育和继续教育制度。到2020年,通过多种途径培养30万名全科医生,基本满足‘小病在基层’的人力资源要求”。在规划中把城乡基层卫生建设统筹在一起,而不是文件中以前那样把城市和农村基层卫生建设分开,并提出提升基层医疗服务能力的关键是卫生人才的培养。2011年,《国务院关于建立全科医生制度的指导意见》(国发〔2011〕23号)正式出台,决定在全国建立全科医生制度,并计划“到2020年,在我国初步建立起充满生机和活力的全科医生制度,基本形成统一规范的全科医生培养模式和‘首诊在基层’的服务模式,全科医生与城乡居民基本建立比较稳定的服务关系,基本实现城乡每万名居民有2—3名合格的全科医生,全科医生服务水平全面提高,基本适应人民群众基本医疗卫生服务需求”。实践层面,从2011年开始,北京、上海等地积极探索城市社区医疗的全科医疗模式,包括全科医疗团队建设、家庭医生签约制等,试图促进社区卫生服务的多功能并进,为落实分级诊疗塑造基层医疗服务新功能。

新医改后,城乡基层医疗卫生机构的服务功能诠释仍然存在偏差。从多地实践看,2009年后基层医疗卫生机构的公共卫生服务项目得到加强。但是,基本医疗作为基层医疗卫生机构不可撼动的功能之一,并未确立出相对综合性大医院的优势服务。基层医疗主要包括对常见病、多发病、慢性病的治疗,由于硬件设施如诊疗设备、诊疗环境跟大医院无法相比,最重要的是人才队伍参差不齐,直接导致基层医疗卫生机构难以有效吸引患者。

(二)分级诊疗制度下基层医疗的功能定位

1.当前基层医疗功能的内涵建设并不深入

到目前为止,基层医疗并未充分实现应有的功能。一是公共卫生服务的内涵建设不深入。由于2003年非典疫情后政府对基层公共卫生关注度逐渐提升,多数地区基层公共卫生服务的定位合理。2009年主要由乡镇卫生院、村卫生室、社区卫生服务站(中心)负责具体实施的国家基本公共卫生服务项目开展,更是稳固了基层医疗卫生机构的预防保健功能。基层医疗卫生机构的公共卫生服务意识、服务数量和居民认可度均有提高。但是,从公共卫生具体项目实施的情况来看,很多基层“重治轻防”思想根深蒂固,基层单位对基本公共卫生服务的重视程度不高,开展基本公共卫生服务项目时服务不规范。例如,健康教育服务功能实现只停留于形式,健康宣教形式简单,甚至部分健康档案存在造假现象,服务无法真正贴合社区居民的需求[①]。二是家庭医生制作为全科服务模式的创新,在实践推广中却阻力重重。开展家庭医生责任制的地区,所采取的推广策略只是充分强调与居民家庭签订服务合约的数量。虽然这在短期内达到了政府要求的签约率,基层医生的工作模式和岗位职责并不明晰,但后期能否真正为社区居民提供满意的个体化健康服务,仍然有待观察。在分级诊疗的基层全科医学形势下,社区全科医疗发展面临新的挑战,对社会互动、团队协作、组织边界打破提出了新的要求。一直以来,我国基层服务机构与综合性大医院在职能设置上存在很多重合,导致不同层级医疗机构之间形成对立的竞争关系,基层医疗难以在这种竞争中获胜,基层优势难以发挥。而由于宏观政策对基层医疗的功能定位并不明确,各地在基层卫生服务过程中,普遍感到政策不够明朗、可操作性差,进而导致基层医疗卫生机构落实各项功能定位的积极性并不高。鉴于分级诊疗制度暂时无法实现,基层服务机构依旧处于弱势地位,即使是在北京、上海等大城市社区卫生服务发展处于全国领先地位的地区,依旧无法摆脱被冷落的局面。社区卫生服务机构要真正做到“六位一体”,仍旧有很长一条路要走。

2.分级诊疗制度下基层医疗要有明晰的功能定位

按照分级诊疗体系的目标要求,各类机构要明确功能定位。基层医疗卫生机构除了基本的医疗任务外,其他服务功能主要包括针对社区居民的预防保健、健康促进、健康教育、妇女儿童保健服务、老年保健、慢性病干预和康复服务等。基层医疗卫生机构提供的服务基本上以某个区域

---

① 张月,林晶,马伟,等.基层医疗卫生机构开展基本公共卫生服务中的问题与对策[J].中国卫生标准管理,2018(13):35-37.

的居民为对象，与其他同级机构之间在服务对象的区域分布上一般不重叠，一些专业性较强的服务也可跨地区开展业务。

(1)基层卫生服务的各类机构各司其职，模块功能定位清晰。在分级诊疗制度下，基层医疗的各类机构各司其职，预防保健、健康促进和教育等各项功能模块均能落到实地。基层医疗卫生机构的服务模块分为两大类：一类是医疗服务，以多发病、常见病处置，慢性疾病的预防与管理，重大疾病的早期发现、针对性转诊以及出院后康复管理为主，其中在医疗人文服务的前提下，从生活方式、家庭和心理状态以及生活环境多方面以连续性服务为前提，从而了解居民的个体需求，结合专业诊断并达成干预共识，同时获得居民家人的认同与参与，形成长期连续的医患契约关系。第二类是健康保健服务，主要包括健康教育、传染病防治、慢性病管理、老年保健、妇幼保健等健康服务，使社区居民增加医疗卫生常识，改变不良生活习惯，提高自我保健水平。“精”而“全”应成为分级诊疗制度下基层卫生服务发展的原则。

(2)基层卫生服务与上级医院功能应不相冲突，做好“精准化”的基层医疗保健服务。基层医疗卫生机构应避免医疗服务内容与上级综合性医院重合，以避免竞争。基层服务应偏重全科，侧重常见病、多发病；综合性大医院则应侧重大病和疑难杂症。基层医疗卫生机构要突出自己的优势，即以连续性、可及性、有效性和人文关怀为主的医疗模式，以预防、早诊、分诊、康复、民族医学为特色的技术性行为，其重点在于和居民以签约医生方式形成长期服务的契约关系，区别于二、三级医疗机构医患之间临时治疗关系，区别如表4-1所示。当前我国基层卫生服务能力明显较弱，应尽快探索和提升医疗服务能力，建立大医院与基层医疗卫生机构的合作渠道，扮演好“守门人”的角色，履行好公共卫生和预防保健职责，做好患者的分级转诊工作。逐步实现以个人为中心、以家庭为单位、以社区为范围的一体化的“精准化”的全科医疗服务。“精准化”要求全科医生能迅速把握疾病分科并给予恰当治疗或转诊，要建立长效合作机制，社区医生应积极主动探索多种方式与综合性医院医生建立往来长期合作关系，包括在医疗合作、科研合作和人才培养合作等多领域加强合作，提高社区卫生服务机构的综合服务能力。社区卫生服务机构应发挥自身优势，首先，全科"精准化"并不是指专科化，而是意味着全科医生能迅速把握疾病分科并给予恰当治疗或转诊，这对基层全科医生提出了较高要求，同时也是当前提升患者信任、发挥基层服务功能优势的关键所在。其次，"精准化"必须也要求在社区做好预防保健、健康促进和教育等健康保健服务，这些功能应成为独立的任务模块而不仅是附带指标。

表4-1　基层医疗卫生机构与医院的功能定位

项目	社区卫生服务机构	二、三级医院
服务理念	以人为本	以病人为中心
关注重点	个体及人群健康	个体疾病诊治
服务对象	全体社区人员	到医院的病人
服务方式	医务人员深入家庭、社区的主动服务	医生在医院内对就诊患者的被动服务
服务内容	基本医疗、预防保健等"六位一体"服务	医疗服务为主
服务连续性	连续服务，长期关注签约人的生命全过程	时点（门诊）、时段（住院）
服务参与性	服务双方共同参与	服务对象被动参与

二、分级诊疗制度下基层医疗卫生机构的服务内容

我国的基层医疗服务包括基本医疗和公共卫生服务两大板块，经过近十年的探索发展，我国基层医疗卫生机构的公共卫生项目基本按照2009年国家基本公共卫生服务项目建设，服务内容较为固定。基本医疗具体服务项目的界定受社会综合因素的影响，由于各个地区气候环境、经济、文化及医生技术的差异，提供的医疗服务项目也有不同。20世纪70年代起，国际各类组织和机构在界定基本医疗方面投入了巨大的精力。其中病例组合（case mix）在世界各地得到了广泛的应用。最初的病例组合被称作诊断相关分类（diagnosis related groups，DRGs），病例组合的界定是基于以下的假设：首先，同一组病症在相同的治疗时期内所耗费的医疗资源应基本相同；其次，对同类疾病的诊断将帮助专业人员更好地应对患者；最后，适当的分组可以保证对疾病全面、细致和准确地描述。综合

性医院和基层医院都可以采用病例组合。另外，WONCA 国际分类委员会编制的《基础医疗国际分类》(International Classification of Primary Care)已经发行了第二版，按照症状、过程发展、传染病、肿瘤类、伤害类、先天性异常等对基本医疗的病种进行了分类。基层卫生基本医疗服务范围的界定可以参照这两个分类标准根据客观情况进行选择。经过多年的实践与探索，国内目前对基本医疗的界定应该是与医疗保险的基本医疗界定联系在一起的，倾向于根据疾病模式按病种确定。笔者在查阅大量中外文献和收集政府相关文件的基础上，结合调研中获得的访谈资料，对开展双向转诊模式下不同基层医疗卫生机构的服务内容进行重新整合分析，形成新的观点。

基于当前基层医疗卫生机构的服务现状来确定基层卫生服务的适宜范围，需要关注以下几个方面的问题：第一，基层适宜医疗服务范围的确定应该基于基本医疗还是服务效率？从居民基本的医疗需求来看，一些疾病很基本，但发病率不高，基层是否有必要具备这些疾病的诊疗能力，还是从效率的角度出发，从高发疾病的诊疗能力建设来最大化、最有效地提供医疗服务。第二，基层医疗服务的适宜范围应该是基于民众需求还是基于机构现有的能力？是现在基层能做什么就确定什么服务内容，还是根据城乡居民的要求来确定服务范围，而不考虑其当前的服务能力。第三，不同基层医疗卫生机构的服务内容是基于现实差别区别对待还是统一标准？首先在地域上，我国东中西部不同地区的基层医疗卫生事业发展差异较大，其次同一地方的基层医疗系统又有城市社区卫生服务站(中心)、乡镇(中心)卫生院和村卫生室之分，那么不同机构适宜诊疗服务的范围确定是应基于各自的现有能力，还是分类统一标准也是需要明确的问题。

根据我国基层医疗卫生机构的发展和供给现状，结合不同基层医疗卫生机构在分级诊疗中应具备的功能，明确当前基层医疗卫生机构的不同及慈善机构理应具备的医疗服务供给范围，为促进我国分级诊疗的实施提供依据。其医疗服务范围的确定应注意以下几个方面：(1)适宜医疗服务范围的确定。提出的标准应该是一个指导标准，不限制不同基层卫生机构的个性发展，只是对于当前各类基层医疗卫生机构的建设提供参考，明确建设依据。(2)需要与当前区域服务的供给现状相结合，通过区域诊疗的病种调整来实现基层诊疗的适宜疾病诊疗范围的确定。例如结合县域90%的服务范围要求，将县外就诊患者模拟下沉县域就诊，从而进一步得出乡镇卫生院在分级政策要求下的住院服务量，即基于需方的乡镇卫生院所应承担的住院服务量。(3)要考虑到基层医生的实际情况，如是否能开展下腹部手术，能否识别心电图检查结果等。同时对基层卫生机构所配备的设备仪器做综合评估，从供方上确定出基层卫生机构能够实现的可能服务范围。(4) 对于疾病治疗清单的确立需与基层医疗服务指南相结合，同时考虑不同疾病的不同分期及严重程度。进而，基于确定的疾病诊疗服务内容与范围确定必须开展的配套医技检查项目，给出医疗服务项目清单。(5)结合各类基层卫生机构的功能定位，确定出应有的医疗服务管理范围，因为医疗管理不涉及医疗技术问题，所以其范围的确定主要依赖于各类基层医疗卫生机构的功能及体系设计。由于疾病的复杂性，基层医疗服务清单只是一种服务能力标准的参考，不能作为是否提供服务的依据，因此总体确定的原则为常见的、延误风险较小的、诊断明确的疾病首先纳入基层适宜诊疗的范围。

（一）社区卫生服务中心的功能与服务内容

社区卫生服务中心是城市卫生服务的基层医疗卫生机构，具有公益性质，不以营利为目的。我国社区卫生服务中心是1997年在国家倡导下开始建设的。迄今为止，党和政府发布了二十多个关于社区卫生服务建设的政策文件。在2006年2月《国务院关于发展城市社区卫生服务的指导意见》(国发〔2006〕10号)中，明确将社区卫生服务中心的性质定性为非营利的事业机构。意见提出社区卫生服务“对于坚持预防为主、防治结合的方针，优化城市卫生服务结构，方便群众就医，减轻费用负担，建立和谐医患关系，具有重要意义”。“在大中型城市，政府原则上按照3—10万居民或按照街道办事处所辖范围规划设置一所社区卫生服务中心，根据需要可设置若干社区卫生服务站”，“为居民提供安全、有效、便捷、经济的公共卫生服务和基本医疗服务”。社区卫生服务中心服务的基本内容包括基本医疗和公共卫生这两大模块的服务，这两类服务看似是相互独立的，政府采取了“拿钱买服务 ”的方式让基层医疗卫生机构提供公共卫生服务，而社区卫生服务中心的基本医疗服务则基本采取自收自支的经营方式，但其实这两种服务的宗旨和目标是一致的，都突出了基层卫生服务的社区基本健康促进的功能（见表4-2）。这恰恰反映了社区卫生服务中心是有别于综合性医院、专科医院以及专业预防保健机构的基层医疗卫生机构，特点是贴近社区居民、就近就医、防治结合、综合服务，充分体现积极主动的服务模式。在分级诊疗制度下社区卫生服务中心的主要服务内容如表4-3所示。由于社区卫生服务中心的服务半径一般处于城市二、三级医院半小时路程覆盖的地方，社区卫生服务中心的基本医疗应该定位于常见病、多发病和有关疾病的康复期护理，但对其确切的基本医疗诊疗项目尚无统一界定。

表4-2　社区卫生服务中心的功能和主要任务

基本功能	基本标准（必须达到的最低能力标准）： 1.提供基本医疗服务 2.提供预防保健服务 3.提供综合性、连续性的健康管理服务
	推荐标准（达到良好层次的能力标准）： 在达到基本标准设置的基础上，具有辐射一定区域范围的医疗服务能力
	卓越标准（达到优秀层次的能力标准）： 承担其他基层医疗卫生机构的教学、培训工作
主要任务	基本标准（必须达到的最低能力标准）： 1.提供当地居民常见病、多发病的门诊服务 2.提供适宜技术，安全使用设备和药品 3.提供中医药服务 4.提供基本公共卫生服务及有关重大公共卫生服务 5.提供计划生育技术服务 6.提供转诊服务，接收转诊病人 7.提供一定的急诊急救服务 8.负责社区卫生服务站业务和技术管理
	推荐标准（达到良好层次的能力标准）： 1.提供住院服务 2.提供康复服务 3.提供居家护理服务
	卓越标准（达到优秀层次的能力标准）： 能够提供家庭病床服务

表4-3　社区卫生服务中心的服务内容列表

<table>
<tr><th colspan="2">基本医疗服务[①]</th><th>公共卫生服务（按照国家基本公共卫生项目标准，不做赘述）</th></tr>
<tr><td>1. 门诊医疗服务（本地区常见病、多发病的咨询、护理；诊断明确的慢性病治疗）包括：全科医疗服务，中医服务，口腔医疗服务</td><td>高血压Ⅱ级，脑动脉供血不足，高血压，脑梗死，上呼吸道感染，骨关节疾病，冠心病，妇科炎症，糖尿病，骨质疏松，骨质增生，脑动脉硬化，胆囊炎，泌尿系感染，慢性胃炎，消化性溃疡，急性上呼吸道感染，慢性支气管炎，前列腺增生，气管支气管炎，急性胃炎，脑卒中，急性支气管炎，皮肤病，高脂血症[②]</td><td>1. 城乡居民健康档案管理（建立、更新居民健康档案，为居民提供家庭医生签约服务，并为签约对象提供基本医疗、预约、转诊等服务）</td></tr>
<tr><td>2. 急诊急救医疗服务［社区急救是指伤、病者发生了危及生命的各种情况后，在院前急救医护人员到达现场前，在基层（社区）获得最及时有效的初步医疗救护，是院前急救的重要组成部分和必要延伸。社区医疗服务的作用越来越受到人们的重视，将承担更多的院内医疗服务和社区的急救工作。其中危重症病人的先期救治是否及时到位成了衡量一个社区医疗能力的标准］</td><td>急诊、院外急救和转送。包括：①常见急危重症患者急诊的社区护理（意识障碍，窒息，抽搐，休克，急性中毒，急腹症，急性创伤等）；②心肺脑复苏技术；③应急穿刺技术（环甲膜穿刺或切开技术，应急胸腔穿刺排气，膀胱穿刺术，深静脉穿刺置管术等）；④气道开放技术（气道异物处理技术，气管插管技术，咽插管等）；⑤外伤止血、包扎、固定、搬运技术；⑥常见社区急性事件处置［犬、猫等动物咬伤、毒虫（蛇）咬伤、关节扭伤、烫烧伤、中暑、溺水等］；⑦社区灾害性事件救护与遇险生存（火灾、地震、水灾、灾后心理危机干预）[③]</td><td>2. 开展健康教育，普及健康知识（提供健康教育资料；设置健康教育宣传栏；开展公众健康咨询活动；举办健康知识讲座等）</td></tr>
</table>

① 按照国家卫健委制定的《社区卫生服务中心服务能力标准（2018 年版）》中社区卫生服务中心医疗服务推荐病种为66 种，其中包括内科（26），外科（17），妇产科（7），眼、耳鼻咽喉科（10），口腔科（6）。本表未按此罗列。

② 根据对东西中部地区社区卫生服务机构疾病就诊人次的调查结果，加权得出全国就诊人次比例前25 位的病种。

③ 参陈雪萍编著的《社区急诊护理》一书，浙江大学出版社，2009：45-48.

续表

<table>
<tr><th colspan="2">基本医疗服务</th><th>公共卫生服务（按照国家基本公共卫生项目标准，不做赘述）</th></tr>
<tr><td>3. 转诊服务</td><td>①对社区医疗中心设备和技术不能处理的病例，由社区全科医生负责会诊、转诊；②为上级医院医生提供病人的健康资料，包括病史记录、临床检查资料等；③ 对转诊病人进行电话随访，掌握病人在转诊治疗期间的治疗情况以及病情的发展变化；④病人结束在上级医院的治疗后，要求上级医院提供转诊期间治疗及用药情况，并把病人转回到社区卫生中心，做到双向转诊</td><td rowspan="2">3. 传染病、地方病、寄生虫病的预防控制及突发公共卫生事件报告和处理</td></tr>
<tr><td>4. 住院治疗服务（一般设置内科、外科、老年、康复等病床，可办理市职工、居民医保住院和非医保患者自费住院服务）</td><td>开展与机构人员资质、技术准入、设施设备相适应的住院服务。目前社区卫生服务中心住院病种主要包括：①呼吸系统疾病（以急性支气管炎、慢性支气管炎和肺炎等为主）；②肿瘤（肺癌、胃癌、食道癌和肝癌等的辅助治疗）；③消化系统疾病；④内分泌系统疾病（糖尿病，2 型糖尿病）；⑤循环系统疾病（冠心病、脑梗死、脑出血、风心病和高血压等为主）；⑥泌尿生殖系统疾病；⑦神经系统疾病[①]</td></tr>
<tr><td>5. 家庭卫生服务（家庭出诊、家庭护理、家庭病床等）</td><td>家庭病床服务包括：①治疗型，诊断明确，需要在家庭进行治疗、护理的患者；②康复型，出院后恢复期仍需继续康复的患者；③舒缓照顾型，包括自然衰老，主要脏器衰竭，生活不能自理者；疾病晚期，需要进行支持疗法的患者；需要姑息治疗和减轻痛苦的晚期癌症患者等</td><td>4. 妇女、儿童保健服务（儿童预防接种及管理；0～6 岁儿童健康管理 ；孕产妇健康管理）</td></tr>
</table>

①对社区卫生服务机构疾病住院病种的调查结果，与我国其他地区的资料结果基本一致。调查发现在社区医院住院的大部分患者是离退休的老年慢性疾病患者，有一部分长期卧床。

续表

基本医疗服务		公共卫生服务(按照国家基本公共卫生项目标准,不做赘述)
6.疾病恢复期康复和社区康复医疗服务	①基础康复医疗护理服务:主要为病人或残疾人提供诊断、功能评定、康复治疗、康复护理、家庭康复病床和转诊服务等;②训练指导服务:为需要进行康复训练的病人制订训练计划,传授训练方法,指导使用矫形器和制作简易训练器具,评估训练效果;③心理疏导服务:通过了解、劝说、鼓励和指导等方法,帮助病人树立康复信心,鼓励患者亲友理解、关心病人,支持、配合;④康复用品用具服务:根据病人的需要,提供用品用具的信息,代购、租赁、出借、使用指导等服务	
7.检验检查服务(常规检验和心电、超声、X线影像等检查服务)	血常规检查;尿液检查;凝血检查;生化检查;肾脏疾病实验诊断;心脏疾病实验诊断;血脂检测;无机元素测定;羊水及甲胎蛋白测定、前列腺特异性抗原测定、癌胚抗原测定等肿瘤检查等。部分学者在文章中建议社区服务中心把CT、MRI等检查纳入,以减轻上级医院这类检查的繁忙局面	5.老年人、慢性病等重点人群的保健和康复服务(老年人的生活方式和健康评估、身体检查、健康指导;慢病的分类筛查、随访、干预) 6.提供心理健康指导服务,实施精神病社区管理
8.中医药(民族医药)技术服务	①提供基本的中医医疗服务,在门诊、病房、出诊、家庭病床等工作中运用中医理论辨证论治处理社区的常见病、多发病、慢性病;② 根据"简、便、验、廉"的原则,运用包括中药、针灸、推拿、火罐、敷贴、刮痧、熏洗、穴位注射、热熨等在内的4种以上的中医药治疗方法;③提供中成药和中药饮片品种数量应当满足开展中医药服务需要	7.卫生计生监督协管

续表

基本医疗服务		公共卫生服务(按照国家基本公共卫生项目标准,不做赘述)
9.精神卫生疾病的疏导与干预	①精神性物质滥用、暴力行为、自杀行为;②单亲家庭的心理和行为问题、网络综合征;③神经症、人格障碍、性心理障碍、急性精神障碍	

(二)乡镇卫生院的功能与服务内容

乡镇卫生院是公益性质的基层医疗卫生机构,也是农村三级卫生服务网络的核心与枢纽。乡镇卫生院的产生可追溯到新中国成立初期,1960年2月,中共中央转发了卫生部《关于农村卫生工作几个问题的意见》,要求各地在公社设置卫生院,主要由原有的农村诊所、保健站和个体医生共同组合而成。卫生院形成后不断发展,在解决农民就医问题上起到非常大的作用。到20世纪80年代后期,随着经济体制改革的推进和示范效应,乡镇卫生院也融入改革的洪流中。1985年,国务院以国发〔1985〕62号文件,转发了卫生部《关于卫生工作改革若干政策问题的报告》,即在宏观体制上,推行了卫生院三权下放至乡镇。1991年,国务院批转了卫生部等部门《关于改革和加强农村医疗卫生工作的请示》的通知,要"逐步健全和完善以县级医疗卫生机构为技术指导中心,以乡(镇)卫生院为枢纽,以村卫生室(所)为基础的卫生服务体系"。以县医院、乡镇卫生院、村卫生室构成的农村三级卫生服务网络逐步成型。乡镇卫生院按功能分为一般卫生院和中心卫生院两种类型。一般卫生院提供以预防保健、基本医疗、健康教育、计划生育、康复等为主要内容的综合性服务;受县级卫生行政部门委托承担辖区内公共卫生管理;负责对村级卫生机构的技术指导和乡村医生的培训等工作,乡镇卫生院的中心卫生院是一定区域范围内的预防、保健、医疗技术指导中心,除具有一般乡镇卫生院的功能外,还承担协助县级卫生机构开展对区域范围内一般卫生院的技术指导等工作。乡镇卫生院的功能定位和主要任务如表4-4所示。2000年以后,乡镇卫生院数量随着城镇化进程逐渐减少,从2002年的44992所,减少至2018年的36987所,减少了17.8%,其中部分乡镇卫生院转成了社区卫生服务中心。2002年,《中共中央国务院关于进一步加强农村卫生工作的决定》重新明确了乡镇卫生院的功能,提出了乡镇卫生院总体发展要求。即“乡镇卫生院以综合提供预防、保健和基本医疗等服务,受县级卫生行政部门委托承担公共卫生管理职能”。因此,乡镇卫生院的定位与社区卫生服务中心的定位有所不同,除了公共卫生服务和医疗服务,还有村级卫生服务机构的管理。

当前研究考虑,乡镇卫生院的医疗服务范围应该分为两类,一类是诊疗范围,一类是医疗管理服务项目,如乡镇卫生院的家庭访视、急诊急救以及转诊管理服务等,具体服务内容如表4-5所示。乡镇卫生院与城市社区卫生服务中心不同,由于乡镇卫生院普遍建制较早,医疗服务项目与县级医院同质化严重。笔者在调研中发现,近年来,乡镇卫生院的医疗供给能力虽有所提高,但医疗服务供给量有萎缩的趋向。由于基本药物制度的限制,农村居民住院治疗更倾向到县级医院,如剖腹产手术、骨科骨折手术等。

表4-4 乡镇卫生院的功能和主要任务

<table>
<tr><td rowspan="3">基本功能</td><td>基本标准(必须达到的最低能力标准):
1.提供基本医疗服务
2.提供预防保健服务
3.提供综合性、连续性的健康管理服务</td></tr>
<tr><td>推荐标准(达到良好层次的能力标准):
在达到基本标准设置的基础上,具有辐射一定区域范围的医疗服务能力</td></tr>
<tr><td>卓越标准(达到优秀层次的能力标准):
承担其他基层医疗卫生机构的教学、培训工作</td></tr>
<tr><td rowspan="3">主要任务</td><td>基本标准(必须达到的最低能力标准):
1.提供当地居民常见病、多发病的门诊服务
2.提供适宜技术,安全使用设备和药品
3.提供中医药服务
4.提供基本公共卫生服务及有关重大公共卫生服务
5.提供计划生育技术服务
6.提供转诊服务,接收转诊病人
7.提供一定的急诊急救服务
8.负责村卫生室业务和技术管理</td></tr>
<tr><td>推荐标准(达到良好层次的能力标准):
1.提供住院服务
2.能够开展一级常规手术</td></tr>
<tr><td>卓越标准(达到优秀层次的能力标准):
1.能够开展二级常规手术
2.承担辖区内部分急危重症的诊疗</td></tr>
</table>

表4-5 乡镇卫生院的服务内容列表(以一般乡镇卫生院为对象)

基本医疗服务①		公共卫生服务(按照国家基本公共卫生项目标准,不做赘述)	对村级的技术服务与指导管理
1. 门诊医疗服务(本地区常见病、多发病的咨询、治疗、护理;诊断明确的慢性病治疗)包括:内(儿)科医疗服务;外科医疗服务;妇(产)科医疗服务;全科医疗服务;眼、耳鼻咽喉医疗服务;口腔医疗服务	内科:急性上呼吸道感染,慢性阻塞性肺疾病,支气管哮喘,肺炎,急性单纯性胃炎,急性糜烂性胃炎,尿路感染,原发性高血压,心绞痛,糖尿病,类风湿性关节炎等二十一类 外科:急性乳腺炎和乳腺脓肿,乳腺囊性增生病,乳腺纤维腺瘤,肠梗阻,急性阑尾炎,胆囊炎、胆囊结石,疖,痈等二十八类 骨科:甲沟炎,腱鞘囊肿,急性腰扭伤,腰肌劳损,肱骨外上髁炎,肩关节周围炎,颈椎病等十一类 妇产科:急性盆腔炎,流产等六类 儿科:急性上呼吸道感染,小儿腹泻,流行性腮腺炎,手足口病等五类 有需求的乡镇可选择开设其他诸如耳鼻咽喉科、口腔科等特色科室	1. 城乡居民健康档案管理(建立、更新居民健康档案,为居民提供家庭医生签约服务,并为签约对象提供基本医疗、预约、转诊等服务)	1. 定期开展村医例会及技术培训。主要包括相关医疗法律法规,临床操作技能,各季节常见病、多发病、传染病、慢性病防治及鉴别诊断的理论知识及实操技能,适宜中西医技术,急救(包扎、抢救、搬运等),合理用药等方面的内容

② 按照国家卫健委制定的《乡镇卫生院服务能力标准(2018年版)》中乡镇卫生院医疗服务推荐病种为66种,其中包括内科(26),外科(17),妇产科(7),眼、耳鼻咽喉科(10),口腔科(6)。但是研究资料和调研都发现大多数乡镇卫生院的医疗服务能力高于这一标准,有的医疗服务项目和县医院基本相同,但近年来有些项目停止,有的业务萎缩,主要是和县级以上医院在医疗服务竞争中处于劣势地位,另外分级诊疗的实施也需要县级医院和乡镇卫生院间的服务内容互补而不是互斥。

续表

基本医疗服务		公共卫生服务(按照国家基本公共卫生项目标准,不做赘述)	对村级的技术服务与指导管理
2.急诊急救医疗服务(是指伤、病者发生了危及生命的各种情况后,在院前急救医护人员到达现场前,在乡镇卫生院获得最及时有效的初步医疗救护,是院前急救的重要组成部分和必要延伸)	急诊、院外急救和转送。包括:①常见急危重症患者急诊的社区护理(意识障碍,窒息,抽搐,休克,急性中毒,急腹症,急性创伤等);②心肺脑复苏技术;③应急穿刺技术(环甲膜穿刺或切开技术,应急胸腔穿刺排气,膀胱穿刺术,深静脉穿刺置管术等);④气道开放技术(气道异物处理技术,气管插管技术,咽插管等);⑤外伤止血、包扎、固定、搬运技术;⑥常见社区急性事件处置[犬、猫等动物咬伤、毒虫(蛇)咬伤、关节扭伤、烫烧伤、中暑、溺水等];⑦社区灾害性事件救护与遇险生存(火灾、地震、水灾、灾后心理危机干预)[1]	2.开展健康教育,普及健康知识(提供健康教育资料;设置健教宣传栏;开展公众健康咨询活动;举办健康知识讲座等)	2.对村级卫生机构的药品管理。乡镇卫生院定期到村卫生室盘点药品,检查进药途径,记录药品质量、种类、价格等
3.转诊服务	①对乡镇卫生院设备和技术不能处理的病例,由全科或专科医生负责会诊、转诊;②为县级医院医生提供病人的健康资料,包括病史记录、临床检查资料等;③ 对转诊病人进行电话随访,掌握病人在转诊治疗期间的治疗情况以及病情的发展变化;④病人结束在上级医院的治疗后,要求上级医院提供转诊期间治疗及用药情况,并把病人转回乡镇卫生院,做到双向转诊	3.传染病、地方病、寄生虫病的预防控制及突发公共卫生事件报告和处理	3.绩效考核与激励。各乡镇卫生院和村委会联合负责乡村医生的日常管理和绩效考核工作,每年从村医参加学习培训、履行公共卫生和基本 医疗服务职能、群众满意度等方面对村卫生室进行考核。绩效考核奖金根据考核结果发放

① 参陈雪萍编著的《社区急诊护理》一书,浙江大学出版社,2009.

续表

基本医疗服务		公共卫生服务（按照国家基本公共卫生项目标准，不做赘述）	对村级的技术服务与指导管理
4. 住院治疗服务（一般设置内科、外科、老年、康复等病床，可办理市职工、城乡居民医保住院和非医保患者自费住院服务）[①]	开展与机构人员资质、技术准入、设施设备相适应的住院服务。目前乡镇卫生院住院病种主要包括：①呼吸系统疾病（以急性支气管炎、慢性支气管炎和肺炎等为主）；②泌尿生殖系统疾病（附件炎、盆腔炎、囊肿等）；③消化系统疾病（以胃炎、胆囊炎等为主）；④内分泌系统疾病（糖尿病，2型糖尿病）；⑤循环系统疾病（冠心病、脑梗死、脑出血、风心病和高血压等为主）；⑥妊娠、分娩和产褥期疾病；⑦肌肉骨骼系统（脊柱疾病、关节炎症等）；⑧传染病和寄生虫病；⑨肿瘤；⑩神经系统疾病	4. 妇女、儿童保健服务（儿童预防接种及管理；0～6岁儿童健康管理；孕产妇健康管理）	
5. 疾病恢复期康复和康复医疗服务	①基础康复医疗护理服务：主要为病人或残疾人提供诊断、功能评定、康复治疗、康复护理、家庭康复病床和转诊服务等；②训练指导服务：为需要进行康复训练的病人制订训练计划，传授训练方法，指导使用矫形器和制作简易训练器具，评估训练效果；③心理疏导服务：通过了解、劝说、鼓励和指导等方法，帮助病人树立康复信心，鼓励患者亲友理解、关心病人，支持、配合；④康复用品用具服务：根据病人的需要，提供用品用具的信息，代购、租赁、出借、使用指导等服务	5. 老年人、慢性病等重点人群的保健和康复服务（老年人的生活方式和健康评估、身体检查、健康指导；慢病的分类筛查、随访、干预）	

① 调研结果显示乡镇卫生院的住院人次高于社区卫生服务中心，社区卫生服务中心住院病人中60岁以上的老年人占比较大，而乡镇卫生院住院病人60岁以上老年人占比低于社区，且病种分布较为广泛。

续表

基本医疗服务		公共卫生服务（按照国家基本公共卫生项目标准，不做赘述）	对村级的技术服务与指导管理
6. 检验检查服务（常规检验和心电、超声、X线影像等检查服务）	血常规检查；尿液检查；凝血检查；生化检查；肾脏疾病实验诊断；心脏疾病实验诊断；血脂检测；无机元素测定；羊水及甲胎蛋白测定、前列腺特异性抗原测定、癌胚抗原测定等肿瘤检查等。部分地区乡镇卫生院拥有CT机等乙类设备	6. 提供心理健康指导服务，实施精神病社区管理	
7. 中医药（民族医药）技术服务	①提供基本的中医医疗服务，在门诊、病房、出诊、家庭病床等工作中运用中医理论辨证论治处理社区的常见病、多发病、慢性病；②根据“简、便、验、廉”的原则，运用包括中药、针灸、推拿、火罐、敷帖、刮痧、熏洗、穴位注射、热熨等在内的四种以上的中医药治疗方法；③提供中成药和中药饮片品种数量应当满足开展中医药服务需要	7. 卫生计生监督协管	

（三）社区卫生服务站的基本功能和服务内容

社区卫生服务站是按照国家规定设立的非营利性的基层医疗卫生服务机构，为实现城市社区“15分钟便民服务圈”的就医服务，一般设立在离社区卫生服务中心服务覆盖较远的社区，实行以健康为中心、以家庭为单位、以社区为半径、以需求为导向的服务宗旨。社区卫生服务站接受社区卫生服务中心的管理，类似于社区卫生服务中心的分支机构，社区卫生服务站服务人口一般为0.8万～1万人。社区卫生服务站的规模一般不大，基础设施有限，具备了一些基本测量仪器，如听诊器、血压计、血糖仪器等，一般不设住院床位和手术室。社区服务站是社区卫生服务网络的重要组成部分之一，在社区卫生服务中发挥着预防保健的网底作用，承担着社区卫生服务中心统一管理下延伸的各项医疗服务。在我国现有医疗体制下，完善分级诊疗制度的关键是夯实以社区卫生服务站为基础的初级卫生服务能力[1]。社区卫生服务站的功能和社区卫生服务中心相同，只是在服务范围上有所差异。社区卫生服务站的服务内容如表4-6所示。

表4-6　社区卫生服务站的服务内容列表

基本医疗服务[2]		公共卫生服务（按照国家基本公共卫生项目标准，不做赘述）
1.门诊医疗服务（本地区常见病、多发病的咨询、护理；诊断明确的慢性病治疗）做到“小病不出社区，慢病持续管理，大病提前预警”的健康管理模式	一般常见病、多发病诊疗、护理和诊断明确的慢性病治疗：高血压Ⅱ级，脑动脉供血不足，高血压，脑梗死，上呼吸道感染，骨关节疾病，冠心病，妇科炎症，糖尿病，骨质疏松，骨质增生，脑动脉硬化，胆囊炎，泌尿系感染，慢性胃炎，消化性溃疡，急性上呼吸道感染，慢性支气管炎，前列腺增生，气管支气管炎，急性胃炎，脑卒中，急性支气管炎，皮肤病，高脂血症[3]	1. 城乡居民健康档案管理（建立、更新居民健康档案，为居民提供家庭医生签约服务，并为签约对象提供基本医疗、预约、转诊等服务）

① 张文斌，王钟．村（社区）卫生服务站建设和运行的探索思考[J]．卫生经济研究，2015(12)：22-24.

② 按照国家卫健委制定的《社区卫生服务中心服务能力标准(2018年版)》中社区卫生服务中心医疗服务推荐病种为66种，其中包括内科(26)，外科(17)，妇产科(7)，眼、耳鼻咽喉科(10)，口腔科(6)。本表未按此罗列。

③ 根据对东西中部地区社区卫生服务机构疾病就诊人次的调查结果，加权得出全国就诊人次比例前25位的病种。

续表

基本医疗服务		公共卫生服务（按照国家基本公共卫生项目标准，不做赘述）
2. 社区现场应急救护［社区急救是指伤、病者发生了危及生命的各种情况后，在院前急救医护人员到达现场前，在基层（社区）获得最及时有效的初步医疗救护，是院前急救的重要组成部分和必要延伸。社区医疗服务的作用越来越受到人们的重视，将承担更多的院内医疗服务和社区的急救工作。其中危重症病人的先期救治是否及时到位成了衡量一个社区医疗能力的标准］	急诊、院外急救和转送。包括：①常见急危重症患者急诊的社区护理（意识障碍，窒息，抽搐，休克，急性中毒，急腹症，急性创伤等）；②心肺脑复苏技术；③应急穿刺技术（环甲膜穿刺或切开技术，应急胸腔穿刺排气，膀胱穿刺术，深静脉穿刺置管术等）；④气道开放技术（气道异物处理技术，气管插管技术，咽插管等）；⑤外伤止血、包扎、固定、搬运技术；⑥常见社区急性事件处置［犬、猫等动物咬伤、毒虫（蛇）咬伤、关节扭伤、烫烧伤、中暑、溺水等］；⑦社区灾害性事件救护与遇险生存（火灾、地震、水灾、灾后心理危机干预）①	2. 开展健康教育，普及健康知识（提供健康教育资料；设置健教宣传栏；开展公众健康咨询活动；举办健康知识讲座等）
3. 转诊服务	①对社区医疗站设备和技术不能处理的病例，由社区全科医生负责会诊、转诊；②为上级医院医生提供病人的健康资料，包括病史记录、临床检查资料等；③ 对转诊病人进行电话随访，掌握病人在转诊治疗期间的治疗情况以及病情的发展变化；④病人结束在上级医院的治疗后，要求上级医院提供转诊期间治疗及用药情况，并把病人转回到社区卫生中心，做到双向转诊	3. 传染病、地方病、寄生虫病的预防控制及突发公共卫生事件的报告和处理

①参陈雪萍编著的《社区急诊护理》一书，浙江大学出版社，2009.

续表

基本医疗服务		公共卫生服务（按照国家基本公共卫生项目标准，不做赘述）
4.家庭医疗服务（家庭出诊、家庭护理、家庭病床等）	家庭病床服务包括：①治疗型，诊断明确，需要在家庭进行治疗、护理的患者；②康复型，出院后恢复期仍需继续康复的患者；③舒缓照顾型，包括自然衰老，主要脏器衰竭，生活不能自理者；疾病晚期，需要进行支持疗法的患者；需要姑息治疗和减轻痛苦的晚期癌症患者等	4.妇女、儿童保健服务（儿童预防接种及管理；0~6岁儿童健康管理；孕产妇健康管理）
5.中医药（民族医药）技术服务	①提供基本的中医医疗服务，在门诊、病房、出诊、家庭病床等工作中运用中医理论辨证论治处理社区的常见病、多发病、慢性病；②根据“简、便、验、廉”的原则，运用包括中药、针灸、推拿、火罐、敷帖、刮痧、熏洗、穴位注射、热熨等在内的四种以上的中医药治疗方法；③提供中成药和中药饮片品种数量应当满足开展中医药服务需要	5.老年人、慢性病等重点人群的保健和康复服务（老年人的生活方式和健康评估、身体检查、健康指导；慢病的分类筛查、随访、干预）
		6.提供心理健康指导服务，实施精神病社区管理

（四）村卫生室的基本功能和服务内容

村卫生室是村级的基层医疗卫生机构，是县乡村三级医疗卫生服务体系的重要组成部分，处于农村基层医疗体系的网底位置。村医是我国医疗卫生队伍的重要组成部分，占全国卫生技术人员数量的9.51%[①]。作为广大农村居民的健康“守护人”，直接承担着为农村居民提供基本医疗服务与公共卫生服务的重要任务。新医改以后，国家将以前的村卫生室、村卫生所、个体村医等进行合并，形成了现在的每个行政村有一所标准化

① 国家卫生健康委员会.2019中国卫生健康统计年鉴[M].北京：中国协和医科大学出版社，2019.

的村级医疗机构，统称为村卫生室。村卫生室属于非营利的医疗机构，无论村卫生室的投资主体、所有权和经营权归属如何，国家规定村卫生室必须取得医疗机构执业许可证及相关专业诊疗技术服务准入许可，专业技术人员具有相应的执业资格，村卫生室医生必须具备乡村医生或执业助理医生以上资格，卫生室一律不得租赁、转让、承包给他人。村卫生室必须设立在本村辖区内，每个行政村只设立一个定点卫生室，并接受乡镇卫生院的技术指导和管理。在分级诊疗制度下，村卫生室和乡镇卫生院等基层医疗卫生机构一样，可作为农村居民的首诊提供机构，符合相应资质的村医可以承担家庭医生的职责。由于我国乡村的地理和交通条件，村卫生室作为三级医疗预防保健网的基层组织，是向农村居民提供基本医疗卫生保健的首诊场所，是农村疾病预防与农村居民健康保障的第一道防线，承担传染病疫情报告、计划免疫、妇幼保健、健康教育、常见病、多发病的一般诊治和转诊服务以及一般康复等工作，具体服务内容如表4-7所示。

表4-7　村卫生室的服务内容列表

基本医疗服务①		公共卫生服务（按照国家基本公共卫生项目标准，不做赘述）
1.门诊医疗服务（本地区常见病、多发病的咨询、护理；诊断明确的慢性病治疗）做到“小病不出社区，慢病持续管理，大病提前预警”的健康管理模式，村卫生室可设预防保健科、全科医疗科和中医科（民族医学科）	一般常见病、多发病诊疗、护理和诊断明确的慢性病治疗：高血压Ⅱ级，脑动脉供血不足，高血压，脑梗死，上呼吸道感染，骨关节疾病，冠心病，妇科炎症，糖尿病，骨质疏松，骨质增生，脑动脉硬化，胆囊炎，泌尿系感染，慢性胃炎，消化性溃疡，急性上呼吸道感染，慢性支气管炎，前列腺增生，气管支气管炎，急性胃炎，脑卒中，急性支气管炎，皮肤病，高脂血症②	1.农村居民健康档案管理（以妇女、儿童、老年人、残疾人、慢性病人等人群为重点，在自愿的基础上，为辖区常住人口建立统一、规范的居民健康档案。健康档案主要信息包括居民基本信息、主要健康问题及卫生服务记录）

①按照国家卫健委制定的《社区卫生服务中心服务能力标准（2018年版）》中社区卫生服务中心医疗服务推荐病种为66种，其中包括内科（26），外科（17），妇产科（7），眼、耳鼻咽喉科（10），口腔科（6）。本表未按此罗列。

②根据对东西中部地区社区卫生服务机构疾病就诊人次的调查结果，加权得出全国就诊人次比例前25位的病种。

续表

基本医疗服务		公共卫生服务（按照国家基本公共卫生项目标准，不做赘述）
2. 村卫生室应急救护［是指伤、病者发生了危及生命的各种情况后，在院前急救医护人员到达现场前，在基层获得最及时有效的初步医疗救护，是院前急救的重要组成部分和必要延伸。村卫生室医疗服务的作用越来越受到人们的重视，将承担更多的行政村内医疗服务和急救工作。其中危重症病人的先期救治是否及时到位成了衡量一个社区医疗能力的标准］	现场初级急救和转送。包括：①常见急危重症患者急诊的初级护理（意识障碍、窒息、抽搐、休克、急性中毒、急腹症、急性创伤等）；②心肺复苏技术；③外伤止血、包扎、固定、搬运技术；④气道开放技术（气道异物处理技术；⑤常见农村急性事件处置［犬、猫等动物咬伤、毒虫（蛇）咬伤、关节扭伤、烫烧伤、中暑、溺水等］	2. 开展健康教育，普及健康知识（提供健康教育资料；设置健康教育宣传栏；开展公众健康咨询活动）
3. 转诊服务	①对村卫生室设备和技术不能处理的病例，由村医负责会诊、转诊；②为上级医院医生提供病人的健康资料，包括病史记录、临床检查资料等；③ 对转诊病人进行电话随访，掌握病人在转诊治疗期间的治疗情况以及病情的发展变化	3. 传染病、地方病、寄生虫病的预防控制及突发公共卫生事件的报告和处理

续表

<table>
<tr><th colspan="2">基本医疗服务</th><th>公共卫生服务（按照国家基本公共卫生项目标准，不做赘述）</th></tr>
<tr><td>4.家庭医疗服务（家庭出诊、家庭护理、家庭病床等）</td><td>家庭病床服务包括：①治疗型，诊断明确，需要在家庭进行治疗、护理的患者；②康复型，出院后恢复期仍需继续康复的患者；③舒缓照顾型，包括自然衰老，主要脏器衰竭，生活不能自理者；疾病晚期，需要进行支持疗法的患者；需要姑息治疗和减轻痛苦的晚期癌症患者等</td><td>4.妇女、儿童保健服务（儿童预防接种及管理；0～6岁儿童健康管理；孕产妇健康管理）</td></tr>
<tr><td rowspan="2">5.中医药（民族医药）技术服务</td><td rowspan="2">①提供基本的中医医疗服务，在门诊、病房、出诊、家庭病床等工作中运用中医理论辨证论治处理行政村内的常见病、多发病、慢性病；② 根据“简、便、验、廉”的原则，运用包括中药、针灸、推拿、火罐、敷贴、刮痧、熏洗、穴位注射、热熨等在内的四种以上的中医药治疗方法；③提供中成药和中药饮片品种数量应当满足开展中医药服务需要</td><td>5.老年人、慢性病等重点人群的保健和康复服务（老年人的生活方式和健康评估、身体检查、健康指导；慢病的分类筛查、随访、干预）</td></tr>
<tr><td>6.提供心理健康指导服务，实施精神病社区管理</td></tr>
</table>

（五）诊所[①]的功能定位

诊所又称为医疗所、诊疗所，一般是指私人医生开设的诊治病人的场所，是一种古老的医疗机构。目前，基层医疗卫生机构主要由社区卫生

①关于门诊和诊所在本文中的论述：门诊和诊所在我国都属于基层医疗卫生机构，是我国公立医疗卫生体系的重要补充。门诊在我国医疗机构许可中找不到这个名称，但有的地方存在这种医疗组织，一般要求必须有两个以上的注册医生，要有药房设置，其资质介于诊所和门诊部之间。由于门诊实际数量远远低于诊所，所以本文对门诊不做分析。

服务站（中心）、村卫生室、门诊、诊所等组成。从经营主体属性来看，诊所属于私营机构。自2009年新一轮医疗改革以来，全科医生的总体数量不足，原有的公立医院资源无法满足市场需求，因此，政府大力倡导社会力量参与基层医疗服务能力建设，缓解基层医疗的压力，鼓励社会资本及医生个体建立诊所，逐步放宽了诊所的市场准入。在这种政策利好的大环境下，诊所如雨后春笋。2017年5月，《国务院办公厅关于支持社会力量提供多层次多样化医疗服务的意见》（国办发〔2017〕44号）指出，作为提高基层医疗水平、推进分级诊疗的重要举措，让更多医生“创业”开诊所，将为群众多层次、多样化医疗服务需求提供帮助，截至2019年6月底，全国诊所数量达到23.5万个[①]。2019年4月，《国家卫健委、发展改革委、财政部、人力资源社会保障部、医保局关于印发开展促进诊所发展试点意见的通知》（国卫医发〔2019〕39号）（以下简称《意见》）提出，“落实新形势下卫生与健康工作方针，充分发挥政府和市场作用，改革完善诊所政策，提升诊所医疗服务质量，形成多元办医格局，推动建立优质高效的医疗卫生服务体系”的指导思想。在“优化诊所执业许可政策、提高诊所医疗服务质量、加强行业监管”等方面提出了新的要求和措施。《意见》对我国诊所的定位更加清晰，是“公立基层医疗服务体系的重要补充”，诊所提供的服务内容主要是“提供常见病、多发病诊疗服务和家庭医生签约服务”。和由政府举办的社区卫生服务站（中心）、乡镇卫生院等“国家队”相比，以个体或民营资本为主体的诊所能够生存与发展在于它的重要价值：第一，诊所有其存在的市场土壤，少数诊所锁定高端客户，诊所服务私密化、贴身化、及时化，大部分诊所针对普通民众，相较政府办基层医疗卫生机构，其服务价格的优势、服务的便捷性、及时性（比如24小时接诊）以及依靠可靠的技术水平和服务质量获得顾客资源，形成独特的比公立医疗机构更加柔性的服务模式；第二，诊所作为公立基层医疗卫生机构外的必要补充，能够在基层医疗领域展开适度的竞争，使社会办医资源充分融合与互补，有利于国家构建一个成熟的医疗服务社会化供给体系，有利于医疗服

---

① 2019年中国诊所行业受益于政策利好诊所数量不断增长[EB/OL].(2019-12-04)[2020-04-29].http://free.chinabaogao.com/yiyao/201912/1244B2212019.html.

务行业的健康发展;第三,随着公立医院编制改革,医生去编制化的不断落实与深入,一部分医疗服务人员将走向社会,诊所是医技人员的疏散通路,可以降低编制改革的摩擦成本。政府鼓励诊所的发展,催生出更多愿意独立行医的医生,将更多的医生导向基层,可以增加医疗服务可及性,提高基层医疗服务能力,一举多得,也是诊所作用重要性的体现。政府如果将诊所纳入分级诊疗体系,诊所医生可以作为家庭签约医生,城乡居民将有更多选择,这无疑是提高基层医疗服务效率,提升民众满意率的有力抓手。当前,诊所的医疗服务内容与村卫生室基本类似,在此不再罗列。

第三节　分级诊疗制度下基层医疗卫生机构服务能力的标准与评价

一直以来,全国基层医疗卫生机构的服务能力没有统一的标准,大多数社区卫生服务站(中心)和乡镇卫生院、村卫生室主要参照《医疗机构基本标准》进行设置,随着分级诊疗制度的推进,这种设置标准已然落后。随着2018年“优质服务基层行”活动的开展和落实,国家卫生健康委办公厅以附件的形式公布了《乡镇卫生院服务能力标准(2018年版)》和《社区卫生服务中心服务能力标准(2018年版)》。这两个标准是在前一阶段建设基层医疗卫生机构活动所积累的经验,根据分级诊疗制度建设的要求,形成了未来一段时期基层医疗卫生机构的服务能力建设标准,并通过基本标准和推荐标准这两个等级,将基层医疗卫生机构的服务能力建设加以区分,全国的基层医疗卫生机构建设基本上按照标准进一步规范,其功能定位更加准确,全面提升后的基层卫生系统将更有能力为城乡群众提供家门口的医疗服务。

一、分级诊疗制度下基层医疗卫生机构的服务能力标准

我国当下的医疗服务体系,向上集聚过重,如何分散医疗资源,并将其下沉至基层,以提高医疗服务效率效果,这还是个问题。分级诊疗旨在破除无序就诊的诊疗行为和就医理念,形成“首诊在基层、小病进社区、大病到医院、康复回社区”的就医新格局。根据大量的文献分析,居民就医选择的主要影响因素有十几项,但是所有研究都显示患者对诊疗水平的关注始终排在首位。而费用因素并非主要影响因素,依靠医保报销比例差额等经济杠杆促进分级诊疗的效果可能并不明显,而重视基层诊疗质量的干预手段会取得更好效果。基层医疗卫生机构服务能力和水平的不足是大多数民众仍然对其缺乏信任的重要原因。基层医疗卫生机构的医疗服务能力标准是建立完善分级诊疗制度的基础和前提。医疗服务能力是以病人群体为主要服务对象，以医学技术、设备、医院环境为基础服务手段，能够提供实际医疗服务的最大程度。医疗服务能力包含的主要要素有医院资源配置、技术人员、工作效率与效果、医疗诊治能力与医疗技术水平等。本部分内容以国家卫健委公布的《乡镇卫生院服务能力标准(2018年版)》和《社区卫生服务中心服务能力标准(2018年版)》为蓝本，在此基础上探讨分级诊疗制度下的基层医疗服务能力建设标准。

(一)社区卫生服务中心服务能力标准

社区卫生服务中心基本的功能是为社区居民提供基本医疗服务、预防保健服务和综合性、连续性的健康管理服务。具有较强服务能力的社区卫生服务中心具有辐射一定区域范围的医疗服务能力并承担其他基层医疗卫生机构的教学、培训工作。其服务能力标准从资源配置、基本医疗、业务管理和综合管理四个层面来描述。

1.资源配置

(1)科室设置

临床科室	基本标准(必须达到的最低能力标准): 设置全科诊室、中医诊室、康复治疗室、抢救室、预检分诊室(台)
	推荐标准(达到良好层次的能力标准): 在达到基本标准设置的基础上,能够设置口腔科、康复科、中医综合服务区
	卓越标准(达到优秀层次的能力标准): 在达到推荐标准设置的基础上,增设有一定的医疗服务辐射能力的特色科室
医技及其他科室	基本标准(必须达到的最低能力标准): 设置药房、检验科、放射科、B 超室、心电图室(B 超与心电图室可合并设立)、健康信息管理室、消毒供应室(可依托有资质的第三方机构)
	推荐标准(达到良好层次的能力标准): 在达到基本标准设置的基础上,设置中药房
	卓越标准(达到优秀层次的能力标准): 在达到推荐标准设置的基础上,承担教学任务的机构,配置操作实训室
公共卫生科(预防保健科)室	基本标准(必须达到的最低能力标准): 设置预防接种室、预防接种留观室、儿童保健室、妇女保健(计划生育指导)室、健康教育室等
	推荐标准(达到良好层次的能力标准): 在达到基本标准设置的基础上,设置听力筛查、智力筛查室;预防接种门诊达到当地规范化门诊建设标准
	卓越标准(达到优秀层次的能力标准): 1.增设心理咨询室、健康小屋、预防保健特色科室等 2.预防接种门诊达到数字化门诊建设标准
职能科室	基本标准(必须达到的最低能力标准): 设有院办、党办、医务、护理、财务、病案管理、信息、院感、医保结算、后勤管理等专(兼)职岗位
	推荐标准(达到良好层次的能力标准): 至少设立 3 个以下职能科室:院办、党办、医务、护理、财务、病案管理、信息、院感、医保结算、后勤管理等
	卓越标准(达到优秀层次的能力标准): 独立设立病案管理科、院感科

（2）设施设备

业务用房面积	基本标准（必须达到的最低能力标准）： 按服务人口数量业务用房面积达标：1400平方米/3万～5万人口、1700平方米/5万～7万人口、2000平方米/7万～10万人口
	推荐标准（达到良好层次的能力标准）： 设有病床的社区卫生服务中心按照相关要求增加建筑面积 1～50张床位，每增设1张床位，建筑面积至少增加25平方米
	卓越标准（达到优秀层次的能力标准）： 50张床位以上，每增设1张床位，建筑面积至少增加30平方米
床位设置★（医疗服务能力较强的社区卫生服务中心增设的推荐条款）	基本标准（必须达到的最低能力标准）： 根据服务范围和人口合理配置，至少设日间观察床5张
	推荐标准（达到良好层次的能力标准）： 实际开放床位20～50张（含）；根据需要合理设置家庭病床
	卓越标准（达到优秀层次的能力标准）： 实际开放床位50张及以上
设备配置	基本标准（必须达到的最低能力标准）：① 诊疗设备：诊断床、听诊器、血压计、体温计、观片灯、体重身高计、出诊箱、治疗推车、供氧设备、电动吸引器、简易手术设备、可调式输液椅、手推式抢救车及抢救设备、脉枕、针灸器具、火罐； 辅助检查设备：心电图机、B超、显微镜、离心机、血球计数仪、尿常规分析仪、生化分析仪、血糖仪、电冰箱、恒温箱、药品柜、中药饮片调剂设备、高压蒸汽消毒器等必要的消毒灭菌设施； 预防保健设备：妇科检查床、妇科常规检查设备、身长（高）和体重测查设备、听（视）力测查工具、电冰箱、疫苗标牌、紫外线灯、冷藏包、运动治疗和功能测评类等基本康复训练和理疗设备； 健康教育及其他设备：健康教育影像设备、计算机及打印设备、电话等通信设备，健康档案、医疗保险信息管理与费用结算有关设备等
	推荐标准（达到良好层次的能力标准）： 在达到基本标准设置的基础上，DR、彩超、全自动生化分析仪、血凝仪、十二导联心电图机、心电监测仪、远程心电监测；配备一定数量基于信息化的便携式出诊设备和出诊交通工具
	卓越标准（达到优秀层次的能力标准）： 在达到推荐标准设置的基础上，空气消毒机、呼吸机、动态心电监测仪、动态血压监测仪等设备仪器

①参照《关于印发城市社区卫生服务中心、站基本标准的通知》（卫医发〔2006〕240号）要求配备相关设备。

续表

公共设施	基本标准(必须达到的最低能力标准): 卫生厕所;无障碍设施符合相关标准要求;门诊诊室、治疗室、多人病房等区域为服务对象提供必要的私密性保护措施;在需要警示的地方有明显的警示标志
	推荐标准(达到良好层次的能力标准): 在达到基本标准设置的基础上,厕所达到无害化标准;候诊椅数量配备适宜,舒适度较好;有必要的采暖、制冷设备
	卓越标准(达到优秀层次的能力标准): 在达到推荐标准设置的基础上,配备使用自助查询、自助挂号、自助打印化验结果报告设备,使用门诊叫号系统

(3)人员配备

人员配备	基本标准(必须达到的最低能力标准): 至少有6名执业范围为全科医学专业的临床类别、中医类别执业医师,9名注册护士;至少有1名副高级以上任职资格的执业医师;至少有1名中级以上任职资格的中医类别执业医师;至少有1名公共卫生执业医师;每名执业医师至少配备1名注册护士,其中至少具有1名中级以上任职资格的注册护士;设病床的,每5张病床至少增加配备1名执业医师、1名注册护士。卫生技术人员数不低于单位职工总数的80%
	推荐标准(达到良好层次的能力标准): 大专及以上学历卫生技术人员比例50%以上;辖区内每万名服务人口注册全科医师数不少于2人
	卓越标准(达到优秀层次的能力标准): 大专及以上学历卫生技术人员比例达到80%以上;执业(助理)医师中本科及以上学历人员比例达到70%以上;中级职称及以上卫生技术人员比例达到35%,至少有1名正高级职称医师;辖区内每万名服务人口注册全科医师数不少于3人

2.基本医疗服务

(1)服务方式

门急诊服务	基本标准(必须达到的最低能力标准): 1.门、急诊布局科学、合理,流程有序、连贯、便捷 2.患者就诊方便,有导诊指示线路图,诊室标志清楚,设施设置人性化 3.能提供一般常见病、多发病诊治和慢性病管理 4.急诊服务区域标志醒目 5.基本急救设备配置和药品配备符合国家相关规定,且运行状况好

续表

门急诊服务	推荐标准(达到良好层次的能力标准): 在达到基本标准设置的基础上 1.设立咨询服务台、候诊区,开展导诊、分诊服务,提供轮椅、担架等便民设施 2.能实现挂号、收费、医保结算等一站式服务 3.在挂号、检验、药房、收费等窗口有针对抢救患者的优先措施 4.有急诊登记资料,能够对患者的来源、去向及急救全过程进行追溯
	卓越标准(达到优秀层次的能力标准): 在达到推荐标准设置的基础上 1.有缩短患者等候时间的措施 2.独立设置急诊科 3.职能部门对门急诊管理工作有分析评价,持续改进门急诊工作质量
住院服务★(医疗服务能力较强的社区卫生服务中心增设的推荐条款)	基本标准(必须达到的最低能力标准): 1.能提供常见病、多发病的住院诊疗 2.执行留观、入院、出院、转院制度,并有相应的服务流程
	推荐标准(达到良好层次的能力标准): 在达到基本标准设置的基础上 1.能为患者入院、出院、转院提供指导和各种便民措施 2.有部门负责协调双向转诊,并有专(兼)职人员负责转诊和出院病人随访
	卓越标准(达到优秀层次的能力标准): 在达到推荐标准设置的基础上 1.能提供临终关怀等服务 2.职能部门对住院诊疗情况有分析评价,持续改进住院诊疗工作质量
家庭医生签约服务	基本标准(必须达到的最低能力标准): 1.合理组建家庭医生签约服务团队 2.明确划分家庭医生服务责任区域 3.明确签约服务包的内容(包含中医药服务) 4.签订服务协议 5.按照协议提供服务

续表

家庭医生签约服务	推荐标准(达到良好层次的能力标准): 在达到基本标准设置的基础上 1.签约服务覆盖率达到30%以上 2.重点人群签约服务覆盖率达到60%以上 3.签约居民续约率达到70%以上 4.每个签约服务团队服务人口不超过2000人 5.以需求为导向,针对不同人群提供相应的个性化服务 6.每个家庭医生团队都有能够提供中医药服务的医师
	卓越标准(达到优秀层次的能力标准): 在达到推荐标准设置的基础上,签约居民续约率达到80%以上
转诊服务	基本标准(必须达到的最低能力标准): 1.至少有1家相对固定的转诊医院,签订双向转诊协议 2.有转诊记录可查 3.建立双向转诊制度并落实 4.接收上级医院下转的疾病恢复期病人
	推荐标准(达到良好层次的能力标准): 在达到基本标准设置的基础上 1.转诊机构之间有转诊信息反馈机制 2.能提供上级医院预约挂号服务 3.有转诊信息系统
	卓越标准(达到优秀层次的能力标准): 在达到推荐标准设置的基础上,能提供上级医院预约检查、预约住院服务
远程医疗服务★(医疗服务能力较强的社区卫生服务中心增设的推荐条款)	基本标准(必须达到的最低能力标准): 1.建立远程医疗协作网络 2.配备远程医疗的设施设备,能开展远程医疗服务 3.有专(兼)职人员负责远程医疗服务
	推荐标准(达到良好层次的能力标准): 在达到基本标准设置的基础上 1.不断完善和及时改进设施设备、信息技术 2.通信网络和诊疗装置维护完好,能接受上级医院提供的远程医疗服务 3.能开展远程教学、远程培训等服务

续表

远程医疗服务★(医疗服务能力较强的社区卫生服务中心增设的推荐条款)	卓越标准(达到优秀层次的能力标准): 在达到推荐标准设置的基础上,相关职能部门定期进行评价,有记录,对存在的问题有改进措施及成效评价
出诊服务★(医疗服务能力较强的社区卫生服务中心增设的推荐条款)	基本标准(必须达到的最低能力标准): 制定有出诊服务标准或规范
	推荐标准(达到良好层次的能力标准): 在达到基本标准设置的基础上,针对居民健康状况和需求,提供不同类型的出诊服务,有记录
	卓越标准(达到优秀层次的能力标准): 在达到推荐标准设置的基础上,定期对出诊服务情况进行总结分析,持续改进

(2)服务内容和水平

病种	基本标准(必须达到的最低能力标准): 至少能够识别和初步诊治50种常见病、多发病
	推荐标准(达到良好层次的能力标准): 在达到基本标准设置的基础上 1. 至少能够识别和初步诊治60种(含C中50种)常见病、多发病 2. 近3年累计收治住院病种不低于10种
	卓越标准(达到优秀层次的能力标准): 在达到推荐标准设置的基础上,至少能够识别和初步诊治100种常见病、多发病
急诊急救服务	基本标准(必须达到的最低能力标准): 1. 提供急诊服务,具备急救能力,能对循环系统、呼吸系统急危重症患者和肾功能衰竭、急性中毒、休克及一般急危重症患者做出初步诊断和急救处理 2. 医务人员应掌握心肺复苏术、电除颤;能够开展清创、缝合、止血、包扎、简易骨折固定(如夹板外固定等)等急救措施 3. 急救药品配备齐全,定期更新(确保在有效期内),急救物品完好率100% 4. 每年至少组织1次急救演练

续表

急诊急救服务	推荐标准(达到良好层次的能力标准): 在达到基本标准设置的基础上,对急性创伤、急性心肌梗死、急性脑卒中、急性颅脑损伤等重点病种具备初步识别与处理能力,对急诊服务流程与服务时限有明文规定,并且在技术、设施方面尽力提供支持
	卓越标准(达到优秀层次的能力标准): 在达到推荐标准设置的基础上 1.建立多学科协作机制,明确相关部门责任,各司其职,确保患者能够获得连贯、及时、有效的救治 2.医务人员急诊诊疗情况有登记与分析评价,对存在的问题与缺陷有改进措施,持续改进急诊服务有成效 3.掌握胸腔穿刺术、环甲膜穿刺术等技术
全科医疗服务	基本标准(必须达到的最低能力标准): 1.开展一般常见病、多发病的临床诊疗服务和连续的健康管理服务 2.能进行腹痛、腹泻、发热、贫血、咳嗽等常见症状的初步鉴别诊断 3.对诊断明确的高血压、2 型糖尿病等慢性病提供健康管理服务
	推荐标准(达到良好层次的能力标准): 在达到基本标准设置的基础上 1.对诊断明确的冠状动脉粥样硬化性心脏病、脑卒中康复期、晚期肿瘤、慢性肾功能衰竭等疾病,能提供健康管理服务 2.能完成外科止血、缝合、包扎、骨折固定、转运等处理 3.提供儿童常见疾病诊疗服务
	卓越标准(达到优秀层次的能力标准): 在达到推荐标准设置的基础上 1.定期对服务质量进行分析并持续改进 2.提供眼、耳鼻喉、烧伤等其他临床专科服务
中医医疗服务	基本标准(必须达到的最低能力标准): 1.有中医门诊,诊室具有中医文化氛围 2.有具备资质的中医师 3.能辨证施治内、外、妇、儿科的常见病和多发病
	推荐标准(达到良好层次的能力标准): 在达到基本标准设置的基础上 1.提供合格的中药饮片,并提供代煎服务 2.能够规范开展 6 类以上中医药技术方法,开展 2 种以上慢性病(高血压、2 型糖尿病等)中医药养生保健服务 3.对重点人群和慢性病患者进行中医药健康管理

续表

<table>
<tr><td>中医医疗服务</td><td>卓越标准(达到优秀层次的能力标准):
在达到推荐标准设置的基础上
1.能够积极运用中医治未病理论和方法,提供中医药养生保健服务。
2.定期进行医疗质量分析和持续改进</td></tr>
<tr><td rowspan="3">口腔医疗服务★(医疗服务能力较强的社区卫生服务中心增设的推荐条款)</td><td>基本标准(必须达到的最低能力标准):
1.能对口腔科常见疾病进行识别和初步诊治
2.能提供口腔预防适宜技术服务
3.对口腔服务工作有记录</td></tr>
<tr><td>推荐标准(达到良好层次的能力标准):
在达到基本标准设置的基础上,能提供复杂牙拔除术、正畸修复等技术服务</td></tr>
<tr><td>卓越标准(达到优秀层次的能力标准):
在达到推荐标准设置的基础上,定期进行口腔医疗质量数据分析和持续改进</td></tr>
<tr><td rowspan="3">康复医疗服务★(医疗服务能力较强的社区卫生服务中心增设的推荐条款)</td><td>基本标准(必须达到的最低能力标准):
1.从事康复治疗的医务人员接受过康复专业培训
2.从事康复治疗的医师对每个康复患者有明确诊断与功能评估并制订康复治疗计划
3.能开展红外线治疗,低频脉冲电治疗,中频脉冲电治疗,中医药治疗超短波治疗,微波治疗,超声波治疗,牵引
4.有针对康复病人预防二次伤害的预案</td></tr>
<tr><td>推荐标准(达到良好层次的能力标准):
在达到基本标准设置的基础上
1.能开展关节松动训练、引导式教育训练、作业疗法等服务
2.康复治疗计划(含中医药服务)由康复医师(中医师)、治疗师、护士、病人及家属、授权委托人共同落实</td></tr>
<tr><td>卓越标准(达到优秀层次的能力标准):
在达到推荐标准设置的基础上
1.能开展认知知觉功能障碍训练、运动疗法等
2.对转入社区及家庭的患者提供转诊后连续的康复训练指导
3.科室对康复计划落实情况有自查、评价,有改进措施</td></tr>
</table>

(3)检验检查服务

检验项目	基本标准(必须达到的最低能力标准): 开展血常规、尿常规、便常规、肝功能、肾功能、血脂、血清电解质、血糖检测、ABO 红细胞定型、ABO 血型鉴定等检验项目(可依托第三方)
	推荐标准(达到良好层次的能力标准): 在达到基本标准设置的基础上,开展凝血功能、糖化血红蛋白、淀粉酶检测、乙型肝炎血清标志物、艾滋、梅毒抗体检测(初筛)、Rh 血型鉴定等
	卓越标准(达到优秀层次的能力标准): 在达到推荐标准设置的基础上 1.开展心肌损伤标志物、肿瘤标志物、血气分析、微生物等检测 2.对中心临床诊疗临时需要,而不能提供的特殊检验项目,可委托上级医院或第三方检测中心等单位提供服务,或机构联合开展服务,但应签署机构之间的委托服务协议,必须有室内质控与室间质评,以及结果回报时限等保证条款 3.根据临床科室需求,经论证后及时推出新项目
检查项目	基本标准(必须达到的最低能力标准): 1.开展胸部透视、腹部透视、CR 摄片、心电图、B 超检查 2.检查设施设备配备符合相关要求,检查项目与临床工作相适应
	推荐标准(达到良好层次的能力标准): 在达到基本标准设置的基础上 1.开展 DR 摄片、彩超 2.开展心电监测等
	卓越标准(达到优秀层次的能力标准): 在达到推荐标准设置的基础上,开展远程心电监测、动态心电监测、动态血压监测等

(4)服务效果

服务效率	基本标准(必须达到的最低能力标准): 1.每年至少开展 1 次服务效率总结分析,并有记录 2.对诊疗效率有针对措施
	推荐标准(达到良好层次的能力标准): 在达到基本标准设置的基础上 1.医师日均担负诊疗人次不低于 16 人次。 2.辖区居民年平均就诊人次数不低于 1 人次

续表

服务效率	卓越标准(达到优秀层次的能力标准): 在达到推荐标准设置的基础上 1.医师日均担负诊疗人次不低于 20 人次 2.辖区居民年平均就诊人次不低于 2 人次
满意度	基本标准(必须达到的最低能力标准): 1.定期开展居民满意度调查,包括对机构环境、服务质量、服务态度、服务项目、服务时间等的满意度 2.定期开展职工满意度调查,包括工作环境、绩效分配方案、工作量等
	推荐标准(达到良好层次的能力标准): 在达到基本标准设置的基础上 1.有提高职工和居民满意度的具体措施 2.职工满意度不低于 80% 3.居民满意度不低于 80%
	卓越标准(达到优秀层次的能力标准): 在达到推荐标准设置的基础上 1.职工满意度不低于 90% 2.居民满意度不低于 90%

3.业务管理能力

(1)执业与诊疗规范管理

执业管理	基本标准(必须达到的最低能力标准): 1.执行医疗技术准入及监督管理相关制度 2.执行卫生技术人员执业资格审核与执业准入相关规定
	推荐标准(达到良好层次的能力标准): 在达到基本标准设置的基础上 1.在机构醒目位置公布诊疗科目、诊疗时间和收费标准,接受社会与公众监督 2.职能科室对全院卫生技术人员执业监管有记录
	卓越标准(达到优秀层次的能力标准): 在达到推荐标准设置的基础上,对科室诊疗活动进行全程管理,发现问题,及时整改
规范诊疗	基本标准(必须达到的最低能力标准): 1.社区卫生服务中心及其医务人员应当遵循临床诊疗指南、临床技术操作规范、行业标准和临床路径等有关要求开展诊疗工作 2.定期对相关人员进行培训、考核,知识更新及时

续表

规范诊疗	推荐标准(达到良好层次的能力标准): 在达到基本标准设置的基础上 1.设立专门职能科室,有专人负责管理和考核 2.根据医学发展和本院实际,及时补充完善诊疗规范
	卓越标准(达到优秀层次的能力标准): 在达到推荐标准设置的基础上,相关职能部门履行监管职责,定期评价、分析和反馈,持续改进

(2)医疗质量与安全

医疗质量管理体系	基本标准(必须达到的最低能力标准): 1.成立医疗质量管理组织,有社区卫生服务中心医疗质量管理组织架构图,中心主任为第一责任人 2.有科室质量与安全管理小组,科主任为第一责任人 3.有科室质量与安全管理制度、工作计划和工作记录
	推荐标准(达到良好层次的能力标准): 在达到基本标准设置的基础上 1.对科室质量与安全指标进行资料收集和分析 2.对科室质量与安全进行定期检查,提出改进措施并落实
	卓越标准(达到优秀层次的能力标准): 职能部门对质量管理工作进行定期考核,持续改进医疗质量管理水平,数据分析质控有效
医疗质量管理制度	基本标准(必须达到的最低能力标准): 1.有完善的质量管理规章制度,并有明确的核心制度 2.有持续改进实施方案及配套制度、考核标准和质量指标 3.有医疗质量管理的考核体系和管理流程 4.有机构及科室的相关培训制度,医务人员掌握并遵循本岗位相关制度
	推荐标准(达到良好层次的能力标准): 在达到基本标准设置的基础上 1.各项医疗质量管理制度,重点是核心制度,能覆盖机构医疗全过程 2.利用多种形式对医疗质量控制结果及成效进行反馈通报
	卓越标准(达到优秀层次的能力标准): 1.定期修订和及时更新制度 2.对方案执行、制度落实有监督、检查分析、总结、反馈及改进措施,医疗质量持续改进效果明显

续表

住院诊疗质量管理★（医疗服务能力较强的社区卫生服务中心增设的推荐条款）	基本标准(必须达到的最低能力标准): 1.住院诊疗活动的医疗质量管理在科主任领导下完成,实行分级管理 2.卫生技术人员有明确的岗位职责与技能要求
	推荐标准(达到良好层次的能力标准): 在达到基本标准设置的基础上,有院科两级的诊疗质量监督管理,对存在问题及时反馈
	卓越标准(达到优秀层次的能力标准): 持续改进住院诊疗质量,确保医疗质量与安全
首诊负责制度	基本标准(必须达到的最低能力标准): 1.建立首诊负责制度,有首诊处理流程 2.制定转科、转院程序和流程
	推荐标准(达到良好层次的能力标准): 在达到基本标准设置的基础上 1.各科医务人员应知晓和掌握首诊负责制度和处理流程 2.首诊负责制在日常工作中得到完全落实
	卓越标准(达到优秀层次的能力标准): 职能部门履行监管职责,对落实情况有评价,持续改进
放射或医学影像管理	基本标准(必须达到的最低能力标准): 1.通过医疗机构执业诊疗科目许可登记,取得放射诊疗许可证并在校验期内,工作场所符合《职业病防治法》《放射诊疗管理规定》 2.提供医学影像服务项目与中心功能任务一致,能满足临床需要 3.有明确的服务项目、时限规定并公示,普通项目当日完成检查并出具报告 4.诊断报告书写规范、审核制度与流程健全合理(如无执业医师审核报告,可开展远程影像诊断审核流程)
	推荐标准(达到良好层次的能力标准): 在达到基本标准设置的基础上 1.各类影像检查统一编码,实现患者一人一个唯一编码管理 2.科室每月对诊断报告质量进行检查,总结分析,落实改进措施
	卓越标准(达到优秀层次的能力标准): 1.医生工作站可以调阅,至少可实现近1年在线查询 2.有针对对比剂过敏反应的培训和演练记录,并记录过敏反应的不良事件

续表

临床检验管理	基本标准(必须达到的最低能力标准): 1.按照《医疗机构临床实验室管理办法》的要求,实验室集中设置,统一管理 2.有实验室安全管理制度和流程 3.检验科质量控制相关制度以及实验室生物安全管理制度健全 4.检验报告单格式规范、统一,有书写制度
	推荐标准(达到良好层次的能力标准): 在达到基本标准设置的基础上 1.开展安全制度与流程管理培训,相关人员知晓本岗位的履职要求 2.能定期开展室内质控和室间质评工作 3.科室有专门人员定期自查、反馈、整改,每年至少一次向临床科室征求对项目的合理性意见
	卓越标准(达到优秀层次的能力标准): 1.微生物检验项目对医院感染控制及合理用药提供充分支持 2.有职能部门监督检查,落实整改措施,持续改进
医疗文书书写管理	基本标准(必须达到的最低能力标准): 1.有医疗文书书写相关的管理制度 2.医务人员知晓病历书写基本规范管理制度 3.医疗文书书写符合《病历书写基本规范》《处方管理办法》等相关规定 4.规范填写居民健康档案,符合《国家基本公共卫生服务规范》要求
	推荐标准(达到良好层次的能力标准): 在达到基本标准设置的基础上,定期开展病历展评,将病历质量评价结果用于临床医师技能考核,并有反馈
	卓越标准(达到优秀层次的能力标准): 医疗文书书写合格率不低于90%
中医管理	基本标准(必须达到的最低能力标准): 1.有中医科的工作制度、岗位职责及体现中医特色的诊疗规范,并落实 2.根据中医特色,开展中医药人员培训与教育活动,并有相关记录 3.相关人员知晓上述制度、本岗位职责及诊疗规范 4.按中医病历书写规范书写医疗文书
	推荐标准(达到良好层次的能力标准): 在达到基本标准设置的基础上,科室内定期自查、评估、分析、整改
	卓越标准(达到优秀层次的能力标准): 职能部门履行监管职责、定期评价、分析、反馈,质量持续改进有成效

续表

康复管理 ★（医疗服务能力较强的社区卫生服务中心增设的推荐条款）	基本标准（必须达到的最低能力标准）： 1.有规范的康复治疗工作制度、诊疗规范与操作规程 2.有康复科（室）管理制度和相关规定 3.有康复医学专业人员和专业设备 4.有具备康复资质的治疗师、护士及其他技术人员实施康复治疗和训练
	推荐标准（达到良好层次的能力标准）： 在达到基本标准设置的基础上 1.对转入社区及家庭的患者提供转诊后康复训练指导，保障康复训练的连续性 2.科室对落实情况有自查、评价、分析、反馈、整改
	卓越标准（达到优秀层次的能力标准）： 职能部门履行监管职责，定期评价、分析、反馈，康复治疗质量持续改进

（3）患者安全管理

查对制度	基本标准（必须达到的最低能力标准）： 1.有规章制度或程序规范各科室在诊疗活动中严格执行查对制度，查对方法正确 2.有标本采集、给药、输血或血制品、发放特殊饮食、诊疗活动时就诊者身份确认的制度、方法和核对程序 3.对门诊就诊和住院患者的身份标志有制度规定 4.至少同时使用包括姓名在内的两种身份识别方式，如出生日期、年龄、性别、床号、病历号等（禁止仅以房间或床号作为识别的唯一依据） 5.重点科室及对无法进行身份确认者，有身份标志的方法和核对流程
	推荐标准（达到良好层次的能力标准）： 在达到基本标准设置的基础上 1.完善关键流程中对就诊者的识别措施 2.对就诊者住院病历身份实行唯一标志管理，如使用医保卡编号或身份证号码等
	卓越标准（达到优秀层次的能力标准）： 1.重点部门和关键环节（急诊、手术室）病人使用条码管理 2.职能部门对上述工作有监管、反馈和改进措施

续表

危急值报告管理	基本标准(必须达到的最低能力标准): 1.有危急值报告制度与工作流程 2.医技部门(含临床实验室、医学影像部门、心电图检查等)有危急值项目表 3.相关人员熟悉并遵循上述制度和工作流程
	推荐标准(达到良好层次的能力标准): 在达到基本标准设置的基础上 1.严格执行危急值报告制度与工作流程,有记录 2.根据临床需要和实践总结,更新和完善危急值管理制度、工作流程及项目表
	卓越标准(达到优秀层次的能力标准): 相关职能部门每年至少对危急值报告制度的有效性进行一次评估
患者安全风险管理	基本标准(必须达到的最低能力标准): 1.有防范患者跌倒的相关制度,并体现多部门协作 2.有患者跌倒等意外事件报告相关制度、处置预案与工作流程 3.主动告知患者跌倒风险及防范措施并有记录
	推荐标准(达到良好层次的能力标准): 在达到基本标准设置的基础上 1.有防止跌倒、烫伤等安全措施 2.对患者安全风险质量监控指标数据进行收集和分析
	卓越标准(达到优秀层次的能力标准): 定期分析患者意外事件,持续改进,降低事件发生率
患者参与医疗安全	基本标准(必须达到的最低能力标准): 1.有医务人员履行患者参与医疗安全活动责任和义务的相关规定 2.医务人员知晓重点环节,邀请患者或其家属主动参与患者安全管理 3.宣传并鼓励患者参与医疗安全活动
	推荐标准(达到良好层次的能力标准): 在达到基本标准设置的基础上 1.专业人员向患者提供安全用药咨询 2.患者及家属、授权委托人了解针对病情的可选择诊疗方案
	卓越标准(达到优秀层次的能力标准): 1.有数据证实“患者主动参与医疗安全活动”取得的成效 2.职能部门对患者参加医疗安全活动有定期的检查、总结、反馈,并进行整改

(4)医院感染管理

医院感染管理组织	基本标准(必须达到的最低能力标准): 1.健全医院感染管理组织体系,配备专(兼)职人员承担医院感染管理和业务技术咨询、指导工作 2.制定符合本单位实际的医院感染管理规章制度 3.将医院感染管理纳入中心总体工作规划和质量与安全管理目标 4.有针对各级各类人员制定的医院感染管理培训计划和内容 5.相关人员知晓本部门、本岗位在医院感染管理方面的职责并履行
	推荐标准(达到良好层次的能力标准): 在达到基本标准设置的基础上 1.有对院科两级医院感染管理工作及制度落实情况的监督检查,每月召开专题会 2.对上级管理部门检查中发现的问题及时整改,并调整完善工作计划和内容
	卓越标准(达到优秀层次的能力标准): 对医院感染管理定期评估,对存在问题有反馈及改进措施,并持续改进
医院感染监测	基本标准(必须达到的最低能力标准): 1.医院感染管理专(兼)职人员和监测设施配备符合要求 2.有医院感染监测计划、监测的目录/清单,开展感染发病率监测,符合(WS/T 312—2009)《医院感染监测规范》、(WS/T 367—2012)《医疗机构消毒技术规范》 3.有针对重点环节、重点人群和高危险因素管理与监测计划,并落实 4.对感染高风险科室及感染控制情况进行风险评估,并制定针对性措施
	推荐标准(达到良好层次的能力标准): 在达到基本标准设置的基础上 1.手术部位感染按手术风险分类,对切口感染率进行统计、分析与反馈 2.医院感染管理人员对监测资料进行分析、总结与反馈,对存在的问题进行督促整改
	卓越标准(达到优秀层次的能力标准): 医院感染监测工作对提高医院感染管理工作水平持续改进,并有成效
消毒及灭菌工作管理	基本标准(必须达到的最低能力标准): 1.有满足消毒要求的消毒设备、设施与消毒剂(可依托有资质的第三方机构) 2.定期对有关设备设施进行检测、对消毒剂的浓度和有效性等进行监测 3.有卫生院和重点部门消毒与隔离工作制度和落实措施

续表

消毒及灭菌工作管理	推荐标准(达到良好层次的能力标准): 在达到基本标准设置的基础上 1.职能部门对医用耗材、消毒隔离相关产品的采购质量有监管,对设备设施及消毒剂检测结果进行定期分析,有总结、反馈,及时整改 2.有消毒供应室清洗消毒及灭菌技术操作规范,有清洗消毒及灭菌效果监测程序、规范及判定标准
	卓越标准(达到优秀层次的能力标准): 职能部门和相关部门对持续改进的情况进行追踪与成效评价,有记录
	卓越标准(达到优秀层次的能力标准): 职能部门履行监管职责,对落实情况有评价,持续改进

(5)医疗废物管理

医疗废物和污水处理管理制度	基本标准(必须达到的最低能力标准): 1.有医疗废物和污水处理管理规章制度和岗位职责 2.明确专(兼)职人员负责医疗废物和污水处理工作,上岗前经过培训
	推荐标准(达到良好层次的能力标准): 在达到基本标准设置的基础上,职能部门对制度与岗位职责落实情况开展监管,并有记录
	卓越标准(达到优秀层次的能力标准): 在达到推荐标准设置的基础上,根据监管情况,对医疗废物和污水处理管理工作进行持续改进、追踪与成效评价,有记录
医疗废物处置和污水处理	基本标准(必须达到的最低能力标准): 1.医疗废物分类收集,并与生活垃圾分开存放,医疗废物的处理符合《医疗废物处理条例》要求,有运行日志 2.建有污水处理设施并运转正常,有运行日志与监测的原始记录 3.医疗废物处理符合环保要求,无环保安全事故
	推荐标准(达到良好层次的能力标准): 在达到基本标准设置的基础上,定期开展医疗废物处置和污水处理的培训,并有记录
	卓越标准(达到优秀层次的能力标准): 在达到推荐标准设置的基础上 1.医疗废物全部由医疗废物集中处置单位集中进行处置 2.定期对污水进行相关监测,并达标 3.有根据监管情况改进工作的具体措施并得到落实

4.综合管理

(1)人员管理

绩效考核制度	基本标准(必须达到的最低能力标准): 1.建立人力资源管理制度,包括考核、培训、继续教育等 2.有基于医德医风、服务质量和数量并综合考虑岗位、技术、资历、风险和政策倾斜的绩效考核方案 3.绩效考核公平、公开、公正,考核结果与岗位聘用、职称晋升、个人薪酬挂钩
	推荐标准(达到良好层次的能力标准): 在达到基本标准设置的基础上 1.绩效分配方案体现多劳多得、优绩优酬,向重点工作岗位倾斜,合理拉开差距 2.对绩效考核方案动态调整,考核公平合理
	卓越标准(达到优秀层次的能力标准): 在达到推荐标准设置的基础上,用信息化手段开展绩效考核
人才队伍建设	基本标准(必须达到的最低能力标准): 1.制定社区卫生服务中心人才培养发展计划 2.每年组织卫生技术人员(至少1名)到区县级及以上医疗卫生机构进修 3.做好专业技术人员岗前培训,新员工须经卫生法律法规培训后方可上岗
	推荐标准(达到良好层次的能力标准): 在达到基本标准设置的基础上 1.人才梯队建设合理,满足社区卫生服务中心持续发展需要,按规定选派符合条件的临床医师参加住院规范化培训或助理全科医生培训 2.在岗人员按照规定完成医学继续教育要求的相应学分,学分达标率≥80%
	卓越标准(达到优秀层次的能力标准): 达到推荐标准设置的基础上 1.有人才引进优惠政策 2.在岗人员按照规定完成医学继续教育要求的相应学分,学分达标率≥90%

(2)财务管理

财务管理	基本标准(必须达到的最低能力标准): 1.根据相关法律法规的要求,制定符合实际的财务管理制度,加强预算管理 2.全面落实价格公示制度,收费价格透明 3.健全固定资产管理制度,有固定资产明细目录,台账完整,账物相符 4.财务人员配置到位,财务集中核算管理的机构配备经过培训合格的报账员
	推荐标准(达到良好层次的能力标准): 在达到基本标准设置的基础上 1.认真执行社区卫生服务中心财务年度预算,定期进行经济(财务)运行分析,有分析报告 2.有内部监督制度和经济责任制,定期开展财务管理制度培训
	卓越标准(达到优秀层次的能力标准): 在达到推荐标准设置的基础上,有定期财务管理总结分析报告,持续改进财务工作

(3)后勤服务管理

后勤服务管理	基本标准(必须达到的最低能力标准): 1.有水、电、气、电梯等后勤保障的操作规范和消防安全管理制度,有明确的故障报修、排查、处理流程 2.水、电、气供应的关键部位和机房有规范的警示标志,定期进行检查、维护和保养 3.制定耗材、物资和设备采购计划,加强后勤物资管理
	推荐标准(达到良好层次的能力标准): 在达到基本标准设置的基础上 1.有节能降耗、控制成本的措施和目标,并落实到相关科室 2.有后勤安全保障应急预案,并组织演练
	卓越标准(达到优秀层次的能力标准): 在达到推荐标准设置的基础上,根据演练效果和定期检查情况,制定改进措施并落实

（4）信息管理

信息系统建设	基本标准(必须达到的最低能力标准)： 1.制定保障社区卫生服务中心信息系统建设、管理和信息资源共享的相关制度 2.设置信息化管理专(兼)职机构或人员 3.建立财务、药房、门诊、住院、检验、放射等信息系统，满足基本医疗和公共卫生服务功能需求 4.定期召开信息化建设专题会议，建立信息使用与信息管理部门沟通协调机制
	推荐标准(达到良好层次的能力标准)： 在达到基本标准设置的基础上 1.机构内医疗、健康档案、公共卫生、检查检验等信息互联互通 2.信息系统支持运行、管理、监管及签约服务等业务
	卓越标准(达到优秀层次的能力标准)： 在达到推荐标准设置的基础上 1.信息系统支持双向转诊和远程医疗的开展 2.系统具备临床决策支持功能 3.建立统一的基层医疗卫生机构信息系统，部署区县级及以上的全民健康信息平台
信息安全	基本标准(必须达到的最低能力标准)： 1.有加强信息安全的相关制度 2.有保障信息系统安全措施和应急处理预案，具有防灾备份系统，实现网络运行监控，有防病毒、防入侵措施 3.有信息网络运行、设备管理和维护，系统更新、增补记录
	推荐标准(达到良好层次的能力标准)： 在达到基本标准设置的基础上，信息安全采用身份认证、权限控制，保障网络信息安全和病人隐私
	卓越标准(达到优秀层次的能力标准)： 在达到推荐标准设置的基础上 1.有信息安全运行应急演练 2.具有防灾备份系统

（5）行风管理

医德医风管理	基本标准（必须达到的最低能力标准）： 1. 加强医德医风建设，建立医德考评公示制度 2. 医德考评结果与医务人员晋职晋升、评先评优、绩效工资等衔接 3. 设置投诉电话或举报箱，及时处理群众投诉
	推荐标准（达到良好层次的能力标准）： 在达到基本标准设置的基础上，医德医风建设有成效，对优秀科室及先进个人，制定宣传、表彰、奖励措施并落实
	卓越标准（达到优秀层次的能力标准）： 在达到推荐标准设置的基础上，相关工作得到县（区）级及以上政府相关部门表彰

（6）社区协同和居民参与

社区协同	基本标准（必须达到的最低能力标准）： 与街道、民政、公安、教育、残联、老龄办等相关部门密切配合
	推荐标准（达到良好层次的能力标准）： 在达到基本标准设置的基础上，与街道和社区建立沟通协调机制，共同制定卫生服务工作计划，定期总结
	卓越标准（达到优秀层次的能力标准）： 在达到推荐标准设置的基础上 1. 与辖区企事业单位等功能社区相互配合 2. 与辖区内养老机构开展多种形式的协议合作，推进医养结合
社会认同	基本标准（必须达到的最低能力标准）： 定期邀请社会监督员对机构工作进行监督评价；对监督组织提出的问题和建议进行整改
	推荐标准（达到良好层次的能力标准）： 在达到基本标准设置的基础上，年内服务投诉处理有登记，处理结果记录完整、清楚
	卓越标准（达到优秀层次的能力标准）： 在达到推荐标准设置的基础上，被社会各界认同，受到媒体等关注和正面宣传，得到各级各类表彰
志愿者服务	基本标准（必须达到的最低能力标准）： 组织志愿者或社会组织参与社区卫生服务

续表

志愿者服务	推荐标准(达到良好层次的能力标准): 在达到基本标准设置的基础上,开展志愿者相关培训工作
	卓越标准(达到优秀层次的能力标准): 在达到推荐标准设置的基础上,通过组织慢性病患者俱乐部、患者同伴教育、自助健康体检等活动,提高患者自我健康管理的能力

(二)乡镇卫生院的医疗服务能力标准

1.资源配置能力

(1)科室设置

临床科室	基本标准(必须达到的最低能力标准): 1.设立全科医疗科、内(儿)科、外科、妇(产)科、中医科 2.设置输液室、急诊(抢救)室、肠道及发热诊室等
	推荐标准(达到良好层次的能力标准): 在达到基本标准设置的基础上,设立儿科、口腔科、康复科、中医综合服务区
	卓越标准(达到优秀层次的能力标准): 在达到推荐标准设置的基础上,至少设立3个以下科室或1个特色科室:眼科、耳鼻咽喉科(可合并设立五官科)、重症监护室、血液透析室、急诊科、皮肤科、麻醉科、手术室(可合并设立)、体检中心;特色科室有一定的医疗服务辐射能力
医技及其他科室	基本标准(必须达到的最低能力标准): 设置药房、检验科、放射科、B超室、心电图室(B超与心电图室可合并设立)
	推荐标准(达到良好层次的能力标准): 在达到基本标准设置的基础上 1.增设消毒物品储藏室(可依托有资质的第三方机构) 2.中西药房分设
	卓越标准(达到优秀层次的能力标准): 在达到推荐标准设置的基础上 1.增设消毒供应室 2.增设医学影像科

续表

公共卫生科（预防保健科）	基本标准（必须达到的最低能力标准）： 设置预防接种室、预防接种留观室、儿童保健室、妇女保健室、健康教育室等
	推荐标准（达到良好层次的能力标准）： 在达到基本标准设置的基础上 1.预防接种门诊达到当地规范化门诊建设标准 2.设置听力筛查、智力筛查室
	卓越标准（达到优秀层次的能力标准）： 在达到推荐标准设置的基础上 1.增设心理咨询室、健康小屋、预防保健特色科室等 2.预防接种门诊达到数字化门诊建设标准
计划生育科	基本标准（必须达到的最低能力标准）： 1.有开展计划生育技术服务场所及相关设施 2.有计划生育科普知识宣传资料架和药具展示柜等
	推荐标准（达到良好层次的能力标准）： 在达到基本标准设置的基础上，计划生育咨询室、手术室分开设置，布局合理
	卓越标准（达到优秀层次的能力标准）： 在达到推荐标准设置的基础上，计划生育科达到规范化设置
职能科室	基本标准（必须达到的最低能力标准）： 设有院办、党办、医务、护理、财务、病案管理、信息、院感、医保结算、后勤管理等专（兼）职岗位
	推荐标准（达到良好层次的能力标准）： 至少设立3个以下职能科室：院办、党办、医务、护理、财务、病案管理、信息、院感、医保结算、后勤管理等
	卓越标准（达到优秀层次的能力标准）： 独立设立病案管理科、院感科

（2）设施设备

业务用房面积	基本标准（必须达到的最低能力标准）： 20张床位及以下，建筑面积达到300～1100平方米
	推荐标准（达到良好层次的能力标准）： 21～99张床位，每增设1张床位，建筑面积至少增加50平方米
	卓越标准（达到优秀层次的能力标准）： 100张床位及以上，每增设1张床位，建筑面积至少增加55平方米
床位设置	基本标准（必须达到的最低能力标准）： 实际开放床位10～20张

续表

床位设置	推荐标准(达到良好层次的能力标准): 实际开放床位21~99张
	卓越标准(达到优秀层次的能力标准): 实际开放床位100张及以上
设备配置	基本标准(必须达到的最低能力标准): 诊疗设备:急诊抢救箱、氧气瓶、电动吸引器、洗胃机、心电图机、抢救床、观察床、诊查床、妇科检查床、产床、接产包、切开缝合包、新生儿体重计、新生儿保温箱、显微镜、血球计数仪、离心机、恒温箱、电冰箱、干燥箱、X光机、观片灯、开口器、舌钳、人流吸引器、导尿包、至少100支各种规格注射器、器械盘、器械柜、无菌柜、污物桶、担架车、紫外线灯、高压灭菌设备①; 预防保健设备:妇科检查床、妇科常规检查设备、身长(高)和体重测查设备、听(视)力测查工具、电冰箱、疫苗标牌、冷藏包、运动治疗和功能测评类等基本康复训练和理疗设备; 健康教育及其他设备:健康教育影像设备、计算机及打印设备、电话等通信设备,健康档案、医疗保险信息管理与费用结算有关设备等
	推荐标准(达到良好层次的能力标准): 在达到基本标准设置的基础上,配备DR、彩超、全自动生化分析仪、血凝仪、十二导联心电图机、空气消毒机、麻醉机、胃镜、呼吸机以及与诊疗科目相匹配的其他设备
	卓越标准(达到优秀层次的能力标准): 在达到推荐标准设置的基础上,配备CT、急救型救护车、全自动化学发光免疫分析仪等设备
公共设施	基本标准(必须达到的最低能力标准): 卫生厕所;无障碍设施符合相关标准要求;门诊诊室、治疗室、多人病房等区域为服务对象提供必要的私密性保护措施;在需要警示的地方有明显的警示标志
	推荐标准(达到良好层次的能力标准): 在达到基本标准设置的基础上,厕所达到无害化标准;候诊椅数量配备适宜,舒适度较好;有必要的采暖、制冷设备
	卓越标准(达到优秀层次的能力标准): 在达到推荐标准设置的基础上,配备使用自助查询、自助挂号、自助打印化验结果报告设备,使用门诊叫号系统

①参照《医疗机构基本标准(试行)》(卫医发〔1994〕第30号)中乡(镇)、街道卫生院基本标准要求的配备。

(3)人员配备

人员配备	基本标准(必须达到的最低能力标准): 1.定员至少5名 2.人员编制数不低于本省(区、市)出台的编制标准 3.卫生技术人员数不低于全院职工总数的80% 4.注册全科医师不低于1名 5.设立中医科的,中医类别医师不少于2名
	推荐标准(达到良好层次的能力标准): 大专及以上学历卫生技术人员比例50%以上;辖区内每万服务人口注册全科医师数不少于2人
	卓越标准(达到优秀层次的能力标准): 1.执业(助理)医师中本科及以上学历人员比例达到50%以上 2.中级职称及以上卫生技术人员比例达到20%,并有1名中级及以上执业护士 3.至少有1名副高级及以上职称医师 4.至少有1名经过住院医师规范化培训合格并注册的医师 5.至少有1名中级及以上职称的中医类别医师

2.基本医疗服务能力

(1)服务方式

门急诊服务	基本标准(必须达到的最低能力标准): 1.门、急诊布局科学、合理,流程有序、连贯、便捷 2.患者就诊方便,有导诊指示图,诊室标志清楚,设施设置人性化 3.能提供一般常见病、多发病诊治和慢性病管理 4.急诊服务区域标志醒目 5.基本急救设备配置和药品配备符合国家规定,且运行状况好
	推荐标准(达到良好层次的能力标准): 在达到基本标准设置的基础上 1.设立咨询服务台、候诊区,开展导诊、分诊服务,提供轮椅、担架等便民设施 2.能实现挂号、收费、医保结算等一站式服务 3.在挂号、检验、药房、收费等窗口有针对抢救患者的优先措施 4.有急诊登记资料,能够对患者的来源、去向及急救的全过程追溯

续表

门急诊服务	卓越标准(达到优秀层次的能力标准): 在达到推荐标准设置的基础上 1.有缩短患者等候时间的措施 2.独立设置急诊科 3.职能部门对门急诊管理工作有评价,能持续改进门急诊工作质量
住院服务	基本标准(必须达到的最低能力标准): 1.能提供常见病、多发病的住院诊疗 2.执行留观、入院、出院、转院制度,并有相应的服务流程
	推荐标准(达到良好层次的能力标准): 在达到基本标准设置的基础上 1.能为患者入院、出院、转院提供指导和各种便民措施 2.有部门负责协调转诊 3.有部门或专(兼)职人员负责出院病人随访 4.至少有1名主治及以上职称的执业医师
	卓越标准(达到优秀层次的能力标准): 在达到推荐标准设置的基础上,职能部门对住院诊疗情况有分析评价,能持续改进住院诊疗工作质量
家庭医生签约服务	基本标准(必须达到的最低能力标准): 1.合理组建家庭医生签约服务团队 2.明确划分家庭医生服务责任区域 3.明确签约服务包的内容(包含中医药服务) 4.签订签约服务协议 5.按照协议提供服务 6.每个家庭医生团队都有能够提供中医药服务的医师或乡村医生
	推荐标准(达到良好层次的能力标准): 在达到基本标准设置的基础上 1.签约服务覆盖率达到30%以上 2.重点人群签约服务覆盖率达到60%以上 3.签约居民续约率达到70%以上 4.每个签约服务团队服务人口不超过2000人 5.以需求为导向,针对不同人群提供相应的个性化服务
	卓越标准(达到优秀层次的能力标准): 在达到推荐标准设置的基础上,签约居民续约率达到80%以上

续表

转诊服务	基本标准(必须达到的最低能力标准): 1. 至少有 1 家相对固定的转诊医院,签订双向转诊协议 2. 有转诊记录可查 3. 建立双向转诊制度并落实 4. 接收上级医院下转的疾病恢复期病人
	推荐标准(达到良好层次的能力标准): 在达到基本标准设置的基础上 1. 转诊机构之间有转诊信息反馈机制 2. 能提供上级医院预约挂号服务 3. 有转诊信息系统
	卓越标准(达到优秀层次的能力标准): 在达到推荐标准设置的基础上,能提供上级医院预约检查、预约住院服务
远程医疗服务★(医疗服务能力较强的乡镇卫生院增设的推荐条款)	基本标准(必须达到的最低能力标准): 1. 建立远程医疗协作网络 2. 配备远程医疗的设施设备,能开展远程医疗服务 3. 有专(兼)职人员负责远程医疗服务
	推荐标准(达到良好层次的能力标准): 在达到基本标准设置的基础上 1. 不断完善和及时改进设施设备、信息技术 2. 通信网络和诊疗装置维护完好,能接受上级医院提供的远程医疗服务 3. 能开展远程教学、远程培训等服务
	卓越标准(达到优秀层次的能力标准): 在达到推荐标准设置的基础上,相关职能部门定期进行成效评价,有记录,对存在的问题有改进措施

(2)服务内容和水平

病种	基本标准(必须达到的最低能力标准): 至少能够识别和初步诊治 50 种常见病、多发病
	推荐标准(达到良好层次的能力标准): 在达到基本标准设置的基础上 1. 至少能够识别和初步诊治 60 种常见病、多发病 2. 近 3 年累计收治住院病种不低于 50 种

续表

病种	卓越标准(达到优秀层次的能力标准): 在达到推荐标准设置的基础上 1.至少能够识别和初步诊治100种常见病、多发病 2.近3年累计收治住院病种不低于60种 3.近3年累计开展手术病种不低于10种
急诊急救服务	基本标准(必须达到的最低能力标准): 1.提供急诊服务,具备急救能力,能对循环系统、呼吸系统急危重症患者和肾功能衰竭、急性中毒、休克及一般急危重症患者做出初步诊断和急救处理 2.医务人员应掌握心肺复苏术、电除颤;能够开展清创、缝合、止血、包扎、简易骨折固定(如夹板外固定等)等急救技术 3.急救药品配备齐全,定期更新(确保在有效期内),急救物品完好率100% 4.每年至少组织1次急救演练
	推荐标准(达到良好层次的能力标准): 在达到基本标准设置的基础上 1.对急性创伤、急诊分娩、急性心肌梗死、急性脑卒中、急性颅脑损伤、高危新生儿等重点病种具备初步识别与处理能力 2.急救体系相关责任部门管理人员知晓履职要求,监管措施落实到位 3.在急危重症抢救中,有主治或以上医师负责组织抢救工作 4.掌握胸腔穿刺、气管插管、气管切开等技术 5.建立危重患者"绿色转诊通道"
	卓越标准(达到优秀层次的能力标准): 在达到推荐标准设置的基础上 1.建立多学科协作机制,相关部门责任明确,各司其职,确保患者能够获得连贯、及时、有效的救治 2.医务人员急诊诊疗情况有登记与分析评价,对存在问题与缺陷有改进措施,持续改进急诊服务有成效
全科医疗服务	基本标准(必须达到的最低能力标准): 1.开展一般常见病、多发病的临床诊疗服务和连续的健康管理服务 2.能进行腹痛、腹泻、发热、贫血、咳嗽等常见症状的初步鉴别诊断 3.对诊断明确的高血压、2型糖尿病等慢性病提供健康管理服务

续表

全科医疗服务	推荐标准(达到良好层次的能力标准): 在达到基本标准设置的基础上 1.对诊断明确的冠状动脉粥样硬化性心脏病、慢性阻塞性肺疾病、脑卒中康复期、晚期肿瘤、慢性肾功能衰竭等疾病,能提供健康管理服务 2.能完成外科止血、缝合、包扎、骨折固定、转运等处理 3.提供儿童常见疾病诊疗服务
	卓越标准(达到优秀层次的能力标准): 在达到推荐标准设置的基础上 1.定期对服务质量进行分析并持续改进 2.提供眼、耳鼻喉、烧伤等其他临床专科服务
内(儿)科医疗服务	基本标准(必须达到的最低能力标准): 1.能对内科常见病、多发病进行识别和初步诊治 2.能对诊断明确的慢性病(如高血压病、冠状动脉粥样硬化性心脏病、慢性阻塞性肺疾病、糖尿病、脑卒中康复期、晚期肿瘤、慢性肾功能衰竭等)提供综合管理服务
	推荐标准(达到良好层次的能力标准): 在达到基本标准设置的基础上 1.设立住院病房,上一年度收治病种不少于5种 2.医护人员配备满足住院病人照护需要 3.住院病房有中级及以上职称医师负责主持危重病人抢救工作
	卓越标准(达到优秀层次的能力标准): 在达到推荐标准设置的基础上 1.住院病房有副高及以上职称医师负责主持危重病人抢救工作 2.定期进行住院病人医疗质量分析,并持续改进 3.提供儿科服务
外科医疗服务	基本标准(必须达到的最低能力标准): 能在外科门诊完成止血、缝合、包扎、骨折固定、转运等处理
	推荐标准(达到良好层次的能力标准): 在达到基本标准设置的基础上 1.能提供住院服务 2.近3年累计开展手术病种不少于5种 3.具备临床输血基本条件与资质 4.手术切除标本送检病理检查(可与其他单位协作完成并出示协作单位协作合同)

续表

外科医疗服务	卓越标准(达到优秀层次的能力标准): 在达到推荐标准设置的基础上 1.近3年累计开展手术病种不少于10种 2.有高级职称医师负责主持危重病人抢救工作 3.定期进行住院病人医疗质量与手术质量分析,并持续改进
中医医疗服务	基本标准(必须达到的最低能力标准): 1.有中医门诊,诊室具有中医文化氛围 2.有具备资质的中医师 3.能辨证施治内、外、妇、儿科的常见病、多发病
	推荐标准(达到良好层次的能力标准): 在达到基本标准设置的基础上 1.提供合格的中药饮片,并提供代煎服务 2.能够规范开展6类以上中医药技术方法,开展2种以上慢性病(高血压、2型糖尿病等)中医药养生保健服务 3.对重点人群和慢性病患者进行中医药健康管理
	卓越标准(达到优秀层次的能力标准): 在达到推荐标准设置的基础上 1.能够积极运用中医治未病理论和方法,提供中医药养生保健服务 2.定期进行医疗质量分析和持续改进
妇(产)科医疗服务★(医疗服务能力较强的乡镇卫生院增设的推荐条款)	基本标准(必须达到的最低能力标准): 1.能开展孕妇一般产前检查 2.能对妇科常见病、多发病进行识别和初步诊治
	推荐标准(达到良好层次的能力标准): 在达到基本标准设置的基础上 1.提供住院服务 2.提供正常分娩服务
	卓越标准(达到优秀层次的能力标准): 在达到推荐标准设置的基础上 1.开展剖宫产手术 2.有高级职称医师负责主持危重病人抢救工作 3.定期进行住院病人医疗质量与手术质量分析,并持续改进
口腔医疗服务★(医疗服务能力较强的乡镇卫生院增设的推荐条款)	基本标准(必须达到的最低能力标准): 1.对口腔科常见疾病进行识别和初步诊治 2.提供口腔预防适宜技术服务 3.对口腔服务工作有记录

续表

口腔医疗服务★(医疗服务能力较强的乡镇卫生院增设的推荐条款)	推荐标准(达到良好层次的能力标准): 在达到基本标准设置的基础上,能提供复杂牙拔除术、正畸修复等技术服务
	卓越标准(达到优秀层次的能力标准): 在达到推荐标准设置的基础上,定期进行口腔医疗质量数据分析和持续改进
康复医疗服务★(医疗服务能力较强的乡镇卫生院增设的推荐条款)	基本标准(必须达到的最低能力标准): 1.从事康复治疗的医务人员接受过康复专业培训 2.从事康复治疗的医师对每个康复患者有明确诊断与功能评估并制订康复治疗计划 3.能开展红外线治疗,低频脉冲电治疗,中频脉冲电治疗,中医药治疗,超短波治疗,微波治疗,超声波治疗,牵引 4.有针对康复病人预防二次伤害的预案
	推荐标准(达到良好层次的能力标准): 在达到基本标准设置的基础上 1.能开展关节松动训练,引导式教育训练,作业疗法等服务 2.康复治疗计划(含中医药服务)由康复医师(中医师)、治疗师、护士、病人及家属、授权委托人共同落实
	卓越标准(达到优秀层次的能力标准): 在达到推荐标准设置的基础上 1.能开展认知知觉功能障碍训练、运动疗法等 2.对转入社区及家庭的患者提供转诊后连续的康复训练指导 3.科室对康复计划落实情况有自查、评价,有改进措施

(3)检验检查服务

检验项目	基本标准(必须达到的最低能力标准): 开展血常规、尿常规、便常规、肝功能、肾功能、血脂、血清电解质、血糖检测、ABO 红细胞定型、ABO 血型鉴定等检验项目
	推荐标准(达到良好层次的能力标准): 在达到基本标准设置的基础上 1.开展凝血功能、糖化血红蛋白、淀粉酶检测,乙型肝炎血清标志物、艾滋、梅毒抗体检测(初筛),Rh 血型鉴定等 2.提供24小时急诊检验服务

续表

	卓越标准(达到优秀层次的能力标准): 在达到推荐标准设置的基础上 1.开展心肌损伤标志物、肿瘤标志物、血气分析、微生物等检测 2.对中心临床诊疗临时需要,而不能提供的特殊检验项目,可委托上级医院或第三方检测中心等单位提供服务,或机构联合开展服务,但应签署机构之间的委托服务协议,必须有室内质控与室间质评,以及结果回报时限等保证条款 3.根据临床科室需求,经论证后及时推出新项目
检查项目	基本标准(必须达到的最低能力标准): 1.开展胸、腹部透视,CR 摄片,心电图,B 超检查 2.检查设施设备配备符合相关要求,检查项目与临床工作相适应
	推荐标准(达到良好层次的能力标准): 在达到基本标准设置的基础上 1.开展 DR 摄片、彩超 2.开展心电监测等
	卓越标准(达到优秀层次的能力标准): 在达到推荐标准设置的基础上 1.开展消化道造影和静脉肾盂造影,DR 数字图像拼接等,有条件的提供CT检查 2.开展彩超检查,远程心电监测,动态心电监测,动态血压监测等

(4)服务效果

服务效率	基本标准(必须达到的最低能力标准): 1.每年至少开展 1 次服务效率总结分析,并有记录 2.对诊疗效率有针对措施
	推荐标准(达到良好层次的能力标准): 在达到基本标准设置的基础上 1.医师日均担负诊疗人次不低于 10 人次 2.辖区居民年平均就诊人次数不低于 1 人次 3.病床使用率不低于60%
	卓越标准(达到优秀层次的能力标准): 在达到推荐标准设置的基础上 1.医师日均担负诊疗人次不低于12人次 2.辖区居民年平均就诊人次数不低于2人次 3.病床使用率不低于85%

续表

满意度	基本标准(必须达到的最低能力标准): 1.定期开展居民满意度调查,包括对机构环境、服务质量、服务态度、服务项目、服务时间等的满意度 2.定期开展职工满意度调查,包括工作环境、绩效分配方案、工作量等
	推荐标准(达到良好层次的能力标准): 在达到基本标准设置的基础上 1.有提高职工和居民满意度的具体措施 2.职工满意度不低于80% 3.居民满意度不低于80%
	卓越标准(达到优秀层次的能力标准): 在达到推荐标准设置的基础上 1.职工满意度不低于90% 2.居民满意度不低于90%

3.业务管理能力

(1)执业与诊疗规范管理

执业管理	基本标准(必须达到的最低能力标准): 1.执行医疗技术准入及监督管理相关制度 2.执行卫生技术人员执业资格审核与执业准入相关规定
	推荐标准(达到良好层次的能力标准): 在达到基本标准设置的基础上 1.在机构醒目位置公布诊疗科目、诊疗时间和收费标准,接受社会与公众监督 2.职能科室对全院卫生技术人员执业监管有记录
	卓越标准(达到优秀层次的能力标准): 在达到推荐标准设置的基础上,对科室诊疗活动进行全程管理,发现问题,及时整改
规范诊疗	基本标准(必须达到的最低能力标准): 1.社区卫生服务中心及其医务人员应当遵循临床诊疗指南、临床技术操作规范、行业标准和临床路径等有关要求开展诊疗工作 2.定期对相关人员进行培训、考核,知识更新及时
	推荐标准(达到良好层次的能力标准): 在达到基本标准设置的基础上 1.设立专门职能科室,有专人负责管理和考核 2.根据医学发展和本院实际,及时补充完善诊疗规范

续表

规范诊疗	卓越标准(达到优秀层次的能力标准): 在达到推荐标准设置的基础上,相关职能部门履行监管职责,定期评价、分析和反馈,持续改进

(2)医疗质量与安全

医疗质量管理体系	基本标准(必须达到的最低能力标准): 1.成立医疗质量管理组织,有卫生院医疗质量管理组织架构图,中心主任为第一责任人 2.有科室质量与安全管理小组,科主任为第一责任人 3.有科室质量与安全管理制度、工作计划和工作记录
	推荐标准(达到良好层次的能力标准): 在达到基本标准设置的基础上 1.对科室质量与安全指标进行资料收集和分析 2.对科室质量与安全进行定期检查,提出改进措施并落实
	卓越标准(达到优秀层次的能力标准): 职能部门对质量管理工作进行定期考核,持续改进医疗质量管理水平,数据分析质控有效
医疗质量管理制度	基本标准(必须达到的最低能力标准): 1.有完善的质量管理规章制度,并有明确的核心制度 2.有持续改进实施方案及配套制度、考核标准和质量指标 3.有医疗质量管理的考核体系和管理流程 4.有机构及科室的相关培训制度,医务人员掌握并遵循本岗位相关制度
	推荐标准(达到良好层次的能力标准): 在达到基本标准设置的基础上 1.各项医疗质量管理制度,重点是核心制度,能覆盖机构医疗全过程 2.利用多种形式对医疗质量控制结果及成效进行反馈通报
	卓越标准(达到优秀层次的能力标准): 1.定期修订和及时更新制度 2.对方案执行、制度落实有监督、检查分析、总结、反馈及改进措施,医疗质量持续改进效果明显
住院诊疗质量管理	基本标准(必须达到的最低能力标准): 1.住院诊疗活动的医疗质量管理是在科主任领导下完成的,实行分级管理 2.卫生技术人员有明确的岗位职责与技能要求
	推荐标准(达到良好层次的能力标准): 在达到基本标准设置的基础上,设院科两级的诊疗质量监督管理,对存在问题及时反馈

续表

住院诊疗质量管理	卓越标准(达到优秀层次的能力标准): 持续改进住院诊疗质量,确保医疗质量与安全
首诊负责制度	基本标准(必须达到的最低能力标准): 1.建立首诊负责制度,有首诊处理流程 2.制定转科、转院程序和流程
	推荐标准(达到良好层次的能力标准): 在达到基本标准设置的基础上 1.各科医务人员应知晓和掌握首诊负责制度和处理流程 2.首诊负责制在日常工作中得到完全落实
	卓越标准(达到优秀层次的能力标准): 职能部门履行监管职责,对落实情况有评价,持续改进
查房制度	基本标准(必须达到的最低能力标准): 1.各临床科室均建立查房制度 2.住院医师对所管患者实行24小时负责制,实行早晚查房,急危重症患者应随时观察病情变化并做出处理 3.对新入院患者,主治医师(上级医师)应在48小时内查看患者
	推荐标准(达到良好层次的能力标准): 在达到基本标准设置的基础上 1.各科医务人员应知晓查房制度并落实 2.统一制定记录本,记录规范、完整
	卓越标准(达到优秀层次的能力标准): 在达到推荐标准设置的基础上 1.科主任或副高级及以上医师每周至少查房2次 2.职能部门履行监管职责,对落实情况有评价,持续改进
值班和交接班制度	基本标准(必须达到的最低能力标准): 1.医护人员应知晓值班和交接班制度并落实 2.病区实行24小时值班制,值班医师应按时接班 3.护士交班时应共同巡视病人,进行床头交接 4.医护应有书面交接班记录本
	推荐标准(达到良好层次的能力标准): 在达到基本标准设置的基础上,值班和交接班记录规范完整
	卓越标准(达到优秀层次的能力标准): 在达到推荐标准设置的基础上,职能部门履行监管职责,对落实情况有评价,持续改进

续表

手术、麻醉授权管理★(医疗服务能力较强的乡镇卫生院增设的推荐条款)	基本标准(必须达到的最低能力标准): 1.有对实施手术、麻醉等高风险操作卫生技术人员的授权管理制度 2.有需要授权许可的高风险诊疗技术项目的目录 3.对实施手术、麻醉相关人员进行授权
	推荐标准(达到良好层次的能力标准): 在达到基本标准设置的基础上 1.相关人员能知晓本部门、本岗位的管理要求 2.无违反相关规定的行为
	卓越标准(达到优秀层次的能力标准): 在达到推荐标准设置的基础上 1.职能部门履行监管职责,根据监管情况,定期更新授权项目 2.有医疗技术项目操作人员的技能及资质数据库,定期更新
手术管理★(医疗服务能力较强的乡镇卫生院增设的推荐条款)	基本标准(必须达到的最低能力标准): 1.有手术分级管理、手术审批权限制度,制定本机构的手术分级目录 2.有患者病情评估制度,在术前完成病史、体格检查、影像与实验室资料等评估 3.有术前讨论制度,根据手术分级和患者病情,确定参加讨论人员及内容 4.有落实患者知情同意管理的相关制度与程序 5.医务人员熟悉手术后常见并发症,对常见并发症有预防措施 6.对临床科室手术医师进行相关教育与培训
	推荐标准(达到良好层次的能力标准): 在达到基本标准设置的基础上,患者及亲属、授权委托人对知情同意内容充分理解
	卓越标准(达到优秀层次的能力标准): 在达到推荐标准设置的基础上,职能部门对制度落实情况定期检查,并有分析、反馈和整改措施
放射或医学影像管理	基本标准(必须达到的最低能力标准): 1.通过医疗机构执业诊疗科目许可登记,取得放射诊疗许可证并在校验期内,工作场所符合《职业病防治法》《放射诊疗管理规定》 2.提供医学影像服务项目与中心功能任务一致,能满足临床需要 3.有明确的服务项目、时限规定并公示,普通项目当日完成检查并出具报告 4.诊断报告书写规范、审核制度与流程健全合理(如无执业医师审核报告,可开展远程影像诊断审核流程)

续表

放射或医学影像管理	推荐标准(达到良好层次的能力标准): 在达到基本标准设置的基础上 1. 各类影像检查统一编码,实现患者一人一个唯一编码管理 2. 科室每月对诊断报告质量进行检查,总结分析,落实改进措施
	卓越标准(达到优秀层次的能力标准): 在达到推荐标准设置的基础上 1. 医生工作站可以调阅,至少可实现近 1 年在线查询 2. 有针对对比剂过敏反应的培训和演练记录,并记录过敏反应的不良事件
临床检验管理	基本标准(必须达到的最低能力标准): 1. 按照《医疗机构临床实验室管理办法》的要求,实验室集中设置,统一管理 2. 有实验室安全管理制度和流程 3. 检验科质量控制相关制度以及实验室生物安全管理制度健全 4. 检验报告单格式规范、统一,有书写制度
	推荐标准(达到良好层次的能力标准): 在达到基本标准设置的基础上 1. 开展安全制度与流程管理培训,相关人员知晓本岗位的履职要求 2. 能定期开展室内质控和室间质评工作 3. 科室有专门人员定期自查、反馈、整改,每年至少一次向临床科室征求对项目的合理性意见
	卓越标准(达到优秀层次的能力标准): 在达到推荐标准设置的基础上 1. 微生物检验项目对医院感染控制及合理用药提供充分支持 2. 有职能部门监督检查,落实整改措施,持续改进
医疗文书书写管理	基本标准(必须达到的最低能力标准): 1. 有医疗文书书写相关的管理制度 2. 医务人员知晓病历书写基本规范管理制度 3. 医疗文书书写符合《病历书写基本规范》《处方管理办法》等相关规定 4. 规范填写居民健康档案,符合《国家基本公共卫生服务规范》要求
	推荐标准(达到良好层次的能力标准): 在达到基本标准设置的基础上,定期开展病历展评,将病历质量评价结果用于临床医师技能考核,并有反馈

续表

医疗文书书写管理	卓越标准(达到优秀层次的能力标准): 医疗文书书写合格率不低于90%
中医管理	基本标准(必须达到的最低能力标准): 1.有中医科的工作制度、岗位职责及体现中医特色的诊疗规范,并落实 2.根据中医特色,开展中医药人员培训与教育活动,并有相关记录 3.相关人员知晓上述制度、本岗位职责及诊疗规范 4.按中医病历书写规范书写医疗文书
	推荐标准(达到良好层次的能力标准): 在达到基本标准设置的基础上,科室内定期自查、评估、分析、整改
	卓越标准(达到优秀层次的能力标准): 职能部门履行监管职责、定期评价、分析、反馈,质量持续改进有成效
康复管理	基本标准(必须达到的最低能力标准): 1.有规范的康复治疗工作制度、诊疗规范与操作规程 2.有康复科(室)管理制度和相关规定 3.有康复医学专业人员和专业设备 4.有具备康复资质的治疗师、护士及其他技术人员实施康复治疗和训练
	推荐标准(达到良好层次的能力标准): 在达到基本标准设置的基础上 1.对转入社区及家庭的患者提供转诊后康复训练指导,保障康复训练的连续性 2.科室对落实情况有自查、评价、分析、反馈、整改
	卓越标准(达到优秀层次的能力标准): 职能部门履行监管职责,定期评价、分析、反馈,康复治疗质量持续改进

(3)患者安全管理

查对制度	基本标准(必须达到的最低能力标准): 1.有规章制度或程序规范各科室在诊疗活动中严格执行查对制度,查对方法正确 2.有标本采集、给药、输血或血制品、发放特殊饮食、诊疗活动时就诊者身份确认的制度、方法和核对程序 3.对门诊就诊和住院患者的身份标志有制度规定 4.至少同时使用包括姓名在内的两种身份识别方式,如出生日期、年龄、性别、床号、病历号等(禁止仅以房间或床号作为识别的唯一依据) 5.重点科室对无法进行身份确认者,有身份标志的方法和核对流程

续表

查对制度	推荐标准(达到良好层次的能力标准): 在达到基本标准设置的基础上 1.完善关键流程中对就诊者的识别措施 2.对就诊者住院病历身份实行唯一标志管理,如使用医保卡编号或身份证号码等
	卓越标准(达到优秀层次的能力标准): 1.重点部门和关键环节(急诊、手术室)病人使用条码管理 2.职能部门对上述工作有监管、反馈和改进措施
手术安全核查制度★(医疗服务能力较强的乡镇卫生院增设的推荐条款)	基本标准(必须达到的最低能力标准): 1.有围手术期患者安全管理的相关规范与制度 2.有手术部位识别标志相关制度与流程 3.有手术安全核查与手术风险评估制度与流程,明确由手术医师、麻醉医师、护士三方共同核查 4.择期手术患者在完成各项术前检查、病情和风险评估以及履行知情同意手续后方可下达手术医嘱
	推荐标准(达到良好层次的能力标准): 在达到基本标准设置的基础上 1.落实择期手术术前准备制度,执行率≥90% 2.手术核查、手术风险评估按制度执行
	卓越标准(达到优秀层次的能力标准): 相关职能部门履行监管职责,有检查、分析,持续改进有成效
危急值报告管理	基本标准(必须达到的最低能力标准): 1.有危急值报告制度与工作流程 2.医技部门(含临床实验室、医学影像部门、心电图检查等)有危急值项目表 3.相关人员熟悉并遵循上述制度和工作流程
	推荐标准(达到良好层次的能力标准): 在达到基本标准设置的基础上 1.严格执行危急值报告制度与工作流程,有记录 2.根据临床需要和实践总结,更新和完善危急值管理制度、工作流程及项目表
	卓越标准(达到优秀层次的能力标准): 相关职能部门每年至少对危急值报告制度的有效性进行一次评估

续表

患者安全风险管理	基本标准(必须达到的最低能力标准): 1.有质量安全(不良)事件的报告制度与流程 2.有防范患者跌倒、坠床的相关制度,并体现多部门协作 3.有患者跌倒、坠床等意外事件报告相关制度、处置预案与工作流程 4.主动告知患者跌倒、坠床风险及防范措施并有记录 5.有压疮风险评估与报告制度、工作流程
	推荐标准(达到良好层次的能力标准): 在达到基本标准设置的基础上 1.卫生院内有防止跌倒、烫伤等安全措施 2.对患者安全风险质量监控指标数据进行收集和分析
	卓越标准(达到优秀层次的能力标准): 定期分析患者意外事件,持续改进,降低事件发生率
患者参与医疗安全	基本标准(必须达到的最低能力标准): 1.有医务人员履行患者参与医疗安全活动责任和义务的相关规定 2.医务人员知晓重点环节,邀请患者或其家属主动参与患者安全管理 3.宣传并鼓励患者参与医疗安全活动
	推荐标准(达到良好层次的能力标准): 在达到基本标准设置的基础上 1.专业人员向患者提供安全用药咨询 2.患者及家属、授权委托人了解针对病情的可选择诊疗方案
	卓越标准(达到优秀层次的能力标准): 1.有数据证实"患者主动参与医疗安全活动"取得的成效 2.职能部门对患者参加医疗安全活动有定期的检查、总结、反馈,并进行整改

(4)药事管理

药品管理	基本标准(必须达到的最低能力标准): 1.设立药事与药物治疗管理组织,有相应工作制度 2.有药品采购供应管理制度与流程,有药品贮存相关制度并执行 3.疫苗的流通、储存、领发、登记及使用等符合有关规定 4.药品库存量及进出量、调剂室库存量及使用量定期盘点、账物相符 5.中药饮片相关管理制度健全,采购验收、储存、调剂、煎煮等符合相关规定

续表

药品管理	推荐标准(达到良好层次的能力标准): 在达到基本标准设置的基础上 1.实行药品采购、贮存、供应计算机管理 2.根据药品用量金额评估药品储备情况,药品储备适宜,与医院用药相衔接,满足临床用药需求
	卓越标准(达到优秀层次的能力标准): 在达到推荐标准设置的基础上,持续改进有成效,药品供应、质量和数量管理制度落实到位
临床用药	基本标准(必须达到的最低能力标准): 1.临床药物治疗遵循合理用药原则、药品说明书、临床诊疗指南及临床路径等相关规定 2.建立抗菌药物临床应用和管理实施细则及抗菌药物分级管理制度
	推荐标准(达到良好层次的能力标准): 在达到基本标准设置的基础上 1.建立健全抗菌药物临床应用管理工作制度和监督管理机制 2.满足临床用药需求,有临床用药监控体系,有对照说明书用药的规范管理措施,有干预和改进措施
	卓越标准(达到优秀层次的能力标准): 在达到推荐标准设置的基础上,职能部门对药物临床应用进行监测与评价,有持续改进的成效
处方管理	基本标准(必须达到的最低能力标准): 1.根据《处方管理办法》,制定本院处方管理实施细则,对注册执业(助理)医师处方权、医嘱或处方开具等有明确要求 2.按《医院处方点评管理办法(试行)》等文件的要求制定处方点评制度并实施 3.每月至少抽查50张门急诊处方(含中药饮片处方)和10份出院病历进行点评
	推荐标准(达到良好层次的能力标准): 在达到基本标准设置的基础上 1.处方评价结果纳入质量考核目标,实行奖惩管理 2.对不合理处方进行干预,并有记录可查
	卓越标准(达到优秀层次的能力标准): 在达到推荐标准设置的基础上,有案例证实,根据点评结果,落实整改措施,持续促进合理用药

(5)医院感染管理

医院感染管理组织	基本标准(必须达到的最低能力标准): 1.健全医院感染管理组织体系,配备专(兼)职人员承担医院感染管理和业务技术咨询、指导工作 2.制定符合本单位实际的医院感染管理规章制度 3.将医院感染管理纳入卫生院总体工作规划和质量与安全管理目标 4.有针对各级各类人员制定的医院感染管理培训计划和内容 5.相关人员知晓本部门、本岗位在医院感染管理方面的职责并履行
	推荐标准(达到良好层次的能力标准): 在达到基本标准设置的基础上 1.有对院科两级医院感染管理工作及制度落实情况的监督检查,每月召开专题会 2.对上级管理部门检查中发现的问题及时整改,并调整完善工作计划和内容
	卓越标准(达到优秀层次的能力标准): 对医院感染管理定期评估,对存在问题有反馈及改进措施,并持续改进
医院感染监测	基本标准(必须达到的最低能力标准): 1.医院感染管理专(兼)职人员和监测设施配备符合要求 2.有医院感染监测计划、监测的目录/清单,开展感染发病率监测,符合(WS/T 312—2009)《医院感染监测规范》、(WS/T 367—2012)《医疗机构消毒技术规范》 3.有针对重点环节、重点人群和高危险因素管理与监测计划,并落实 4.对感染高风险科室及感染控制情况进行风险评估,并制定针对性措施
	推荐标准(达到良好层次的能力标准): 在达到基本标准设置的基础上 1.手术部位感染按手术风险分类,对切口感染率进行统计、分析与反馈 2.医院感染管理人员对监测资料进行分析、总结与反馈,对存在的问题进行督促整改
	卓越标准(达到优秀层次的能力标准): 医院感染监测工作对提高医院感染管理工作水平持续改进,并有成效
消毒及灭菌工作管理	基本标准(必须达到的最低能力标准): 1.有满足消毒要求的消毒设备、设施与消毒剂(可依托有资质的第三方机构) 2.定期对有关设备设施进行检测、对消毒剂的浓度和有效性等进行监测 3.有卫生院和重点部门消毒与隔离工作制度和落实措施

续表

消毒及灭菌工作管理	推荐标准(达到良好层次的能力标准): 在达到基本标准设置的基础上 1.职能部门对医用耗材、消毒隔离相关产品的采购质量有监管,对设备设施及消毒剂检测结果进行定期分析,有总结、反馈,及时整改 2.有消毒供应室清洗消毒及灭菌技术操作规范,有清洗消毒及灭菌效果监测程序、规范及判定标准
	卓越标准(达到优秀层次的能力标准): 职能部门和相关部门对持续改进的情况进行追踪与成效评价,有记录

(6)医疗废物管理

医疗废物和污水处理管理制度	基本标准(必须达到的最低能力标准): 1.有医疗废物和污水处理管理规章制度和岗位职责 2.明确专(兼)职人员负责医疗废物和污水处理工作,上岗前经过培训
	推荐标准(达到良好层次的能力标准): 在达到基本标准设置的基础上,职能部门对制度与岗位职责落实情况开展监管,并有记录
	卓越标准(达到优秀层次的能力标准): 在达到推荐标准设置的基础上,根据监管情况,对医疗废物和污水处理管理工作进行持续改进、追踪与成效评价,有记录
医疗废物处置和污水处理	基本标准(必须达到的最低能力标准): 1.医疗废物分类收集,并与生活垃圾分开存放,医疗废物的处理符合《医疗废物处理条例》要求,有运行日志 2.建有污水处理设施并运转正常,有运行日志与监测的原始记录 3.医疗废物处理符合环保要求,无环保安全事故
	推荐标准(达到良好层次的能力标准): 在达到基本标准设置的基础上,定期开展医疗废物处置和污水处理的培训,并有记录
	卓越标准(达到优秀层次的能力标准): 在达到推荐标准设置的基础上 1.医疗废物全部由医疗废物集中处置单位集中进行处置 2.定期对污水进行相关监测,并达标 3.有根据监管情况改进工作的具体措施并得到落实

4.综合管理

(1)人员管理

绩效考核制度	基本标准(必须达到的最低能力标准): 1.建立人力资源管理制度,包括考核、培训、继续教育等 2.有基于医德医风、服务质量和数量并综合考虑岗位、技术、资历、风险和政策倾斜的绩效考核方案 3.绩效考核公平、公开、公正,考核结果与岗位聘用、职称晋升、个人薪酬挂钩
	推荐标准(达到良好层次的能力标准): 在达到基本标准设置的基础上 1.绩效分配方案体现多劳多得、优绩优酬,向重点工作岗位倾斜,合理拉开差距 2.对绩效考核方案动态调整,考核公平合理
	卓越标准(达到优秀层次的能力标准): 在达到推荐标准设置的基础上,用信息化手段开展绩效考核
人才队伍建设	基本标准(必须达到的最低能力标准): 1.制定乡镇卫生院人才培养发展计划 2.每年组织卫生技术人员(至少1名)到区县级及以上医疗卫生机构进修 3.做好专业技术人员岗前培训,新员工须经卫生法律法规培训后方可上岗
	推荐标准(达到良好层次的能力标准): 在达到基本标准设置的基础上 1.人才梯队建设合理,满足乡镇卫生院持续发展需要,按规定选派符合条件的临床医师参加住院规范化培训或助理全科医生培训 2.在岗人员按照规定完成医学继续教育要求的相应学分,学分达标率≥80%
	卓越标准(达到优秀层次的能力标准): 在达到推荐标准设置的基础上 1.有人才引进优惠政策 2.在岗人员按照规定完成医学继续教育要求的相应学分,学分达标率≥90%

(2)财务管理

财务管理	基本标准(必须达到的最低能力标准): 1.根据相关法律法规的要求,制定符合实际的财务管理制度,加强预算管理 2.全面落实价格公示制度,收费价格透明 3.健全固定资产管理制度,有固定资产明细目录,台账完整,账物相符 4.财务人员配置到位,财务集中核算管理的机构配备经过培训合格的报账员
	推荐标准(达到良好层次的能力标准): 在达到基本标准设置的基础上 1.认真执行乡镇卫生院财务年度预算,定期进行经济(财务)运行分析,有分析报告 2.有内部监督制度和经济责任制,定期开展财务管理制度培训
	卓越标准(达到优秀层次的能力标准): 在达到推荐标准设置的基础上,有定期财务管理总结分析报告,持续改进财务工作

(3)后勤服务管理

后勤服务管理	基本标准(必须达到的最低能力标准): 1.有水、电、气、电梯等后勤保障的操作规范和消防安全管理制度,有明确的故障报修、排查、处理流程 2.水、电、气供应的关键部位和机房有规范的警示标志,定期进行检查、维护和保养 3.制定耗材、物资和设备采购计划,加强后勤物资管理
	推荐标准(达到良好层次的能力标准): 在达到基本标准设置的基础上 1.有节能降耗、控制成本的措施和目标,并落实到相关科室 2.有后勤安全保障应急预案,并组织演练
	卓越标准(达到优秀层次的能力标准): 在达到推荐标准设置的基础上,根据演练效果和定期检查情况,制定改进措施并落实

（4）信息管理

信息系统建设	基本标准（必须达到的最低能力标准）： 1.制定保障信息系统建设、管理和信息资源共享的相关制度 2.设置信息化管理专（兼）职机构或人员 3.建立财务、药房、门诊、住院、检验、放射等信息系统，满足基本医疗和公共卫生服务功能需求 4.定期召开信息化建设专题会议，建立信息使用与信息管理部门沟通协调机制
	推荐标准（达到良好层次的能力标准）： 在达到基本标准设置的基础上 1.机构内医疗、健康档案、公共卫生、检查检验等信息互联互通 2.信息系统支持运行、管理、监管及签约服务等业务
	卓越标准（达到优秀层次的能力标准）： 在达到推荐标准设置的基础上 1.信息系统支持双向转诊和远程医疗的开展 2.系统具备临床决策支持功能 3.建立统一的基层医疗卫生机构信息系统，部署区县级及以上的全民健康信息平台
信息安全	基本标准（必须达到的最低能力标准）： 1.有加强信息安全的相关制度 2.有保障信息系统安全措施和应急处理预案，具有防灾备份系统，实现网络运行监控，有防病毒、防入侵措施 3.有信息网络运行、设备管理和维护，系统更新、增补记录
	推荐标准（达到良好层次的能力标准）： 在达到基本标准设置的基础上，信息安全采用身份认证、权限控制，保障网络信息安全和病人隐私
	卓越标准（达到优秀层次的能力标准）： 在达到推荐标准设置的基础上 1.有信息安全运行应急演练 2.具有防灾备份系统

(5)行风管理

医德医风管理	基本标准(必须达到的最低能力标准): 1.加强医德医风建设,建立医德考评公示制度 2.医德考评结果与医务人员晋职晋升、评先评优、绩效工资等衔接 3.设置投诉电话或举报箱,及时处理群众投诉
	推荐标准(达到良好层次的能力标准): 在达到基本标准设置的基础上,医德医风建设有成效,对优秀科室及先进个人,制定宣传、表彰、奖励措施并落实
	卓越标准(达到优秀层次的能力标准): 在达到推荐标准设置的基础上,相关工作得到县(区)级及以上政府相关部门表彰

(6)乡村卫生服务一体化管理

乡村卫生服务一体化管理	基本标准(必须达到的最低能力标准): 1.实施辖区内乡村卫生服务一体化管理 2.承担对村卫生室的业务指导、考核和乡村医生业务培训
	推荐标准(达到良好层次的能力标准): 在达到基本标准设置的基础上,组织乡村医生每月召开例会,并有记录
	卓越标准(达到优秀层次的能力标准): 达到推荐标准设置的基础上,乡镇卫生院定期对村卫生室工作情况进行检查,并督促持续改进

(7)分工协作管理

分工协作	基本标准(必须达到的最低能力标准): 1.建立分工协作制度,与其他医疗卫生机构建立长期稳定的协作机制 2.以业务、技术、管理等为纽带,探索建立包括医疗联合体、医共体、双向转诊在内的多种分工协作模式
	推荐标准(达到良好层次的能力标准): 在达到基本标准设置的基础上,通过分工协作,卫生院服务能力得到提升
	卓越标准(达到优秀层次的能力标准): 在达到推荐标准设置的基础上,取得良好的社会效益和经济效益,群众满意度得到提升

(三)社区卫生服务站的服务能力标准

1.资源配置

科室设置	基本标准(必须达到的最低能力标准): 1.设有全科诊室、治疗室、处置室、预防保健室、健康信息管理室 2.设站办、党办、医务、护理、财务、病案管理、信息、院感、医保结算等专(兼)职岗位
	推荐标准(达到良好层次的能力标准): 在达到基本标准设置的基础上 1.能够设置药房、检验室 2.设置儿童保健室、妇女保健(计划生育指导)室等
	卓越标准(达到优秀层次的能力标准): 1.达到推荐标准设置的基础上,能够设置中医综合服务区 2.增设健康小屋,预防保健特色科室
设施设备[①]	基本标准(必须达到的最低能力标准): 1.建筑面积不少于150平方米,布局合理,充分体现保护患者隐私、无障碍设计要求,并符合国家卫生学标准 2.基本设备:诊断床、听诊器、血压计、体温计、心电图机、观片灯、体重身高计、血糖仪、出诊箱、治疗推车、急救箱、供氧设备、电冰箱、脉枕、针灸器具、火罐、必要的消毒灭菌设施、药品柜、档案柜、电脑及打印设备、电话等通信设备、健康教育影像设备 3.观察室(健康教育室):观察床2~4张,配备基本床单元设施(床头柜、陪护椅、输液架),被服按观察床数量1:2配套
	推荐标准(达到良好层次的能力标准): 1.建筑面积150~220平方米,科学布局,充分体现保护患者隐私、无障碍设计要求,并符合国家卫生学标准 2.B超机、听(视)力测查工具、疫苗标牌、冷藏包、运动治疗和功能测评类等基本康复训练和理疗设备 3.厕所达到无害化标准;候诊椅数量足够、舒适度较好;有必要的取暖、制冷设备
	卓越标准(达到优秀层次的能力标准): 在达到推荐标准设置的基础上 1.建筑面积超过220平方米,科学、温馨的现代化布局 2.有与开展的工作相应的其他设备
人员配备	基本标准(必须达到的最低能力标准): 1.至少配备2名执业范围为全科医学专业的临床类别、中医类别执业医师 2.至少有1名中级以上任职资格的执业医师;至少有1名能够提供中医药服务的执业医师 3.每名执业医师至少配备1名注册护士 4.其他人员按需配备

①基本标准基于卫生部、国家中医药管理局《关于印发城市社区卫生服务中心、站基本标准的通知》(卫医发〔2006〕240号)文件标准。

续表

人员配备	推荐标准(达到良好层次的能力标准): 在达到基本标准设置的基础上,大专及以上学历卫生技术人员比例50%以上;辖区内每万服务人口注册全科医师数不少于2人
	卓越标准(达到优秀层次的能力标准): 1.执业(助理)医师中本科及以上学历人员比例达到50%以上 2.中级职称及以上卫生技术人员比例达到20%,并有1名中级及以上执业护士

2.基本医疗服务能力

(1)服务方式

门急诊服务	基本标准(必须达到的最低能力标准): 1.患者就诊方便,有导诊指示图,诊室标志清楚,设施设置人性化 2.能提供一般常见病、多发病诊治和慢性病管理 3.危重病人的现场救治及转诊 5.基本急救设备配置和药品配备符合国家规定,且运行状况好
	推荐标准(达到良好层次的能力标准): 在达到基本标准设置的基础上 1.设立候诊区,开展导诊、分诊服务,提供轮椅、担架等便民设施 2.能实现挂号、收费、医保结算等一站式服务 3.有急诊登记资料,能够对患者的来源、去向及急救的全过程追溯
	卓越标准(达到优秀层次的能力标准): 在达到推荐标准设置的基础上 1.有缩短患者等候时间的措施 2.独立设置急诊科 3.职能部门对门急诊管理工作有评价,能持续改进门急诊工作质量
家庭医生签约服务	基本标准(必须达到的最低能力标准): 1.合理组建家庭医生签约服务团队 2.明确划分家庭医生服务责任区域 3.明确签约服务包的内容(包含中医药服务) 4.签订签约服务协议 5.按照协议提供服务 6.每个家庭医生团队都有能够提供中医药服务的医师

续表

家庭医生签约服务	推荐标准(达到良好层次的能力标准): 在达到基本标准设置的基础上 1.签约服务覆盖率达到30%以上 2.重点人群签约服务覆盖率达到60%以上 3.签约居民续约率达到70%以上 4.每个签约服务团队服务人口不超过2000人 5.以需求为导向,针对不同人群提供相应的个性化服务
	卓越标准(达到优秀层次的能力标准): 在达到推荐标准设置的基础上,签约居民续约率达到80%以上
转诊服务	基本标准(必须达到的最低能力标准): 1.至少有1家相对固定的转诊医院,签订双向转诊协议 2.有转诊记录可查 3.建立双向转诊制度并落实 4.接收上级医院下转的疾病恢复期病人
	推荐标准(达到良好层次的能力标准): 在达到基本标准设置的基础上 1.转诊机构之间有转诊信息反馈机制 2.能提供上级医院预约挂号服务 3.有转诊信息系统
	卓越标准(达到优秀层次的能力标准): 在达到推荐标准设置的基础上,能提供上级医院预约检查、预约住院服务
家庭病床服务	基本标准(必须达到的最低能力标准): 1.建立家庭病床医疗协作网络 2.配备出诊的设施设备,能开展出诊医疗服务 3.有专(兼)职人员负责家庭出诊服务
	推荐标准(达到良好层次的能力标准): 在达到基本标准设置的基础上 1.不断完善和及时改进设施设备、信息技术 2.通信网络和诊疗装置维护完好,能接受上级医院提供的远程医疗服务
	卓越标准(达到优秀层次的能力标准): 在达到推荐标准设置的基础上,相关职能部门定期进行成效评价,有记录,对存在的问题有改进措施

（2）服务内容和水平

病种	基本标准（必须达到的最低能力标准）： 至少能够识别和初步诊治 50 种常见病、多发病
	推荐标准（达到良好层次的能力标准）： 在达到基本标准设置的基础上，至少能够识别和初步诊治 60 种常见病、多发病
	卓越标准（达到优秀层次的能力标准）： 在达到推荐标准设置的基础上，至少能够识别和初步诊治 100 种常见病、多发病
急救服务	基本标准（必须达到的最低能力标准）： 1. 提供急诊服务，具备急救能力，能对循环系统、呼吸系统急危重症患者和肾功能衰竭、急性中毒、休克及一般急危重症患者做出初步诊断和急救处理 2. 医务人员应掌握心肺复苏术；能够开展清创、缝合、止血、包扎、简易骨折固定（如夹板外固定等）等急救技术 3. 急救药品配备齐全，定期更新（确保在有效期内），急救物品完好率 100% 4. 每年至少组织 1 次急救演练
	推荐标准（达到良好层次的能力标准）： 在达到基本标准设置的基础上 1. 对急性创伤、急诊分娩、急性心肌梗死、急性脑卒中、急性颅脑损伤、高危新生儿等重点病种具备初步识别与处理能力 2. 急救体系相关责任部门管理人员知晓履职要求，监管措施落实到位 3. 建立危重患者“绿色转诊通道”
	卓越标准（达到优秀层次的能力标准）： 在达到推荐标准设置的基础上 1. 建立和上级医院的协作机制，相关部门责任明确，各司其职，确保患者能够获得连贯、及时、有效的救治 2. 医务人员急诊诊疗情况有登记与分析评价，对存在问题与缺陷有改进措施，持续改进急诊服务有成效
全科医疗服务	基本标准（必须达到的最低能力标准）： 1. 开展一般常见病、多发病的临床诊疗服务和连续的健康管理服务 2. 能进行腹痛、腹泻、发热、贫血、咳嗽等常见症状的初步鉴别诊断 3. 对诊断明确的高血压、2 型糖尿病等慢性病提供健康管理服务

续表

全科医疗服务	推荐标准(达到良好层次的能力标准): 在达到基本标准设置的基础上 1.对诊断明确的冠状动脉粥样硬化性心脏病、慢性阻塞性肺疾病、脑卒中康复期、晚期肿瘤、慢性肾功能衰竭等疾病,能提供健康管理服务 2.能完成外科止血、缝合、包扎、骨折固定、转运等处理 3.提供儿童常见疾病诊疗服务
	卓越标准(达到优秀层次的能力标准): 在达到推荐标准设置的基础上 1.定期对服务质量进行分析并持续改进 2.提供眼、耳鼻喉、烧伤等其他临床专科服务
中医医疗服务	基本标准(必须达到的最低能力标准): 1.有具备资质的中医师 2.能辨证施治内、外、妇、儿科的常见病、多发病
	推荐标准(达到良好层次的能力标准): 在达到基本标准设置的基础上 1.提供合格的中药饮片,并提供代煎服务 2.能够规范开展6类以上中医药技术方法,开展2种以上慢性病(高血压、2型糖尿病等)中医药养生保健服务 3.对重点人群和慢性病患者进行中医药健康管理
	卓越标准(达到优秀层次的能力标准): 在达到推荐标准设置的基础上 1.能够积极运用中医治未病理论和方法,提供中医药养生保健服务 2.定期进行医疗质量分析和持续改进

(3)检验检查服务

检验、检查项目	基本标准(必须达到的最低能力标准): 开展血常规、尿常规、便常规、血糖检测等检验项目
	推荐标准(达到良好层次的能力标准): 在达到基本标准设置的基础上,开展心电图、B超检查等服务
	卓越标准(达到优秀层次的能力标准): 在达到推荐标准设置的基础上 1.对服务站临床诊疗临时需要,而不能提供的特殊检验项目,可委托上级医院或第三方检测中心等单位提供服务,或机构联合开展服务,但应签署机构之间的委托服务协议,必须有室内质控与室间质评,以及结果回报时限等保证条款 2.根据临床科室需求,经论证后及时推出新项目

3.业务管理能力

执业与诊疗规范管理	基本标准(必须达到的最低能力标准): 1.执行医疗技术准入及监督管理相关制度 2.执行卫生技术人员执业资格审核与执业准入相关规定 3.医务人员应当遵循临床诊疗指南、临床技术操作规范、行业标准和临床路径等有关要求开展诊疗工作 4.定期对相关人员进行培训、考核,知识更新及时
	推荐标准(达到良好层次的能力标准): 在达到基本标准设置的基础上 1.在服务站醒目位置公布诊疗科目、诊疗时间和收费标准,接受公众监督 2.对全站卫生技术人员执业监管有记录 3.根据医学发展和本院实际,及时补充完善诊疗规范
	卓越标准(达到优秀层次的能力标准): 对科室诊疗活动进行全程管理,发现问题,及时整改
医疗质量管理	基本标准(必须达到的最低能力标准): 1.有完善的质量管理规章制度,并有明确的核心制度 2.有持续改进实施方案及配套制度、考核标准和质量指标 3.有医疗质量管理的考核体系和管理流程 4.有机构及科室的相关培训制度,医务人员掌握并遵循本岗位相关制度
	推荐标准(达到良好层次的能力标准): 在达到基本标准设置的基础上 1.各项医疗质量管理制度,重点是核心制度,能覆盖机构医疗全过程 2.利用多种形式对医疗质量控制结果及成效进行反馈通报
	卓越标准(达到优秀层次的能力标准): 1.定期修订和及时更新制度 2.对方案执行、制度落实有监督、检查分析、总结、反馈及改进措施,医疗质量持续改进效果明显
临床检验管理	基本标准(必须达到的最低能力标准): 1.按照《医疗机构临床实验室管理办法》的要求,实验室集中设置,统一管理 2.有实验室安全管理制度和流程 3.检验室质量控制相关制度以及实验室生物安全管理制度健全 4.检验报告单格式规范、统一,有书写制度

续表

	推荐标准(达到良好层次的能力标准): 在达到基本标准设置的基础上 1.开展安全制度与流程管理培训,相关人员知晓本岗位的履职要求 2.能定期开展室内质控和室间质评工作 3.科室人员定期自查、反馈、整改
	卓越标准(达到优秀层次的能力标准): 科室人员定期自查、反馈、整改
首诊负责制度	基本标准(必须达到的最低能力标准): 1.建立首诊负责制度,有首诊处理流程 2.制定转科、转院程序和流程
	推荐标准(达到良好层次的能力标准): 在达到基本标准设置的基础上 1.医务人员应知晓和掌握首诊负责制度和处理流程 2.首诊负责制在日常工作中得到完全落实
	卓越标准(达到优秀层次的能力标准): 职能部门履行监管职责,对落实情况有评价,持续改进
医疗文书书写管理	基本标准(必须达到的最低能力标准): 1.有医疗文书书写相关的管理制度 2.医务人员知晓病历书写基本规范管理制度 3.医疗文书书写符合《病历书写基本规范》《处方管理办法》等相关规定 4.规范填写居民健康档案,符合《国家基本公共卫生服务规范》要求
	推荐标准(达到良好层次的能力标准): 在达到基本标准设置的基础上,定期开展病历展评,将病历质量评价结果用于临床医师技能考核,并有反馈
	卓越标准(达到优秀层次的能力标准): 医疗文书书写合格率不低于90%
中医管理	基本标准(必须达到的最低能力标准): 1.有中医科的工作制度、岗位职责及体现中医特色的诊疗规范,并落实 2.根据中医特色,开展中医药人员培训与教育活动,并有相关记录 3.相关人员知晓上述制度、本岗位职责及诊疗规范 4.按中医病历书写规范书写医疗文书
	推荐标准(达到良好层次的能力标准): 在达到基本标准设置的基础上,科室内定期自查、评估、分析、整改
	卓越标准(达到优秀层次的能力标准): 职能部门履行监管职责、定期评价、分析、反馈,质量持续改进有成效

续表

处方管理	基本标准(必须达到的最低能力标准): 1.根据《处方管理办法》,制定本站处方管理实施细则,对注册执业(助理)医师处方权、医嘱或处方开具等有明确要求 2.按《医院处方点评管理办法(试行)》等文件的要求制定处方点评制度并实施
	推荐标准(达到良好层次的能力标准): 在达到基本标准设置的基础上 1.处方评价结果纳入质量考核目标,实行奖惩管理 2.对不合理处方进行干预,并有记录可查
	卓越标准(达到优秀层次的能力标准): 在达到推荐标准设置的基础上,有案例证实,根据点评结果,落实整改措施,持续促进合理用药
消毒及灭菌工作管理	基本标准(必须达到的最低能力标准): 1.有满足消毒要求的消毒设备、设施与消毒剂(可依托有资质的第三方机构) 2.定期对有关设备设施进行检测、对消毒剂的浓度和有效性等进行监测 3.有卫生站消毒与隔离工作制度和落实措施
	推荐标准(达到良好层次的能力标准): 在达到基本标准设置的基础上,职能部门对医用耗材、消毒隔离相关产品的采购质量有监管,对设备设施及消毒剂检测结果进行定期分析,有总结、反馈,及时整改
	卓越标准(达到优秀层次的能力标准): 职能部门履行监管职责,对落实情况有评价,持续改进
医疗废物处置和污水处理	基本标准(必须达到的最低能力标准): 1.医疗废物分类收集,并与生活垃圾分开存放,医疗废物的处理符合《医疗废物处理条例》要求,有运行日志 2.建有污水处理设施并运转正常,有运行日志与监测的原始记录 3.医疗废物处理符合环保要求,无环保安全事故
	推荐标准(达到良好层次的能力标准): 在达到基本标准设置的基础上,定期开展医疗废物处置和污水处理的培训,并有记录
	卓越标准(达到优秀层次的能力标准): 在达到推荐标准设置的基础上 1.医疗废物全部由医疗废物集中处置单位集中进行处置 2.定期对污水进行相关监测,并达标 3.有根据监管情况改进工作的具体措施并得到落实

(四)村卫生室服务能力标准

1.资源配置

科室设置	基本标准(必须达到的最低能力标准): 设有诊断室、治疗室、药房、预防保健室、健康信息管理室
	推荐标准(达到良好层次的能力标准): 设置儿童保健室、妇女保健(计划生育指导)室等
	卓越标准(达到优秀层次的能力标准): 在达到推荐标准设置的基础上,设置中医综合服务区,增设健康小屋、预防保健特色科室
设施设备[①]	基本标准(必须达到的最低能力标准): 1.每个卫生室建筑面积至少在60平方米以上。诊断室、治疗室、药房、观察室等分割分设,并与生活区分开独立设置。四室内墙光洁,地面硬化且防潮、卫生,器械干净整洁,物品摆放有序 2.基本设备:诊断床1张,诊断桌椅2套,资料柜1个,体温计、听诊器、压舌板、手电筒、出诊箱、身高体重计、紫外线消毒灯(或车)、有盖污物桶等器械、器物,治疗台和中、西药品柜(厨)至少各1个,消毒盛器、有盖方盘、氧气袋、各种规格一次性注射器至少50支、输液器、治疗盘、紫外线灯、地站灯等,一般性外科处置器械一套,健康教育宣传挂图若干、健康教育影像设备一套 3.观察室(健康教育室):观察床2~4张,配备观察床单元设施(床头柜、输液架等),被服按观察床数量1:2配套,不设病床
	推荐标准(达到良好层次的能力标准): 1.建筑面积60~100平方米,科学布局,并符合国家卫生学标准 2.可进行心电图、心率、血糖、血压、血氧饱和度、尿常规等多项常规检测的健康一体机、听(视)力测查工具、疫苗标牌、冷藏包、运动治疗和功能测评类等基本康复训练和理疗设备 3.厕所达到无害化标准;有必要的取暖、制冷设备
	卓越标准(达到优秀层次的能力标准): 在达到推荐标准设置的基础上 1.建筑面积超过100平方米,科学、温馨的布局,环境美化,整洁 2.有与开展工作相应的其他设备
人员配备	基本标准(必须达到的最低能力标准): 至少配备1名执业范围为全科医学专业的临床类别、中医类别执业的乡村医生

①村卫生室设施设备目前国家没有统一的标准,此处根据调研中收集的信息综合而成。

续表

人员配备	推荐标准(达到良好层次的能力标准): 在达到基本标准设置的基础上 1.村医达到大专及以上学历 2.至少有1名能够提供中医药服务的执业医师
	卓越标准(达到优秀层次的能力标准): 1.执业(助理)村医有全科医学专业大专及以上学历 2.配备1名注册护士

2.基本医疗服务能力

(1)服务方式

上门急诊服务	基本标准(必须达到的最低能力标准): 1.患者就诊方便,诊室标志清楚,设施设置人性化 2.能提供一般常见病、多发病诊治和慢性病管理 3.危重病人的现场救治及转诊 4.基本急救设备配置和药品配备符合国家规定,且运行状况好
	推荐标准(达到良好层次的能力标准): 在达到基本标准设置的基础上 1.提供轮椅、担架等便民设施 2.有急诊登记资料,能够对患者的来源、去向及急救的全过程追溯
	卓越标准(达到优秀层次的能力标准): 在达到推荐标准设置的基础上,职能部门对门急诊管理工作有评价,能持续改进门急诊工作质量
家庭医生签约服务	基本标准(必须达到的最低能力标准): 1.合理组建家庭医生签约服务团队 2.明确划分家庭医生服务责任区域 3.明确签约服务包的内容(包含中医药服务) 4.签订签约服务协议 5.按照协议提供服务 6.每个家庭医生团队都有能够提供中医药服务的医师
	推荐标准(达到良好层次的能力标准): 在达到基本标准设置的基础上 1.签约服务覆盖率达到30%以上 2.重点人群签约服务覆盖率达到60%以上 3.签约居民续约率达到70%以上 4.每个签约服务团队服务人口不超过2000人 5.以需求为导向,针对不同人群提供相应的个性化服务

续表

家庭医生签约服务	卓越标准(达到优秀层次的能力标准): 在达到推荐标准设置的基础上,签约居民续约率达到80%以上
转诊服务	基本标准(必须达到的最低能力标准): 1.至少有1家相对固定的转诊医院,签订双向转诊协议 2.有转诊记录可查 3.建立双向转诊制度并落实 4.接收上级医院下转的疾病恢复期病人
	推荐标准(达到良好层次的能力标准): 在达到基本标准设置的基础上 1.转诊机构之间有转诊信息反馈机制 2.能提供上级医院预约挂号服务 3.有转诊信息系统
	卓越标准(达到优秀层次的能力标准): 在达到推荐标准设置的基础上,能提供上级医院预约检查、预约住院服务
家庭病床服务	基本标准(必须达到的最低能力标准): 1.配备出诊的设施设备,能开展出诊医疗服务 2.有专(兼)职人员负责家庭出诊服务
	推荐标准(达到良好层次的能力标准): 在达到基本标准设置的基础上 1.不断完善和及时改进设施设备、信息技术 2.通信网络和诊疗装置维护完好,能接受上级医院提供的远程医疗服务
	卓越标准(达到优秀层次的能力标准): 在达到推荐标准设置的基础上,相关职能部门定期进行成效评价,有记录,对存在的问题有改进措施

(2)服务内容和水平

病种	基本标准(必须达到的最低能力标准): 至少能够识别和初步诊治50种常见病、多发病
	推荐标准(达到良好层次的能力标准): 在达到基本标准设置的基础上,至少能够识别和初步诊治60种常见病、多发病
	卓越标准(达到优秀层次的能力标准): 在达到推荐标准设置的基础上,至少能够识别和初步诊治100种常见病、多发病

续表

急救服务	基本标准(必须达到的最低能力标准): 1.提供急诊服务,具备急救能力,能对循环系统、呼吸系统急危重症患者和肾功能衰竭、急性中毒、休克及一般急危重症患者做出初步诊断和急救处理 2.医务人员应掌握心肺复苏术;能够开展清创、缝合、止血、包扎、简易骨折固定(如夹板外固定等)等急救技术 3.急救药品配备齐全,定期更新(确保在有效期内),急救物品完好率100% 4.每年至少组织1次急救培训及演练
	推荐标准(达到良好层次的能力标准): 在达到基本标准设置的基础上,对急性创伤、急诊分娩、急性心肌梗死、急性脑卒中、急性颅脑损伤、高危新生儿等重点病种具备初步识别与处理能力
	卓越标准(达到优秀层次的能力标准): 在达到推荐标准设置的基础上 1.建立和上级医院的协作机制,相关部门责任明确,各司其职,确保患者能够获得连贯、及时、有效的救治 2.村医急诊诊疗情况有登记与分析评价,对存在的问题与缺陷有改进措施,持续改进急诊服务有成效
全科医疗服务	基本标准(必须达到的最低能力标准): 1.开展一般常见病、多发病的临床诊疗服务和连续的健康管理服务 2.能进行腹痛、腹泻、发热、贫血、咳嗽等常见症状的初步鉴别诊断 3.对诊断明确的高血压、2型糖尿病等慢性病提供健康管理服务
	推荐标准(达到良好层次的能力标准): 在达到基本标准设置的基础上 1.对诊断明确的冠状动脉粥样硬化性心脏病、慢性阻塞性肺疾病、脑卒中康复期、晚期肿瘤、慢性肾功能衰竭等疾病,能提供健康管理服务 2.能完成外科止血、缝合、包扎、骨折固定、转运等处理 3.提供儿童常见疾病诊疗服务
	卓越标准(达到优秀层次的能力标准): 在达到推荐标准设置的基础上 1.定期对服务质量进行分析并持续改进 2.提供眼、耳鼻喉、烧伤等其他临床专科服务
中医医疗服务	基本标准(必须达到的最低能力标准): 1.有具备资质的中医师 2.能辨证施治内、外、妇、儿科的常见病、多发病

续表

中医医疗服务	推荐标准(达到良好层次的能力标准): 在达到基本标准设置的基础上 1.提供合格的中药饮片,并提供代煎服务 2.能够规范开展6类以上中医药技术方法,开展2种以上慢性病(高血压、2型糖尿病等)中医药养生保健服务 3.对重点人群和慢性病患者进行中医药健康管理
	卓越标准(达到优秀层次的能力标准): 在达到推荐标准设置的基础上 1.能够积极运用中医治未病理论和方法,提供中医药养生保健服务 2.定期进行医疗质量分析和持续改进

3.业务管理能力

执业与诊疗规范管理	基本标准(必须达到的最低能力标准): 1.执行医疗技术准入及监督管理相关制度 2.执行卫生技术人员执业资格审核与执业准入相关规定 3.村医应当遵循临床诊疗指南、临床技术操作规范、行业标准和临床路径等有关要求开展诊疗工作 4.村医定期接受乡镇卫生院的培训、考核,知识更新及时
	推荐标准(达到良好层次的能力标准): 在达到基本标准设置的基础上,在卫生室醒目位置公布诊疗科目、诊疗时间和收费标准,接受公众监督
	卓越标准(达到优秀层次的能力标准): 根据医学发展和卫生室实际,及时补充完善诊疗规范
医疗质量管理	基本标准(必须达到的最低能力标准): 1.有完善的质量管理规章制度,并有明确的核心制度 2.有相关培训制度,村医掌握并遵循本岗位相关制度
	推荐标准(达到良好层次的能力标准): 在达到基本标准设置的基础上,定期修订和及时更新制度
	卓越标准(达到优秀层次的能力标准): 对方案执行、制度落实有监督、检查分析、总结、反馈及改进措施,医疗质量持续改进效果明显
首诊负责制度	基本标准(必须达到的最低能力标准): 1.建立首诊负责制度,有首诊处理流程 2.制定转科、转院程序和流程

续表

首诊负责制度	推荐标准(达到良好层次的能力标准): 在达到基本标准设置的基础上 1. 医务人员应知晓和掌握首诊负责制度和处理流程 2. 首诊负责制在日常工作中得到完全落实
	卓越标准(达到优秀层次的能力标准): 职能部门履行监管职责,对落实情况有评价,持续改进
药品管理	基本标准(必须达到的最低能力标准): 1. 严格执行本地区的《乡村医生基本用药目录》内的药品制度,其中西药160种以上,中药或中成药60种以上 2. 有药品采购供应管理制度与流程,有药品贮存相关制度并执行 3. 疫苗的流通、储存、领发、登记及使用等符合有关规定 4. 药品库存量及进出量、调剂室库存量及使用量定期盘点、账物相符 5. 中药饮片相关管理制度健全,采购验收、储存、调剂、煎煮等符合相关规定
	推荐标准(达到良好层次的能力标准): 在达到基本标准设置的基础上,实行药品采购、贮存、供应的乡村一体化管理
	卓越标准(达到优秀层次的能力标准): 在达到推荐标准设置的基础上,持续改进有成效,药品供应、质量和数量管理制度落实到位
医疗文书书写管理	基本标准(必须达到的最低能力标准): 1. 有医疗文书书写相关的管理制度 2. 医务人员知晓病历书写基本规范管理制度 3. 医疗文书书写符合《病历书写基本规范》《处方管理办法》等相关规定 4. 规范填写居民健康档案,符合《国家基本公共卫生服务规范》要求
	推荐标准(达到良好层次的能力标准): 在达到基本标准设置的基础上,定期开展病历展评,将病历质量评价结果用于临床医师技能考核,并有反馈
	卓越标准(达到优秀层次的能力标准): 医疗文书书写合格率不低于90%
中医管理	基本标准(必须达到的最低能力标准): 1. 有中医科的工作制度、岗位职责及体现中医特色的诊疗规范,并落实 2. 根据中医特色,开展中医药人员培训与教育活动,并有相关记录 3. 相关人员知晓上述制度、本岗位职责及诊疗规范 4. 按中医病历书写规范书写医疗文书

续表

中医管理	推荐标准(达到良好层次的能力标准): 在达到基本标准设置的基础上,科室内定期自查、评估、分析、整改
	卓越标准(达到优秀层次的能力标准): 职能部门履行监管职责、定期评价、分析、反馈,质量持续改进有成效
处方管理	基本标准(必须达到的最低能力标准): 根据《处方管理办法》,对乡村医生处方权、医嘱或处方开具等有明确要求
	推荐标准(达到良好层次的能力标准): 在达到基本标准设置的基础上,乡镇卫生院对不合理处方进行干预,并有记录可查
	卓越标准(达到优秀层次的能力标准): 在达到推荐标准设置的基础上,有案例证实,根据点评结果,落实整改措施,持续促进合理用药
消毒及灭菌工作管理	基本标准(必须达到的最低能力标准): 1.有满足消毒要求的消毒设备与消毒剂(可依托有资质的第三方机构) 2.有卫生室消毒工作手册
	推荐标准(达到良好层次的能力标准): 在达到基本标准设置的基础上,乡镇卫生院对卫生室医用耗材、消毒相关产品的采购质量有监管
	卓越标准(达到优秀层次的能力标准): 乡镇卫生院履行监管职责,对落实情况有评价,持续改进
医疗废物处置和污水处理	基本标准(必须达到的最低能力标准): 1.医疗废物分类收集,并与生活垃圾分开存放,医疗废物的处理符合《医疗废物处理条例》要求 2.医疗废物处理符合环保要求,无环保安全事故
	推荐标准(达到良好层次的能力标准): 在达到基本标准设置的基础上,定期开展医疗废物处置和污水处理的培训,并有记录
	卓越标准(达到优秀层次的能力标准): 在达到推荐标准设置的基础上 1.医疗废物全部由医疗废物集中处置单位集中进行处置 2.有根据监管情况改进工作的具体措施并得到落实

（五）诊所的服务能力标准

根据《关于开展促进诊所发展试点的意见》要求，国家卫生健康委和国家中医药管理局组织制定了《诊所改革试点地区中医（综合）诊所基本标准（2019年修订版）》。本文依照这个标准，结合调研中采集的相关信息，从资源配置和医疗服务两个方面描述了中西医综合诊所的基本能力标准。

1.资源配置[①]

科室设置	基本标准（必须达到的最低能力标准）： 设有诊室、治疗室、处置室
	推荐标准（达到良好层次的能力标准）： 设置观察室，其使用面积不少于15平方米
	卓越标准（达到优秀层次的能力标准）： 在达到推荐标准设置的基础上，能够设置中医综合服务区
设施设备[②]	基本标准（必须达到的最低能力标准）： 1.每个卫生室建筑面积在40平方米以上，诊室、治疗室、处置室相互独立且符合卫生学布局及流程，其中治疗室、处置室的使用面积均不少于10平方米 2.基本设备：诊桌、诊椅、诊察床/诊察凳、方盘、纱布罐、脉枕、听诊器、血压计、体温计、压舌板、药品柜、高压灭菌设备、处置台、污物桶、紫外线消毒设备等 3.有与开展诊疗范围相适应的其他设备（包括中医诊疗设备），其中，临床检验、医学影像、心电、病理、消毒供应等与其他医疗机构签订相关服务协议，由其他机构提供服务的，可不配备相关设备 4.急救设备：氧气瓶（袋）、开口器、牙垫、口腔通气道、人工呼吸器等
	推荐标准（达到良好层次的能力标准）： 观察室：观察床2～4张，配备观察床单元设施（床头柜、输液架等），被服按观察床数量1∶2配套，不设病床 厕所达到无害化标准；有必要的取暖、制冷设备
	卓越标准（达到优秀层次的能力标准）： 在达到推荐标准设置的基础上 1.建筑面积超过100平方米，科学、温馨的布局，环境美化、整洁 2.有与开展的工作相应的其他设备

①按照2019年10月国家卫健委发布的《诊所改革试点地区中医（综合）诊所基本标准》及调研资料整理。

②按照2019年10月国家卫健委发布的《诊所改革试点地区中医（综合）诊所基本标准》整理。

续表

人员配备	基本标准(必须达到的最低能力标准): 1.至少有1名取得执业医师资格,经注册后在医疗、保健机构中执业满5年,身体健康的执业医师 2.至少有1名注册护士 3.设医技科室的,每个医技科室至少有1名相应专业的卫生技术人员
	推荐标准(达到良好层次的能力标准): 在达到基本标准设置的基础上,至少有1名能够提供中医药服务的执业医师
	卓越标准(达到优秀层次的能力标准): 在达到推荐标准设置的基础上,至少有1名相当于中级以上的执业医师或中医医师

2.基本医疗服务能力

(1)服务方式

门急诊服务	基本标准(必须达到的最低能力标准): 1.患者就诊方便,诊室标志清楚,设施设置人性化 2.能提供一般常见病、多发病诊治和慢性病管理 3.危重病人的现场救治及转诊 5.基本急救设备配置和药品配备符合国家规定,且运行状况好
	推荐标准(达到良好层次的能力标准): 在达到基本标准设置的基础上 1.提供轮椅、担架等便民设施 2.有急诊登记资料,能够对患者的来源、去向及急救的全过程追溯
	卓越标准(达到优秀层次的能力标准): 在达到推荐标准设置的基础上,职能部门对门急诊管理工作有评价,能持续改进门急诊工作质量
家庭医生签约服务★2016年5月,国务院医改办等7部委联合印发《关于推进家庭医生签约服务的指导意见》中明确鼓励符	基本标准(必须达到的最低能力标准): 1.合理组建家庭医生签约服务团队 2.明确划分家庭医生服务责任区域 3.明确签约服务包的内容(包含中医药服务) 4.签订签约服务协议 5.按照协议提供服务 6.每个家庭医生团队都有能够提供中医药服务的医师

续表

合条件的非政府办医疗卫生机构（含个体诊所）提供签约服务，并享受同样的收付政策	推荐标准（达到良好层次的能力标准）： 在达到基本标准设置的基础上 1.签约服务覆盖率达到30%以上 2.重点人群签约服务覆盖率达到60%以上 3.签约居民续约率达到70%以上 4.每个签约服务团队服务人口不超过2000人 5.以需求为导向，针对不同人群提供相应的个性化服务
	卓越标准（达到优秀层次的能力标准）： 在达到推荐标准设置的基础上，签约居民续约率达到80%以上
转诊服务	基本标准（必须达到的最低能力标准）： 1.至少有1家相对固定的转诊医院，签订双向转诊协议 2.有转诊记录可查 3.建立双向转诊制度并落实 4.接收上级医院下转的疾病恢复期病人
	推荐标准（达到良好层次的能力标准）： 在达到基本标准设置的基础上 1.转诊机构之间有转诊信息反馈机制 2.能提供上级医院预约挂号服务 3.有转诊信息系统
	卓越标准（达到优秀层次的能力标准）： 在达到推荐标准设置的基础上，能提供上级医院预约检查、预约住院服务
家庭病床服务	基本标准（必须达到的最低能力标准）： 1.配备出诊的设施设备，能开展出诊医疗服务 2.有专（兼）职人员负责家庭出诊服务
	推荐标准（达到良好层次的能力标准）： 在达到基本标准设置的基础上 1.不断完善和及时改进设施设备、信息技术 2.通信网络和诊疗装置维护完好，能接受上级医院提供的远程医疗服务
	卓越标准（达到优秀层次的能力标准）： 在达到推荐标准设置的基础上，相关职能部门定期进行评价，有记录，对存在的问题有改进措施

二、分级诊疗制度下基层医疗卫生机构服务能力评价体系的构建

卫生服务能力通常是指医疗卫生服务机构在满足社会医疗卫生服务需求的能力,主要包括医疗服务能力、公共卫生服务能力。在分级诊疗制度下,对不同级别的医疗卫生机构来说,其服务能力是有所区别和偏重的,处于医疗卫生服务体系顶部的综合性大医院和专科医院,要求具有突出的临床医疗服务能力,特别是住院服务能力和治疗重大和疑难疾病的能力,而处于基底部的基层医疗卫生机构,如社区卫生服务站(中心)、乡镇卫生院和村卫生室,则要求具备突出的基本医疗服务能力和公共卫生服务能力。从我国医疗卫生服务体系的发展现状来看,基层医疗卫生机构服务能力是分级诊疗能否真正落地的关键因素。在这种情况下,需要全方位评估基层医疗卫生机构服务现状是否与分级诊疗实施的要求相适宜,能否满足分级诊疗制度下民众对基本医疗卫生服务的需求,有必要对基层卫生服务能力进行全方位综合评估。笔者采用德尔菲法和层次分析法(AHP)构建基层卫生服务能力综合评价指标体系,提高基层卫生服务管理的科学化和规范化程度,同时也为政府相关部门提高基层医疗服务能力提供政策思路。基层医疗卫生机构服务能力评价体系的构建步骤如下:

第一,初步筛选评价指标。通过文献研究,即大量查阅国内外有关医疗卫生服务评价的专著和学术论文等文献资料,了解国内外关于卫生服务评价的指标及方法。基于分级诊疗的背景下我国基层医疗卫生服务能力的要求,确定基层卫生服务能力评价的初选指标,鉴于各类基层医疗卫生机构的功能定位和服务内容,将服务能力评价指标体系分为三大类能力:资源配置能力、基本医疗服务能力、公共卫生服务能力和管理能力,且将每类指标按照不同层次分为三级,从而尽量体现各类基层医疗卫生机构服务能力评价指标体系的全面性、综合性和层次性。

第二,选择评价指标。指标的筛选采用德尔菲法。按照 Likert 五分法设置专家咨询问卷,依据指标的重要性分别赋予1—5分,指标得分越

高表明指标越重要。将设置好的专家咨询问卷发放给专家，请专家打分，并将此作为指标筛选的最终依据。专家咨询法共邀请 43 位专家，专家主要为在基层医疗卫生机构中参与一线工作的卫生技术人员，他们都在基层工作 10 年以上，对基层卫生工作的现实情况非常熟悉和了解。专家咨询分别按两轮进行，两轮问卷的设置方式相同。将评价指标按照专家的打分结果运用 excel 软件进行整理，将不符合筛选条件的指标剔除或者依据专家意见进行修改。

第三，指标权重的确定。本文采用AHP确定指标权重。通过建立层次结构模型、构建判断矩阵、计算最大特征值和特征向量，同时进行一致性检验。其中，判断矩阵的赋值依据各位专家按照指标重要性程度从1—9 两两比较并对判断矩阵赋值。根据各位专家的打分情况，计算得到各项指标的权重值，对专家赋予指标的权重值加权平均，得到最终的判断矩阵。最后，按照 AHP 的计算过程，获得各类基层卫生服务能力指标体系中所有的指标的最终权重结果。

(一)社区卫生服务中心的服务能力评价指标体系构建

1.社区卫生服务中心服务能力的原始评价指标体系

根据社区卫生服务中心的功能定位和服务内容，明确社区卫生服务中心服务能力的基本标准，并在大量文献分析的基础上，充分解析卫生服务能力的内涵和构成要素，结合现场调研和专家访谈，形成社区卫生服务中心的服务能力评价指标，如表4-8 所示。

表4-8　社区卫生服务中心的原始评价指标体系

一级指标	二级指标	三级指标
资源配置能力	基础设施	业务用房面积占总建筑面积比例
		房屋建设达标情况
		临床科室设置数量
		医技科室设置数量
		床位数
	仪器设备	万元以上仪器设备总价值
		10万元以上设备台件数

续表

一级指标	二级指标	三级指标
	药品配备	药品种类和数量
		基本药物使用率
	人力资源	在职卫生技术人员数
		大专及以上学历人数
		中级及以上职称人数
		医护比
		全科医生人数
		接受继续医学教育者所占比例
		派出进修培训半年以上者所占比例
医疗服务能力	门急诊服务	门诊人次数
		门诊患者人均费用
		门诊患者满意度
		医护人员急救知识技能考核合格率
		医生年人均急诊人次数
		家庭出诊服务次数
		年医疗纠纷发生例数
	转诊服务	转诊的上转人数
		转诊的转入人数
		上转诊断正确率
	住院服务	住院患者次均费用
		入出院诊断符合率
		病床使用率
		出院者平均住院日
		住院病人人次数
		住院病人满意度
公共卫生服务能力	预防保健	电子健康档案数
		健康档案使用率
		健康档案建档率
		高血压健康管理人数
		糖尿病健康管理人数
		疫苗接种合格率

续表

一级指标	二级指标	三级指标
		老年人健康管理率
		儿童保健覆盖率
		产后访视次数
		年内传染病和突发公共卫生事件报告及时率
		年内卫生监督协管实地巡查次数
	健康教育	年人均开展健康教育活动人次数
		年发放健康教育资料种数
卫生相关服务能力	培训和指导	全科医生实践培训基地
		对下级卫生站的指导工作
	社区协作★	与社区的企事业单位有合作协议
		开展社区志愿者服务工作

2.社区卫生服务中心服务能力的指标筛选

指标的筛选采用德尔菲法。按照五分法设置咨询问卷，依据指标的重要性分别赋予1—9分，指标得分越高表明指标越重要。将设置好的专家咨询问卷发放给专家，请专家打分，作为指标筛选的主要依据。专家咨询法共邀请11位被调查地区的社区卫生服务中心的管理者和卫生技术人员，专家基本情况如表4–9所示。

表4–9　咨询专家基本情况

指标		人数/位	百分比/%
性别	男	5	45.5
	女	6	54.5
年龄/岁	35—45	3	27.3
	46—55	6	54.5
	56以上	2	18.2
工作年限/年	10—19	2	18.2
	20—29	6	54.5
	30年以上	3	27.3
学历	大专	5	45.5
	本科	5	45.5

续表

指标	人数/位		百分比/%
	研究生	1	9.1
职称	中级	4	36.4
	副高级	6	54.5
	高级	1	9.1
工作领域	医院管理	3	27.3
	基层卫生服务	8	72.7

经过两轮专家咨询法，按照相关统计要求，将专家的打分结果运用excel软件进行整理，计算各项指标的均值以及变异系数。按照指标筛选标准，结合专家意见共删除2项二级指标、6项三级指标。专家认为指标“床位数”表达不准确，建议改为“实际拥有床位数”，“万元以上仪器设备总价值”有精确统计上的估价误差，建议改为“万元以上仪器设备总台数”，“在职卫生技术人员数”改为“卫生技术人员占比”更能反映人力资源结构，“高血压健康管理人数”“糖尿病健康管理人数”只能衡量健康管理的人数，无法对比各基层医疗卫生机构健康管理的实际工作效果，建议将2个指标修改为“高血压患者规范健康管理率”“糖尿病患者规范健康管理率”。经过两轮专家咨询后，分级诊疗下社区卫生服务中心服务能力评价指标确定，共计54个指标，其中一级指标4个、二级指标9个、三级指标41个，如表4-10所示。

表4-10　社区卫生服务中心的评价指标体系

一级指标	二级指标	三级指标
资源配置能力A_1	基础设施B_1	业务用房面积占总建筑面积比例
		临床科室设置数量
		医技科室设置数量
		实际拥有床位数
	仪器设备B_2	万元以上仪器设备台数
		10万元以上设备台数
	人力资源B_3	卫生技术人员占全员职工比例
		大专及以上学历人数
		中级及以上职称人数
		全科医生人数
		医护比

续表

一级指标	二级指标	三级指标
		派出进修培训半年以上者所占比例
医疗服务能力 A_2	门急诊服务 B_4	门诊患者人均费用
		门诊人次数
		门诊患者满意度
		医护人员急救知识技能考核合格率
		医生年人均急诊人次数
		年医疗纠纷发生例数
		家庭出诊服务次数
	转诊服务 B_5	转诊的上转人数
		转诊的转入人数
		上转诊断的正确率
	住院服务 B_6	病床使用率
		住院病人满意度
		入出院诊断符合率
		出院者平均住院日
		住院患者次均费用
公共卫生服务能力 A_3	预防保健 B_7	电子健康档案数
		电子健康档案使用率
		65岁以上老年人健康管理率
		糖尿病患者规范健康管理率
		高血压患者规范健康管理率
		疫苗接种合格率
		儿童保健覆盖率
		产后访视次数
		年内传染病和突发公共卫生事件报告及时率
		年内卫生监督协管实地巡查次数
	健康教育 B_8	年人均开展健康教育活动人次数
		年发放健康教育资料种数
卫生相关服务能力 A_4	培训和指导 B_9	全科医生实践培训基地
		对下级卫生站的指导工作

3.确定指标权重

按照AHP的计算过程，根据各位专家的打分情况，计算得到各项指标的权重值，如表4-11所示。

表4-11 各判断矩阵特征向量指标值

矩阵	T—A	B_1-C	B_2-C	B_3-C	B_4—C	B_5—C	B_6—C	B_7—C	B_8—C	B_9—C
特征值	0.241	0.073	0.667	0.049	0.028	0.400	0.110	0.230	0.500	0.500
	0.335	0.554	0.333	0.206	0.260	0.400	0.263	0.217	0.500	0.500
	0.335	0.248		0.206	0.200	0.200	0.475	0.044		
	0.089	0.126		0.342	0.110		0.055	0.024		
				0.075	0.140		0.090	0.034		
				0.122	0.230			0.137		
					0.028			0.101		
								0.083		
								0.070		
								0.061		
检验系数 CR<0.01	0.056	0.074	0.000	0.012	0.053	0.000	0.016	0.067	0.000	0.000

矩阵	A_1—B	A_2—B	A_3—B	A_4—B
特征值	0.429	0.333	0.750	1.000
	0.142	0.333	0.250	
	0.429	0.333		
检验系数 CR<0.01	0.078	0.000	0.000	0.000

以上矩阵的一致性检验均通过，指标综合权重结果如表 4-12 所示。按照创建的社区卫生服务中心服务能力评估指标体系，各中心可以运用加权 TOPSIS 法以及秩和比法对卫生服务中心进行综合评估，找寻差异，为加强基层卫生服务能力提出相应的改进措施。从指标体系综合权重结果来看，参与打分的专家们基本都是在基层卫生系统工作10年以上的一线技术人员，对基层卫生服务的现况非常熟悉，在调研对社区卫生服务中心服务能力的指标及其重要程度的判断中，有9位专家认为卫生服务中心的医疗服务和公共卫生服务的地位和重要性是相同的，这和笔者预期的情况有所不同。笔者在研究分级诊疗制度下基层医疗卫生机构的功能和服务内容时，判定医疗服务能力更能促进分级诊疗的实现。从后面对乡镇卫生院的调研和专家打分的情况来分析，乡镇卫生院的专家更趋向看重医疗服务能力。对于这种差异产生的原因，可能是这两类基

层医疗卫生机构的历史和地理位置因素影响：首先，乡镇卫生院的发展历史早于城市的社区卫生服务站（中心），其建立之初就承担着农村地区的医疗工作，尽管后来又承担了公共卫生的任务，但是随着城镇化一些乡镇卫生院也逐渐转型为社区卫生服务中心，目前大多数乡镇卫生院仍然把医疗服务作为重要的服务内容，这和一开始就被赋予预防、保健和医疗服务的社区卫生服务中心是有所不同的。另外，由于社区卫生服务中心一般处于城市，周围围绕着大医院和专科医院，这样的医疗资源布局使得社区服务中心的医疗服务没有竞争优势，这也解释了两者在权重上的差异。

表4-12 社区卫生服务中心的评价指标体系及权重

一级指标	二级指标	三级指标	综合权重
资源配置能力 A_1 0.254	基础设施 B_1 0.429	业务用房面积占总建筑面积比例 0.073	0.008
		临闲科室设置数量 0.554	0.057
		医技科室设置数量 0.248	0.006
		实际拥有床位数 0.126	0.013
	仪器设备 B_2 0.142	万元以上仪器设备台数 0.667	0.023
		10万元以上设备台数 0.333	0.011
	人力资源 B_3 0.429	卫生技术人员占全员职工比例 0.049	0.005
		大专及以上学历人数 0.206	0.021
		中级及以上职称人数 0.206	0.021
		全科医生人数 0.342	0.031
		医护比 0.075	0.008
		派出进修培训半年以上者比例 0.122	0.013
医疗服务能力 A_2 0.335	门急诊服务 B_4 0.595	门诊患者人均费用 0.028	0.006
		门诊人次数 0.260	0.12
		门诊患者满意度 0.200	0.199
		医护人员急救知识技能考核合格率 0.110	0.022
		医生年人均急诊人次数 0.140	0.028
		年医疗纠纷发生例数 0.230	0.046
		家庭出诊服务次数 0.028	0.006

续表

一级指标	二级指标	三级指标	综合权重
	转诊服务 B_5 0.347	转诊的上转人数 0.400	0.046
		转诊的转入人数 0.400	0.046
		上转诊断的正确率 0.200	0.023
		病床使用率 0.110	0.002
	住院服务 B_6 0.058	住院病人满意度 0.263	0.005
		入出院诊断符合率 0.475	0.055
		出院者平均住院日 0.055	0.001
		住院患者次均费用 0.090	0.002
公共卫生服务能力 A_3 0.335	预防保健 B_7 0.750	电子健康档案数 0.230	0.058
		电子健康档案使用率 0.217	0.055
		65岁以上老年人健康管理率 0.044	0.011
		糖尿病患者规范管理率 0.024	0.006
		高血压患者规范管理率 0.034	0.008
		疫苗接种合格率 0.137	0.034
		儿童保健覆盖率 0.101	0.025
		产后访视次数 0.083	0.021
		年内传染病和突发公共卫生事件报告率 0.070	0.017
		年内卫生监督协管实地巡查次数 0.061	0.015
	健康教育 B_8 0.250	年人均开展健康教育活动人次数 0.500	0.042
		年发放健康教育资料种数 0.500	0.042
卫生相关服务能力 A_4 0.089	培训和指导 B_9 1.000	全科医生实践培训基地 0.500	0.004
		对下级卫生站的指导工作 0.500	0.004

(二)乡镇卫生院的服务能力评价指标体系构建

运用社区卫生服务中心服务能力评价指标体系构建的方法和步骤，构建了乡镇卫生院的服务能力评价指标体系。专家咨询法共邀请14位调研地区的乡镇卫生院管理者和卫生技术人员，专家基本情况如表4-13所示，乡镇卫生院的服务能力评价指标体系及权重如表4-14所示。

表4-13　乡镇卫生院能力指标咨询专家基本情况表

指标		人数/位	百分比/%
性别	男	9	64.3
	女	5	35.7
年龄/岁	35—45	3	21.4
	46—55	7	50.0
	56以上	4	28.6
工作年限/年	10—19	3	21.4
	20—29	7	50.0
	30年以上	4	28.6
学历	中专	3	21.4
	大专	6	42.9
	本科	4	28.6
	研究生	1	7.1
职称	中级	8	57.1
	副高级	4	28.6
	高级	2	14.3
工作领域	医院管理	4	28.6
	基层卫生服务	10	71.4

（咨询专家共14位，其中有11位在乡镇卫生院从事一线医疗卫生服务工作，并有10年以上工作经验）

将设置好的专家咨询问卷发放给专家，分两轮专家打分，作为指标筛选的主要依据。经过两轮专家咨询法，按照相关统计要求，将专家的打分结果运用excel软件进行整理，计算各项指标的均值以及变异系数。按照指标筛选标准最终确定分级诊疗制度下乡镇卫生院服务能力评价指标，共计55个指标，其中一级指标4个、二级指标9个、三级指标42个。在此基础上，按照AHP的计算过程，根据各位专家的打分情况，构建判断矩阵，并计算得到各项指标的权重值，如表4-14所示。

表4-14　分级诊疗下乡镇卫生院的评价指标体系及权重

一级指标	二级指标	三级指标	综合权重
资源配置能力A_1 0.122	基础设施B_1 0.243	业务用房面积占总建筑面积比例 0.073	0.002
		临闲科室设置数量0.554	0.016
		医技科室设置数量0.248	0.007

续表

一级指标	二级指标	三级指标	综合权重
		实际拥有床位数 0.126	0.004
	仪器设备 B_2 0.088	万元以上仪器设备台数 0.500	0.005
		10万元以上设备台数 0.500	0.005
	人力资源 B_3 0.669	卫生技术人员占全员职工比例 0.049	0.006
		大专及以上学历人数 0.206	0.017
		中级及以上职称人数 0.206	0.017
		全科医生人数 0.342	0.028
		医护比 0.075	0.008
		派出进修培训半年以上者比例 0.122	0.010
医疗服务能力 A_2 0.558	门急诊服务 B_4 0.531	医生年均门诊患者人均费用 0.028	0.085
		医生年均门诊人次数 0.146	0.043
		医护人员急救知识技能考核合格率 0.047	0.014
		门急诊患者满意度 0.189	0.056
		门诊患者人均费用 0.179	0.028
		医疗纠纷发生例数 0.151	0.046
	转诊服务 B_5 0.218	转诊的上转人数 0.429	0.052
		转诊的转入人数 0.429	0.052
		上转诊断的正确率 0.142	0.017
	住院服务 B_6 0.251	病床使用率 0.119	0.017
		住院病人满意度 0.238	0.033
		入出院诊断符合率 0.242	0.034
		出院者平均住院日 0.063	0.009
		住院患者次均费用 0.119	0.017
		医疗纠纷发生比例 0.220	0.031
公共卫生服务能力 A_3 0.263	预防保健 B_7 0.750	电子健康档案数 0.028	0.006
		电子健康档案使用率 0.032	0.006
		65岁以上老年人健康管理率 0.047	0.009
		糖尿病患者规范管理率 0.020	0.004
		高血压患者规范管理率 0.040	0.008
		疫苗接种合格率 0.244	0.048

续表

一级指标	二级指标	三级指标	综合权重
		儿童保健覆盖率0.206	0.041
		产后访视次数0.138	0.027
		年内传染病和突发公共卫生事件报告率0.122	0.024
		年内卫生监督协管实地巡查次数0.122	0.024
	健康教育B_8 0.250	年人均开展健康教育活动人次数0.500	0.033
		年发放健康教育资料种数0.500	0.033
卫生相关服务能力A_4 0.057	培训和指导B_9 1.000	全科医生实践培训基地0.467	0.027
		一体化管理的村卫生室个数0.467	0.027
		年内召开乡村医生例会次数0.067	0.004

(三)社区卫生服务站的服务能力评价指标体系及权重

运用社区卫生服务中心服务能力评价指标体系构建的方法和步骤,构建了社区卫生服务站的服务能力评价指标体系。专家咨询法共邀请9位被调研地区的社区卫生服务中心和社区卫生服务站的管理者和卫生技术人员,其中有5位是在社区卫生服务站从事一线医疗卫生服务工作,并有10年以上工作经验,专家基本情况如表4-15所示。将设置好的社区卫生服务站服务能力评价指标体系问卷发放给专家,分两轮专家打分,作为指标筛选的主要依据。经过两轮专家咨询法,按照相关统计要求,将专家的打分结果运用excel软件进行整理,计算各项指标的均值以及变异系数。按照指标筛选标准最终确定分级诊疗下社区卫生服务站服务能力评价指标,共计34个指标,其中一级指标2个、二级指标5个、三级指标27个。在此基础上,按照AHP的计算过程,根据各位专家的打分情况,构建判断矩阵,并计算得到各项指标的权重值,如表4-16所示。

表4-15 社区卫生服务站的服务能力评价专家基本情况

指标		人数/位	百分比/%
性别	男	4	44.4
	女	5	55.6
年龄/岁	35—45	3	33.3
	46—55	4	44.4
	56以上	2	22.2
工作年限/年	5—9	3	33.3
	10—19	5	55.6
	20年以上	1	11.1
学历	中专	3	33.3
	大专	3	33.3
	本科	2	22.2
	研究生	1	11.1
职称	中级	6	66.7
	副高级	2	22.2
	高级	1	11.1
工作领域	医院管理	2	22.2
	基层卫生服务	7	77.78

表4-16 社区卫生服务站的服务能力评价指标体系及权重

一级指标	二级指标	三级指标	综合权重
资源配置能力A_1 0.250	设施设备B_1 0.251	业务用房面积0.254	0.016
		业务用房设置0.254	0.016
		基本仪器设备配置比例0.444	0.028
		万元以上仪器设备台数0.048	0.003
	药品配备B_2 0.218	基本药品种数0.833	0.045
		中草药或中成药比例0.167	0.009
	人力资源B_3 0.513	卫生技术人员总数0.393	0.05
		大专及以上学历比例0.165	0.021
		中级及以上职称比例0.165	0.021
		近5年派出进修培训半年以上者比例0.278	0.036
服务能力A_2 0.750	医疗服务能力B_4 0.500	门急诊人次数0.169	0.063
		出诊人次数0.134	0.050

续表

一级指标	二级指标	三级指标	综合权重
		门急诊患者满意度0.269	0.101
		门诊患者人均费用0.240	0.090
		转诊的上转人数0.043	0.016
		医疗纠纷发生例数0.093	0.035
		医护人员急救知识技能考核合格率0.051	0.019
	公共卫生服务能力B_5 0.500	电子健康建档率0.277	0.104
		电子健康档案更新率0.277	0.104
		65岁以上老年人健康管理率0.149	0.056
		糖尿病患者规范管理率0.101	0.038
		高血压患者规范管理率0.071	0.027
		疫苗接种合格率0.024	0.009
		儿童保健覆盖率0.018	0.008
		产后访视次数0.025	0.009
		年内传染病疫情报告率0.020	0.008
		年人均开展健康教育活动人次数0.037	0.014

（四）村卫生室的服务能力评价指标体系及权重

运用社区卫生服务中心服务能力评价指标体系构建的方法和步骤，构建了村卫生室的服务能力评价指标体系。专家咨询法共邀请10位被调研地区的乡镇卫生院和村卫生室的管理者和卫生技术人员，其中有5位是在农村从事医疗卫生服务工作的村医，专家基本情况如表4-17所示。将设置好的村卫生室服务能力评价指标体系问卷发放给专家，分两轮专家打分，作为指标筛选的主要依据。经过两轮专家咨询法，按照相关统计要求，将专家的打分结果运用excel软件进行整理，计算各项指标的均值以及变异系数。按照指标筛选标准最终确定分级诊疗下村卫生室服务能力评价指标，共计31个指标，其中一级指标2个、二级指标5个、三级指标24个。在此基础上，按照AHP的计算过程，根据各位专家的打分情况，构建判断矩阵，并计算得到各项指标的权重值，如表4-18所示。

表4-17　村卫生室的服务能力评价专家基本情况

指标		人数/位	百分比/%
性别	男	8	80.0
	女	2	20.0
年龄/岁	35—45	2	20.0
	46—55	4	40.0
	56以上	4	40.0
工作年限/年	10—19	2	20.0
	20—29	5	50.0
	30年以上	3	30.0
学历	中专	4	40.0
	大专	4	40.0
	本科	2	20.0
职称	无	5	50.0
	中级	2	20.0
	副高级	1	10.0
	高级	2	20.0
工作领域	医院管理	3	30.0
	基层卫生服务	7	70.0

表4-18　村卫生室的服务能力评价指标体系及权重

一级指标	二级指标	三级指标	综合权重
资源配置能力 A_1	设施设备 B_1	村卫生室面积0.333	0.018
0.250	0.216	业务用房设置规范0.333	0.018
		基本仪器设备配置比例0.333	0.018
	药品配备 B_2	基本药品种数0.666	0.055
	0.329	中草药或中成药比例0.333	0.027
	人力资源 B_3	人员配备0.105	0.012
	0.455	村医资质0.637	0.072
		村医培训0.258	0.029
服务能力 A_2	医疗服务能力 B_4	门急诊人次数0.206	0.077
0.750	0.500	出诊人次数0.206	0.077
		患者满意度0.342	0.128
		转诊的上转人数0.075	0.028
		医疗纠纷发生例数0.075	0.028

续表

一级指标	二级指标	三级指标	综合权重
		医护人员急救知识技能考核合格率0.049	0.018
	公共卫生服务能力B_5 0.500	健康档案建档率0.206	0.077
		健康档案更新率0.047	0.018
		65岁以上老年人健康管理率0.138	0.052
		糖尿病患者规范管理率0.122	0.046
		高血压患者规范管理率0.122	0.046
		疫苗接种合格率0.244	0.092
		儿童保健覆盖率0.040	0.015
		产后访视次数0.020	0.008
		年内传染病疫情报告率0.032	0.012
		健康教育宣传栏更新次数0.028	0.011

综上分析，以卫生服务能力评价的相关理论为指导，结合当前国家及地方政府相关卫生管理部门对基层医疗卫生机构的功能定位和要求，构建了包括社区卫生服务中心、乡镇卫生院、社区卫生服务站和村卫生室的服务能力评价指标体系。每部分的指标均由资源配置能力、医疗服务能力和公共卫生服务能力等维度构成。参与构建卫生服务能力评价指标体系的专家主要是在基层长期从事卫生服务的卫生技术人员，按照他们对分级诊疗的理解和对基层卫生日常工作的熟悉，经过反复调研和咨询，能较为准确地反映卫生服务的核心内容以及能力建设目标完成的程度，能保证评价的全面和完整。然而，由于笔者的调研范围主要集中在川渝地区，囿于地域间的社会经济发展差异，加之指标体系基于理论层面，尚缺乏实证运用研究，其适用性、代表性和可操作性有待进一步验证。

第五章

关于分级诊疗和基层医疗服务能力的现实描述

基层医疗卫生机构是城乡居民获得基本医疗与公共卫生服务的重要载体，也就是说在分级诊疗制度下，基本医疗卫生服务的供给主体是基层医疗卫生机构。但是，我国的现实情况是城乡居民在过去数十年中形成了对基层医疗卫生机构的刻板印象和信任危机。提起基层医疗卫生机构，大多数人就会想到医疗设备差、医生水平低、卫生环境糟糕等负面评价，此种印象在短期内很难改变，人们更信任大医院的诊疗水平与服务质量，无论大病小病都更倾向于到县级及以上大医院就诊。近年来，各级政府加大了对基层医疗卫生机构的基础设施和其他医疗资源的补充和建设，但基层医疗卫生机构的服务能力与分级诊疗要求仍有差距，不能有效实现分级诊疗制度下基层医疗卫生机构应该承担的功能。笔者从2018年10月开始到A省、C直辖市的部分市、区县的三级医院、城乡各类基层医疗卫生机构开展调研，从医院管理人员、医生、护士等医技人员到医院就诊的普通民众，调研至2019年12月结束，收集了来自城乡居民、基层卫生工作者的看法和感言，他们的言行表现了现阶段基层医疗卫生的现实状况。这些描述不是一列列数据，而是一段段鲜活语言描述的历史样本片段[①]，反映了人们对分级诊疗和基层医疗卫生建设的看法。本章内容主要是对调研地区部分卫生机构及城乡居民进行的访谈，以及对这部分访谈资料的归纳概括。主要包括政府的投入与机构的发展、各级卫生机构的人员及设备的状况、各级卫生机构服务的提供情况及比较、对分级诊疗的态度等方面的内容。囿于笔者的调研范围，反映的基本是西部A省、C直辖市的状况。

---

①鉴于川渝地区的方言特色，笔者对部分访谈对象的谈话做了必要的文字解释，但尽量保持受访者的原意和观点。另外，为保证访谈的真实性，笔者在后期整理访谈资料时，未对被访谈者的口误进行改正，原样照录，特此说明。

第一节 医疗卫生机构的服务现状

受访的各类医疗卫生机构均为财政差额拨款或自收自支单位，主要靠自身创收来补偿成本。基层医疗卫生机构财政拨款主要针对公共卫生服务，对医疗服务部分的比重非常低。随着人员工资水平上涨、药品招标采购以及药品价格下降，各类机构的经济压力都有不同程度的加大。各类医疗卫生机构的发展态势受到当地社会经济发展和卫生政策的影响也各不相同。

一、县(区)医院

受访的各医院均为差额拨款单位，财政拨款的绝对数量大，但是占医院收入的比重少，县(区)医院还要承担一些政府和社会责任。尽管随着经营成本上升，医院的生存压力越来越大，但是县(区)医院的收入呈增长趋势，医院的发展态势较好，不少医院的扩建项目准备投入使用。

(一)医院的发展

样本1:C市F区人民医院

我院是集医疗、教学、科研于一体的国家二级综合医院，有编制床位380张。财政拨款300多万，财政拨款占业务收入的比例很小。全院在岗职工总数470人，专业技术人员412人。设有内、外、妇、儿、中医、重症监护病房共20个临床科室，医技科室6个，门诊部3个。有进口全自动螺旋CT、进口DR、全自动生化分析仪等医疗设备。年诊治门诊病人9万多人次，住院病人8000多人次。医院的业务还可以，每年的业务量都有所增加。扩建的B区住院部预计床位500张，2020年上半年可以正式投入使用。

样本2:S省L县人民医院

我们医院是县里唯一集医疗、教学、科研、预防和康复为一体的三级乙等综合医院,每年财政拨款300多万。医院现有在岗专业技术职工700余名,开放床位600张,设有临床科室18个、医技科室7个。拥有德国西门子64排螺旋CT、核磁共振系统、美国GE DSA系统、多台西门子DR数字化成像系统、日立7600全自动生化仪和飞利浦EPIQ5全身及四维彩超等大型进口医疗设备。按照国家"三甲"医院建设标准,投入资金近6亿,建设规模6万多平方米,扩建项目已经启动,预计2021年投入使用后业务用房近10万平方米,开放床位1000张。

样本3:S省Y县人民医院

我们医院是集医疗、教学、科研、预防保健为一体的国家三级乙等综合医院。现有在岗职工1335人,编制床位1200张。设26个一级临床科室、11个医技科室,有核磁共振,双层螺旋CT,DR,800MA X光胃肠数字化减影机,移动C臂血管造影机等大批高精诊疗设备运用于临床。2013年以来执行公立医院取消药品加成后,财政补偿到位。医院年门诊病人30万余人次,住院病人2.8万余人次。预计到2020年末建成新妇儿大楼,预计开放床位300张。

(二)病人的流向

受访各医院的病源一般为本县(区)和邻近地区的患者,乡镇卫生院遇到危重疑难患者也会向县(区)医院转诊。从县(区)医院向上转诊的情况较少。

样本1:C市F区人民医院

我院前来就诊的病人主要是本区的,邻近B县的群众也多,服务半径30到50公里,邻县的医疗水平不如我们这边。另外乡镇卫生院转诊的也多。外转的病例较少,我们这边超过85%的病不出区。

样本2:S省L县人民医院

来我们医院看病的主要是本县居民,乡镇转诊来的大概占20%,服务半径将近60到70公里。一般的都能处理,很少往外转。

样本3:S省Y县人民医院

我们县是150多万人口的农业县,我们医院的服务对象是县城城镇居民和农村人口,邻近S市和M县(的人)知道我们妇、儿科比较好,来就诊的也比较多。我们有6辆救护车,最远到X县接过病人,有时候一天来回要跑5个多小时。乡镇卫生院转诊过来的,或者是直接过来的也不少。每年从乡镇转诊过来的人数不一定,去年大概占18%。往省和地区医院转的病人少,不到5%吧。

(三)县(区)医院人员情况

1.医技人员学历、职称状况

县(区)医院的受访者表示医技人员基本上都有正式的学历,一般都是临床、医技专业的。目前医院招收人员的学历走向有从本科向研究生的趋高倾向。

样本1:C市F区人民医院

医学院本科学历以上的占比达到了85%以上,大专学历的基本上是来了十几年的老人了。高级职称有58个。我院的本科生近几年来基本饱和了,现在基本要招研究生,本科的话要看学校了,学校比较好的可以考虑,基本上是临床专业的比较多。

样本2:S省L县人民医院

我们医院本科以上学历的执业医师大约占75%,基本都是正规学校毕业分配来的,从2009年开始要求必须招收本科以上学历的,去年进来的几个都是研究生。高级职称的有60人。

样本3:S省Y县人民医院

我本人是2007年来的,泸州医学院临床医学本科毕业,肿瘤学的。我们院有中级职称255人,高级职称147人;省级重点专科2个,市级重点专科4个;有省、市专业学术委员会委员30人。在读博士生3人、硕士生78人,现在进来都要求本科以上了。医院妇儿大楼马上建成,今年招聘儿科学、妇产科学、肿瘤学专业的都要求研究生学历。

2.医技人员的进修培训机会

医技人员的继续教育包括短期培训和长期外出进修、参加学术会议等。通过访谈发现，医院工作一般较为繁忙，长期进修的比例不大，短期培训和参加学术会议较多。

样本1:C市F区人民医院

我们医院基本上每年都有进修名额，进修时间一般为一年左右，以医生为主。除了近几年新进的年轻人，老员工基本上都进修过一次了。一般有到市里的大医院，还有到医科大学附属医院的。一个科室每年都有名额，一年轮着去一个，主要大家工作忙，去多了不行。培训会比较多，因为时间短，好安排。研讨会一般都是让去的，比较支持。

样本2:S省L县人民医院

进修这些我们医院是肯定支持的。现在每年都有，大家轮着，每年每个科室出去一个，现在进修机会比原来多。培训会和研讨会多，时间短，一般都能批准。

样本3:S省Y县人民医院

我参加工作第二年就到川大华西进修过。我们每年都有进修名额，但是科室工作太忙，一般每次只能去一个。我记得大规模的培训有几次，包括住院医师规范化培训有一百多人参加，西南交大和省人民医院MBA医院管理方向培训的人数更多。至于省里、市里的短训班参加的人数也较多。研讨会一般是医生写论文，人家通知你去的，医院一般都支持，副主任医师好像一年一次吧。

二、基层医疗卫生机构

调研地区的各基层医疗卫生机构近年来在房屋、仪器等设施设备方面都有较大改善。但是在医技人员方面和县(区)医院相比差别明显。尤其社会经济发展程度不同的地区基层医疗卫生机构的发展差异更明显。自2009年实施新一轮医药卫生体制改革以来，C市投入6.6亿元实施基层医疗卫生机构标准化建设项目342个，总建设面积36.6万平方米，为283个基层医疗卫生机构配备基本医疗设备1200台，到2014年底实现乡镇卫生院和社区卫生服务中心标准化建设全覆盖。2015年底，恢复重建了2606所撤并村卫生室。2017年，C市财政投入近3亿元，支持基层医疗卫生机构和在村卫生室执业的乡村医生实施基本药物制度，弥补因取消药品加成造成的收入减少，有效保障基层医疗卫生机构正常运转；为15个县（区）1500个村卫生室填平补齐基本设施设备，到2017年底完成了8000所行政村卫生室标准化建设[①]。

（一）各基层医疗卫生机构的发展

受访的各基层医疗卫生机构中大部分社区卫生服务中心和乡镇卫生院均属于国有或集体性质的公益性机构，公共预算财政拨款占医院收入的比重较大。一部分社区卫生服务中心和乡镇卫生院由于地理位置、当地经济发展较好，其基层设施、医疗设备配置状况良好；而原来一部分存在房屋陈旧、设备简陋的乡镇卫生院和村卫生室，在近几年国家“保基本、强基层、转机制”的方针下，基础设施和医疗设备得到了很大改善，调查地区的基层医疗卫生机构的硬件条件改善明显。

样本1：C市B区X镇社区卫生服务中心

我们服务中心前身是C市B区第二人民医院，创建于1957年。现在已成为一所集医疗、教学、科研为一体的综合性医疗机构。有业务用房7100多平方米，开设床位265张，拥有医技职工119人，其中正高级职称2人、副高级职称12人。医院开设了内科、外科、妇产科、中医科、口腔科、公共卫生科、精神科、心理咨询门诊、计划生育科等10个临床科室和4个医疗检查科室。拥有全自动生化分析仪、DR数字化X光机、全数字化彩色多普勒三维超声诊断系统、口腔X片牙片机等医疗设备。医院共分为基本医疗服务区、精神心理疾病康复区、基本公共卫生服务三大区域。其中，精神心理疾病康复区主要是服务全区的两类特殊人群（重性精神疾病和吸毒人群）的管理治疗工作。

样本2：C市J区NF街道社区卫生服务中心

我们服务中心是政府举办的社区卫生服务机构，隶属J区卫计委，成立于2011年，是城镇职工和城乡居民医疗保险定点医疗机构。2012年成功创建重庆市示范社区卫生服务中心。与C市急救中心、C市中医院建

① 数据来源：重庆市卫生和计划生育委员会文件（渝卫函〔2018〕243号）。

立医联体,除基本医疗服务外,其他康复等服务均属于公共卫生服务范围。主动性社区卫生服务以家庭为单位,以上门服务的服务方式服务社区居民。服务15个社区居民共约16万人,下属有9个社区卫生服务站。常年开设全科、妇科、中医科、康复理疗科、口腔保健科、检验科、医学影像科(B超、放射)、儿保科、预防接种科等科室。公共卫生服务部分由政府全额拨款。

样本3:S省L县YC街道社区卫生服务中心

我中心属于全额拨款一级预算单位,2018年一般公共预算财政拨款收入800多万元,占100%。其主要为社区居民提供基本卫生服务,包括社区预防、保健、医疗、康复、健康教育、计划生育技术服务等,主要服务7个社区和3个行政村,服务人口大约35000人,其中农业人口大约18000人。2018年收入约1500万元,其中事业收入640万,政府一般公共预算财政拨款550万元,财政拨款主要用作人员经费和公共卫生服务项目。

样本4:C市N区HG镇卫生院

我们卫生院成立于1945年,隶属于C市N区卫生局。现在设置有内科、外科、妇科、儿科、中医科、检验科、B超室和放射室等9个科室。2012建立住院部,实际开放床位数30张,门诊观察床位20张。有高频200mA X线机、CR机、全自动生化分析仪、半自动生化分析仪、血红蛋白仪、电子血红蛋白仪、离心机、单道心电图机、多参数监护仪器、急救呼吸机、台式超声诊断仪、洗胃机等设备。服务人口约18000人。现有职工42人。

样本5:C市B区JG镇卫生院

我们卫生院创建于1956年,拥有业务用房6500平方米,职工112人,开放床位65张,开设科室14个。辖区有15个行政村,2个社区,服务人口约5.4万人。拥有B超、全自动生化分析仪、CR影像系统、电子胃镜、Leep刀、膀胱镜、经颅多普勒、心电工作站、麻醉呼吸机、腹腔镜手术系统等先进仪器设备。

样本6:S省Y县LT镇中心卫生院

我们卫生院成立于1923年,前身是Y县LT红十字会医院,是集医疗、预防、保健、教学、科研为一体的综合性国家二级乙等综合医院,还是爱婴医院、省级卫生先进单位、示范医院。医院占地面积20多亩,建筑面积2万平方米。医院绿树成林，景色宜人。现设有临床科室14个、医技科室10个，开放病床120张。医技科设置齐全，拥有先进的美国CT、史赛克腹腔镜、加拿大XP全数字化DR、进口麦迪逊彩超、全自动生化仪、TV数字化图像处理500mA照光机、QL800微量元素分析仪、德力凯多普勒等大中型设备。医院有雄厚的技术实力，能诊断治疗各科常见病、多发病及疑难重症；能开展肝叶切除，直肠癌、乳腺癌、胃大部切除，单侧肾切除，胆囊摘除，胆总管取石，前列腺摘除，肾、输尿管、膀胱、尿道取石，剖腹产，四肢骨内、外固定，白内障摘除微创等大中型手术。年门诊量20万人次，收治住院病人8000人次。现有专业技术人员165人，副主任医师8人，主治医师32人。

样本7：S省Y县SY镇中心卫生院

我院始建于1948年，是集医疗、预防保健、康复、健康教育和计划生育指导服务于一体的政府举办的综合性医疗机构，2014年9月成为国家二级乙等综合医院。现有专业技术人员148人，副主任医师7人，主治医（护）师18人，开放床位180张。开设有内科、外科、儿科、妇产科、五官科、康复理疗科、中医科等临床科室。医院配套设施齐全，有荷兰飞利浦多功能彩超，日本富士胃镜，德国爱克华X-30 CR，迪瑞CS600B全自动生化仪，蓝韵LW-6500五分类血球计数仪，中建CB系列24小时动态心电、血压记录仪。新引进了德国郎牌腹腔镜操作系统、前列腺汽化电切操作系统等一大批医疗设备。近几年还引进了专业型医疗精英型人才，进一步提升了医疗技术能力，已步入了全县同级领先水平。服务人口约45000人。

样本8：S省Y县WH镇乡镇卫生院

我们卫生院于1952年成立，建筑面积948平方米，年均门诊40000人次，年均住院1300人次，村级医务站19个，卫生院开设有内科、外科、儿科、妇产科、康复理疗科、中医科和医技科室等临床科室10个，有B超、全自动生化分析仪、CR影像系统、电子胃镜、经颅多普勒、心电工作站、麻醉呼吸机、腹腔镜手术系统等先进仪器设备。卫生院现有职工50人，服务人口28000人，管理19个标准化村卫生室。

样本9:S省L县乡镇中心卫生院

我们卫生院是由政府举办的基层公立医疗机构,国家一级乙等中医院、L市首批规范化乡镇卫生院,主要承担全镇7.8万人的基本医疗、基本公共卫生服务项目和乡村医生管理的职能。卫生院拥有专业技术人员48人,防保专职人员12人;开设了内科、儿科、外科、骨伤科、妇产科、中医科、口腔科、理疗康复科等临床科室;配备有500mA X光机、蓝韵变频B超机、全自动血细胞分析仪、半自动生化分析仪、出凝血检测仪、经颅多普勒超声诊断仪、红外乳腺检查仪、微量元素检测仪、心电监护仪、动态心电图机、高级新生儿抢救床、电离子手术治疗仪、万能手术床、洗胃机、麻醉机、小针刀和针灸理疗仪、牙科综合治疗机、高级抢救住院床、中心供氧等精密医疗仪器设备。

样本10:C市B区DYC街道GL街卫生服务站

我们服务站成立于2004年,是挂靠区中医院下设的一个医疗点,开设了内科、中医科、全科医学、康复理疗等社区卫生服务工作。交通便利、环境优越,房屋面积340平方米,有9张门诊观察床。有诊断床、心电图机、观片灯、血糖仪、急救箱、供氧设备、脉枕、针灸火罐器具、消毒灭菌锅等设备。现有职工10人,服务人口11000人。

样本11:S省D市QY街道卫生服务站

我们服务站是为社区居民提供预防、保健、健康教育、医疗、康复等服务的综合性基层医疗卫生机构,设有内科、外科、口腔科、康复理疗科。房屋面积约450平方米。有心电图机、B超、诊断床、供氧设备、牙科综合治疗台、超声波洁牙机等设备。现有人员10人。

样本12:S省Y县TX镇BQ村卫生站

我们卫生站属于民营性质,房屋面积350平方米。分内科、针灸康复科、中医科和预防免疫科。主要做门诊医疗和一部分基本公共卫生服务项目,主要包括居民健康档案管理、预防接种、儿童健康管理、孕产妇、老年人健康管理、慢性病健康管理等。政府按服务人头给我们相应的补助。现在一共6个人,其中有3名执业医师。

样本13:C市B区ST镇GJ村村卫生室

我们村卫生室现在主要的任务是负责村里的1300多人的基本公共卫生服务和常见病的治疗,2014年撤并村时卫生室从我家搬到这里,新卫生室面积有150平方米,分为诊断室、治疗室、药房等,基本能满足附近1300人就近就医。现在我们卫生室2个人,另外一个医生是原来三合村合并过来的。2016年,配置了健康一体机一台,集心电图、心率、血糖、血压、血氧饱和度、尿常规检测功能为一体,可以把每个人的检查数据上传到个人健康档案,非常方便。我们村医每人每年政府补助2万元左右。

样本14:S省Y县BS乡XC村卫生室

我们村是贫困村,卫生室现有面积100平方米左右,我2016年把我家翻修成二层楼房,卫生室在一楼。设备是按照相关标准配备的,检查床、血糖仪、联网的电脑这些都有,能够满足基本医疗的要求,现在政府每年发村卫生室综合补助、村卫生室医药补助、基本公共卫生服务经费等。村卫生室现在就我一个人,服务人群1000人左右,但是有些家里出去了的,实际上平时就五六百人吧。

(二)服务能力情况和病人的流向

受访的各基层医疗卫生机构的病源大部分为辖区内的患者,一部分社区卫生服务中心和乡镇卫生院由于地理位置、群众口碑、特色专科等因素也会吸引周边地区的患者就医。社区卫生服务中心和乡镇卫生院遇到危重疑难患者也会向县(区)的上级医院转诊,目前从县(区)医院向下转诊的情况较少。社区卫生服务站和村卫生室除了完成基本公共卫生服务项目外,也会有部分门诊服务,来看诊的多是小病,转诊的情况较少。

样本1:C市B区X镇社区卫生服务中心

我院前来就诊的病人主要是本镇和周边的城乡居民,我们X镇非农业人口约18000人,农业人口约39000人,由于2018年规划为C市高新区,外来流动人口陆续增加,服务人口应该超过60000人,服务半径30公里左右。我们医院历史悠久,群众口碑好,年门诊次数能达到10万人次,住院达5000人次。基本外转的病例较少,不到15%。我们这边超过80%的病可以不出镇。截至2018年12月底,我中心完成电子建档46043人,规范化电子建档43278人，完善建档率97.4%；纸质档案43278人，规范化纸质建档43278人。完成全民健康体检15690人，其中0—6岁2994人，65岁及以上5825人。高血压规范管理人数1341人，规范管理率95%；糖尿病规范管理455人，规范管理率90%。去年完成疫苗接种数18183针次，其中一类疫苗13472针次、二类疫苗4711针次。由于我们医院同时也是B区的精神卫生中心，全区的重性精神病任务数297人，规范管理179人，规范管理率81%。去年开展健康讲座14次，讲座内容包括职业病专题、健康饮食与糖尿病、女性健康讲座、婴儿健康喂养等。下管14个标准化卫生室。2018年，对乡村医生进行技术指导和业务培训会，平均每人10次。我们医院在2016年就采取了“3+1+X”的全科医生的团队服务模式(1名家庭医生、1名社区护士、1名公共卫生人员，以村医或计生专干为联络员，以镇卫生院精神科医生为心理咨询师的模式)，组织了14个家庭医生团队，156名医生的共同努力，完成签约20000人。

样本2：C市J区NF街道社区卫生服务中心

我们服务中心于2011年成立，位于C市的核心地段，隶属于区卫健委，是全额事业单位、城镇职工和城乡居民医疗保险定点医疗机构、C市示范社区卫生服务中心。主要开展预防、医疗、保健、康复、健康教育和计划生育“六位一体”的服务。开设全科诊疗、康复理疗、中医诊疗、检验、B超、心电、放射、医保等科室，服务NF街道所辖13个社区的近15万名社区居民。我们已经有家庭医生智慧医疗便民服务和家庭医生转诊号源池APP，家庭医生利用号源池替需要转诊的居民预约三甲医院，更好地为签约居民服务。

样本3：S省L县YC街道社区卫生服务中心

我们服务中心开设有11个临床和医技科室，拥有医技人员109人。辖区共有6个社区和3个行政村，常住人口35250人，其中农业人口18341人。截至2019年9月30日，建立纸质档案19288份，电子档案19025份。辖区内65岁以上常住人口3078人，目前建档管理2120人，截至2019年9月底体检1800人。高血压任务数2220人，目前规范管理1138人，筛查约2000人。糖尿病规范管理386人。半年糖尿病筛查人数2000人。重性精神病任务数10人，目前登记在册82人。2018年，我服务中心产妇数987人，健康管理人数987个，健康管理率100%；建卡人数987个，建卡率100%；产后访视人数981人，产后访视率98.61%；住院分娩987人，住院分娩率100%；全街道无1例孕产妇死亡。新生儿活产数989人，新生儿访视人数984人，访视率98.61%；0—6岁儿童总数3487人，健康管理人数3356人，管理率94.98%；预防接种儿童3487人，实际管理儿童数为4184人，常住儿童建卡、建证率为100%，流动儿童建卡、建证率为95%以上。目前社区家庭医生签约率大约有40%，主要有免费服务和有偿增值服务两种。免费服务主要是一些基础性公共卫生服务项目，对居民完全免费。有偿服务主要是一些增值服务包，比如婴幼儿保健服务包、孕产妇检查服务包、老年健康服务包等，根据个性化服务内容由个人承担部分费用。这些家庭医生签约服务都是社区居民自愿参与的。

样本4:C市N区HG镇卫生院

我们卫生院1945年就建立了，设有9个科室。最近几年我们门诊、住院医疗和基本公共卫生服务都在开展，我们这里离城区二十多公里。我们医院设备有，医生水平也可以，就是镇上人口少，病人不多，看门诊的多一些，大部分是小病，上转的比较少，自己觉得有大病的直接跑到市区里三甲医院去了，现在我们临床的还不如搞公卫的受待见。

样本5:C市B区JG镇卫生院

我们医院是JG镇中心卫生院，职工有一百多个，开设的科室有14个。设备配置可以，主治医师将近20个，门诊数量近几年比较稳定，住院这部分有所下降。我们的服务范围是辖区和周边二三十公里范围，高速修好后到城区只要二十几分钟的路程，一些病人会直接选择到市区大医院去看病。定点医保后情况好些，但是总的说来病人有流失，前几年选择到我们医院顺产、剖腹产的很多，现在都有下降。公卫这部分任务完成得还可以，这部分政府有拨款的。

样本6:S省Y县LT镇中心卫生院

我们医院比县人民医院的历史都早，1923年就成立了。我们设备、人力这些都很雄厚，有病人甚至慕名从邻近区县过来。这几年发展还算可以,实行新农合后情况更好了,住院率提升较大。病人往县级以上医院转的比较少,我们这里看不好的病一般县医院也差不多不能看,真正的疑难怪病会转到省级大医院。但一般这种情况较少 ,不到5%。基本公共卫生这块都是按照国家的要求在做,完成得不错。

样本7:S省Y县WH镇乡镇卫生院

我们卫生院承担了WH镇约28000名城乡居民的基本医疗和公共卫生服务,其中农业人口占比较大。医院设10个科室,实际病床40个。目前年均门诊40000人次,年均住院1300人次,设备配置较为齐全,我们离县城较远,平时门诊量还可以,住院率也将就。但是由于人口规模限制,加上近几年到县城和市区买房移居的年轻人增加,辖区实际居住人口有减少趋势,估计以后的业务量会持续减少。

样本8:S省L县DH镇乡镇中心卫生院

我们卫生院服务人口接近80000个,医院的设备和技术人员能够完成基本医疗和公共卫生服务的任务。有编制床位200张,医院能够开展剖腹产、胃切除、创伤骨折等手术,大部分病种能在我院诊治。上转病例不是很多。截至2019年9月底,我们卫生院完成电子建档76043人,规范化电子建档74278人,完善建档率97.4%;纸质档案74278人,规范化纸质建档74278人。2018年,我院完成全民健康体检45690人,其中65岁及以上7221人,已完成年检纸质档案45690人,完成录入S省卫生系统45690人,结果反馈到居民手中31823人,居民家庭医生签约37232人,满意度100%。

样本9:C市B区DYC街道GL街道卫生服务站

我们服务站2004年以前属于集体性质的街道门诊,2004年被区中医院接收为合股性质半官半民的门诊部,2015年挂牌成为GL街道卫生服务站,除了原来的内科、中医科、康复理疗等门诊服务外,增加了GL街道一万多个社区居民的基本公共卫生服务项目。由于我们处于市区交通便利的繁华地带,门诊人流量比较大,针灸、理疗的病人比较多,往上转诊的比较少,在这里的门诊病人一般是看看小病或做理疗的。公共卫生服务我们按照上面的任务规定完成。去年我们站从区疾控中心进购一类疫苗2279支,二类疫苗1213支,我们使用的疫苗全部来自B区疾控中心,每月的采购数和使用数都有完整的登记记录和管理制度,从B区疾控中心到卫生站,每一次的冷链转运都进行了严密管理。2016年,开始家庭医生签约,签约的老年人群占多数。社区医生工作十分辛苦,除了看病以外,还要搞预防,搞保健康复,从事公共卫生服务。

样本10:S省D市QY街道卫生服务站

我们服务站是隶属于市卫生局的,为社区居民提供医疗和预防保健的综合性基层医疗卫生机构。设有内科、外科、口腔科、康复理疗科。门诊数量一般,我们站牙科比较强,几乎每天都有病人排队候诊,有2名牙科医师和2名牙科护士。上转的比较少,一般是小病,危重病人直接到市区医院了。卫生站除了基本医疗服务以外,更多的工作是基本公共卫生服务。社区的检查手段少,又是直接面对居民,风险比较大;社区医生还需要日夜24小时为群众服务,经常到居民家中出诊,这些都要求医生必须有丰富的经验和独立处置的能力。社区医生不仅看的病种杂,管的事情也杂乱,比如定期开展社区健康教育、帮助街道宣传咨询、老年保健入户指导等。

样本11:S省Y县TX镇BQ村卫生站

我们卫生站属于民营性质,开设有内科、针灸康复科、中医科等科室,有6个观察床位。现在主要做门诊医疗和基本公共卫生服务项目,包括居民健康档案管理、预防接种、儿童健康管理、孕产妇健康管理、老年人健康管理、慢性病健康管理等。

样本12:C市B区ST镇GJ村村卫生室

我们村卫生室现在主要的任务是负责村里的基本公共卫生服务和常见病的治疗。公共卫生服务、健康档案、村民体检、重点人群随访、家庭医生签约、健康扶贫等任务都需要我们村医参与。公共卫生事情多、烦琐复杂。上面的政策变化大,光一个健康档案我们就重建了三遍。另外三大慢性病的四季随访,传染病的跟踪,特殊对象的签约,残疾病人、精准扶贫对象要求另行填表立项造册签约,每个月参加乡镇卫生院的各种例会和检查,有时候真的是分身乏术,看病的时间大大减少了 。

样本13:S省Y县BS乡XC村卫生室

我们卫生室负责村上的基本公共卫生服务和看诊,现在公共卫生的事情比治病的时间多。村里一半的人都常年不在家,服务的人口少了,我们的收入也少了。以前一天接诊十几个人,现在一天两三个人。有时候忙公卫的事情,病人来看病拿药我都没在,一个人实在忙不过来,村民也不满意。

(三)基层医疗卫生机构的人员情况

1.医技人员数量、学历、职称状况

调研地区基层医技人员的学历、职称等情况比较复杂。总的来看,基层卫生人才短缺的情况较为普遍,并存在人才“引不进、留不住”现象。地理位置好、交通方便且经济效益较好的基层医疗卫生机构的医技人员的学历、职称、队伍年龄结构等状况要明显优于其他同类机构,执业(助理)医师以本科以上和大专学历为主,其医师的高级职称所占比例也较高,在实地调研的21个社区卫生服务中心和乡镇卫生院中占比25%左右。其他发展一般和民族地区的社区卫生服务中心和乡镇卫生院以专科学历为主。护士、药剂师等医技人员占比差别不大,都以专科和中专学历为主。另外,大多数调研对象都存在卫生队伍人员不足的问题,一部分基层医院还存在年龄结构不合理和性别结构不平衡的问题。在对社区卫生服务站的调研中发现,由于社区卫生服务站存在历史发展、所有制性质、地理位置等差异,其医技人员的状况也较为复杂,人员素质也参差不齐,但是一般都有临床、医技专业的国家承认的学历。村卫生室的情况不太乐观,村医的学历都普遍偏低,在调研的C市Z县统计的343名村医,有近一半的乡村医生没有医学相关学历,近一半的村医已过50岁。近年来各级政府对基层卫生建设投入颇多,设施设备的投入和改善明显,但是由于基层医疗卫生机构所在地区工作环境艰苦、工资待遇低、发展空间小等因素,出现进人难、留人难的困境,医技人员数量和素质成为当前制约基层医疗卫生机构发展的短板和瓶颈。

样本1:C市B区X镇社区卫生服务中心

我们医院拥有医技人员119人,本科以上学历的执业(助理)医师占比达71%,其中硕士占比达到40%。正高级职称2人,副高级职称12人。我们医院按照医院级别编制应该有200名医技人员,缺口比较大。前几年我们医师的正式编制招聘就要具有执业(助理)医师及以上资格和全日制大学本科以上的学历。招聘非在编工作人员的要求低一些,可以是取得医师(助理)资格的全日制大专及以上学历。我们医院发展一直比较好,效益也可以,年轻人愿意来,但是一些业务尖子仍然留不住。人往高处走,可以理解。

样本2:C市J区NF街道社区卫生服务中心

我们服务中心是政府举办的社区卫生服务机构,隶属J区卫健委,成立于2011年,是城镇职工和城乡居民医疗保险定点医疗机构。2012年成功创建C市示范社区卫生服务中心。我们现有中高级职称医技人员近30人,本科学历的占比超过60%。

样本3:S省L县YC街道社区卫生服务中心

我们服务中心的医技人员有85人,本科及以上学历的有近40人,中高级职称的大约25人。2015年开始招聘要求至少全日制大专及以上学历,且必须有医师(助理)资格、执业证书。现在中心的全科执业医师只有13人。按标准配置我们临床医务人员应有120人左右,而目前人手是大大不够的。我们日门诊量在180—260人次之间,每个医生基本上每天都是紧张的工作状态,上午不包括随诊病人和一些公共卫生工作,一般要接诊二十多个患者,有时还有出诊任务,工作是比较辛苦的。

样本4:C市N区HG镇卫生院

我们卫生院有职工20人,由于医技人员数量不足,先进的医疗诊断和治疗手段缺乏,导致病源外流,招来的人又留不住。2015年招录了1名本科的防保科医生,工作了两年,在2017年就通过考试上调到城区去了。新来的年轻小伙子经过半年多时间的培养,终于能够胜任工作了,可是今年又要去参加研究生考试,又留不住了。

样本5:C市B区JG镇卫生院

我们卫生院有医技人员近80人,其中医务人员近60人,技术人员约20人,开设14个科室,开放65张床位。我们医院医师基本上以大专学历为主,本科学历的不到10%。职称以初中级职称为主。2016年以后,因为医保报销比例提高,深受周边群众欢迎,住院业务需求增加。医院打算扩张床位,但是医务人员人手不够,新来的年轻人大多留不长,好不容易培养好了能够干工作了又走了,留不住人是个问题。待遇比其他医院低和乡镇环境差是主要原因吧。我们卫生院现在35岁以下的人员不到10个人。

样本6:S省Y县LT镇中心卫生院

我们医院现有专业技术人员165人,副主任医师8人,主治医师32人。医护、药技人员基本上是按照标准配置的,医师中本科学历的占50%左右,护士、药剂、检验等技术人员以专科为主。我们医院人员还算稳定,但是还是有被其他医院挖墙脚的,我们这里虽然效益可以,但是毕竟地处乡镇,有些志存高远的年轻人也还是留不住,可以理解。人手还是紧张,我们今年就有将近10000人的体检任务,检验科排班紧张,有时候影像科医生要兼职B超、心电图的岗位。

样本7:S省Y县WH镇乡镇卫生院

卫生院现有职工50人,其中在编卫技人员34人,学历以中专和大专为主。我是2009年到的卫生院,现在是中级职称,由于兼有医疗服务和公共卫生服务,工作压力比较大,一般上午坐诊,下午要出去随访或填表。不知道以后卫生院的发展情况怎么样,乡镇及农村人口在不断萎缩,有的户籍人口上千人的村实际常住人口不到一半,人口的持续减少势必影响到卫生院的人流量,人流量减少会影响到卫生院收入,最后会形成医技人员流失的恶性循环。现在我们后续人才严重不足,35岁以下的医技人员只有3名。男女比例失衡,现在医技人员中男性占比不到40%。家庭医生团队、护理人员和公卫人员清一色女性。

样本8: C市Z县YC镇乡镇卫生院

本院是隶属于Z县卫健委的差额财政拨款卫生事业单位,现有职工19人,开设有内科、外科、儿科、医学检验、医学影像和中医科。门诊医生有5人,包括1个副院长、1个医务科长。要完成日常医疗与预防保健服务,包括常见病多发病的诊治、院前急救、巡回医疗,常见病多发病护理,恢复期病人康复治疗与护理,预防保健等工作。另外,还有卫生技术人员培训、初级卫生保健规划实施、合作医疗组织与管理、辖区卫生监督与卫生信息管理等任务。基本上每个人都身兼数职，工作压力大。我们卫生院地理位置偏僻，年轻人不愿意来，来了也待不长。现在的问题不是医院房屋、设施设备的问题，这几年政府的不断投入，房屋、设备都得到了很大的完善，现在的主要问题是卫生院队伍稳定和接班队伍培养的问题。

样本9:S省Y县BH乡卫生院

我们卫生院所在乡人口11000人，实际常住人口只有5000人左右。现在医院有职工13人，开设了内科、外科、中医科和检验科，平时要负责辖区内的门诊、预防保健等工作，人手比较紧张。门诊医生只有4人。平时还可以应付，一旦碰到会议培训或者考核，门诊的排班都成问题。有一个专职的公卫人员，工作也很辛苦。我们BH乡比较偏僻，群众想就近住院也没办法，只有转到其他医院去。2017年卫生院想开设住院业务，但是缺少医生并没有得到实现。不要说本科医学毕业生了，连专科毕业生都不愿意来，现在我们卫生院35岁以下的医技人员一个都没有。医疗队伍问题是当前卫生院生存和发展的大问题。

样本10:C市B区DYC街道GL街卫生服务站

我们服务站现有职工10人，其中在编职工6人，有常驻的医师和主治医师各1位，区中医院每周下派1名副主任医师坐诊半天。由于地处较为繁荣的街区，人流量大，每天门诊量为40—60人次。另外，我们还承担了部分国家基本公共卫生服务项目，比如高血压、糖尿病等重点人群的管理工作。政府按我们服务的数量以一定标准发给我们补助，类似于政府拿钱购买我们的服务。工作比较繁忙，尤其是公共卫生这块工作比较复杂，各种表格、随访等，准备还要招聘临时职工。

样本11:S省D市QY街道卫生服务站

我们服务站现有编制人员10人，有2名助医，2名执业医师，其中全科医师1名。为社区居民提供预防、保健、健康教育、医疗、康复等服务。每个人基本上都有兼职工作，有时候上午坐诊，下午要到社区登记或随访。

样本12:S省Y县TX镇BQ村卫生站

我们卫生站属于民营性质，现在一共6个人，其中有2名执业医师，都是大专以上学历。现有内科、针灸康复科、中医科和预防免疫科。我们位于TX镇中心位置，日门诊量能达到80—100人次。工作比较忙，因为还要兼一部分基本公共卫生服务的工作。

样本12：C市B区ST镇GJ村卫生室

我们现在的村卫生室是2015年建成的撤并村卫生室，现在有我和原来三合村的村医，一共两个人，我们都是在2004年获得C市村医资格的。我去年通过了乡村全科执业助理医师资格考试，获得了乡村全科执业助理医师资格。

样本13：S省Y县BS乡XC村卫生室

我们村是贫困村，服务人群1000人左右。我2003年接替我大伯的村医工作，我中专学的药学，2019年通过了乡村全科执业助理医师资格考试，证书还没发下来。平时工作很繁杂，除了看诊，还要处理很多公共卫生服务工作，包括健康档案管理、慢病管理等，加上每个月3次的村医培训以及上面的各种检查和填制表格，经常在外面跑，有时候病人来了抱怨村卫生室找不到人。我们卫生院现在基本收入就是两部分：看诊的医疗收入部分进行自收自支，公共卫生服务部分通过国家基本公共卫生服务补助（50元×服务人数×40%）、基本药物补助1.5元/人、一般诊疗费补助4.5元/人、村站补助（7000元/站）等项目。

样本14：S省Y县BH乡QY村卫生室

我在QY村做了将近30年的村医，在2004年获得了国家统一认证的村医资格，还没有去参加乡村医师资格考试。因为卫生室不具备抢救条件，不能进行输液和青霉素注射，我这里只能做点简单检查和开点药，药的品种也不多，村民很多有病了都要往镇上去，很不方便。现在基本上做公共卫生服务的工作，工作量大，没有休息日。我一个人要负责书写门诊日志、门诊病历、消毒记录、药品记录等多项纪录，还要负责本村上千人的妇幼保健、计划免疫、健康宣教、各种疾病管理等工作。完成一份纸质档案大概需要包括体检、问诊、基本情况填写等100多项内容，真实地填完这些内容每个人大概需要1小时。一个1000人的行政村，顺利的话大概需要半年才能完成，还有其他的糖尿病、高血压管理，孕产妇，重性精神疾病管理等需要另外建表。工作任务多，检查压力大。

2.基层医技人员的进修培训情况

从C市和S省的基层调研的反馈可以看出，基层医疗卫生机构的医技人员进修培训分为两种情况：第一种是基层医疗卫生机构作为培训基地进行对外的进修培训。进修培训的内容一般包括全科医生规范化培训、慢性病管理技能培训、中医康复理疗技术培训等。全科医生规范化培训时间不少于3年，参加培训人员在培训基地临床各科及公共卫生、社区逐科轮转。在临床培训基地规定的科室轮转培训时间不少于2年，另外还需安排一定时间在基层培训基地和专业公共卫生机构进行服务锻炼。经培训基地按照国家标准组织考核，达到病种、病例数和临床基本能力、基本公共卫生实践能力及职业素质要求并取得规定学分者，可取得全科医生规范化培训合格证书。第二种是对基层医技人员的技能培训。这种培训一般又分两类，一类是政府组织的针对各类基层医务人员的培训，例如C市卫生局开展的基层卫生人员大培训，3年内将全市社区卫生服务站（中心）和乡镇卫生院的所有医务人员进行培训，目的多是规范基层医务人员的服务行为和提升服务技能。第二类是基层医务人员主动参加的培训，以提升自我技能水平为目标。从参与培训的主动性来看，基层医技人员的进修培训很多是政府要求必须参与的；从进修培训的时间来看，多数基层医技人员参与的是期限较短的培训，时间通常在一周之内，半年以上进修的情况比较少。从整体情况来看，一般乡镇卫生院医务人员比社区卫生服务中心和中心乡镇卫生院的培训需求更大。基层医技人员参与培训的积极性较高，学习意愿较强，但是参与培训的获得感不强。

样本1：C市B区X镇社区卫生服务中心

我们社区卫生服务中心是C市全科医生规范化培训基层实践基地，在2017年基地设立后，按国家住培的相关要求完成学员培训，主要针对学员的基层临床诊疗能力和公共卫生服务能力培训，让学员熟悉全科医学服务模式，掌握基层医疗卫生服务技术，要能胜任基层医疗卫生机构全科医疗的岗位。

样本2:C市J区NF街道社区卫生服务中心

我们中心是C市全科医学培训中心和C市全科医学社区实训基地,主要是住培学员。我们社区卫生服务中心从2018年开始举办“契约式家庭医生服务模式下的团队建设与管理培训班”,这种培训班是请大医院的专科专家讲课,时间为5天,效果还可以。

样本3:S省L县YC街道社区卫生服务中心

我们服务中心是L县全科医学社区实训基地,现在有住培学员2名。我们自己的进修机会也有,但是大家工作都很忙,出去半年以上的都要申请。但是参加省里和市里的听课培训比较多,一般这种培训就二三天时间,最长的不超过一周,这种培训时间比较好安排工作,大家轮流去。

样本4:C市N区HG镇卫生院

我们医院进修培训一般都是以医务人员为主,到目前为止基本上每个人都有进修经历了。常规培训一般都针对村卫生室的人员,一般一个月3次,主要内容是根据上级精神对各村村医进行医疗保健的正确方法理论讲解和实际操作培训。

样本5:C市B区JG镇卫生院

我们卫生院人员没有时间进修,但是短期培训参加的多。有些培训是老一套,有些培训能够有新技术可以学,多参加培训还是有些用的。比如去年参加的B区全科医师转岗培训,迅速掌握了全科医学的基本概念、基本理论,并与实际工作相结合,可以真正发挥一个合格全科医生的作用。

样本6:S省Y县LT镇中心卫生院

我们每年都有进修安排,一是结合创建特色专科工作,到市医院对口进修,半年一期,每期1个名额。二是安排卫生院医务人员去县医院进修,3个月一期。学习培训的安排就更多了,培训的数量也很多的,每周、每个月都有,市一级的有,区一级的也有,包括我们的内部培训,主要拓展一些技术和公共卫生方面的知识。

样本7:S省Y县WH镇乡镇卫生院

目前省人民医院对卫生院进行远程培训和远程诊疗,并定期派出专家到基层进行现场指导和义诊。

样本8：C市Z县YC镇乡镇卫生院

我们卫生院规定卫技人员应每5年至少到上级医疗卫生机构进修一次，时间不少于3个月，进修专业包括内科、外科、妇产科、儿科、中医科、急诊急救、麻醉、影像和检验等，以提高临床能力、疾病预防控制能力和专项技术水平为目的。参加的各类短期培训较频繁，除了专业技术培训以外，还包括管理、沟通技巧等。

样本9:S省Y县BH乡卫生院

我们卫生院人手紧张，不能经常出去进修，现在市医院开展的针对卫生院的远程培训和远程诊疗形式很不错，既不影响日常工作，又能及时参与学习，提升专业技能。

样本10:C市B区DYC街道GL街卫生服务站

我们服务站参加各类培训比较多，一是培训的时间短，相对不影响工作开展，另外培训的针对性比较强。

样本11:S省D市QY街道卫生服务站

我们工作非常忙，参加进修的时间至少半年以上，一般我们几年才出去进修一次。经常参加的是各种培训，大多数培训是上级部门组织的。有技术含量的培训我们还是愿意去。

样本12:C市B区ST镇GJ村村卫生室

我们经常参加各类培训，一般涉及常见病多发病诊断、急诊急救知识和技能、中医适宜技术、基本公共卫生服务等内容。关于政治经济理论、卫生法律、医改政策的内容也有。培训过感觉还是有用的。希望能够增加网络远程培训，不耽误工作，我们可以自由安排学习时间。

样本13:S省Y县BS乡XC村卫生室

我们卫生室培训参加得比较多，这几年主要围绕家庭医生基础知识、家庭医生常见疾病诊治、家庭医生常用临床技能、中医适宜技术、健康管理等内容。培训肯定有用，但是还是希望能够有到医学院或者医院进修和实习的机会，自己觉得技术要通过学习提高，特别是系统长期的学习。

样本14:S省Y县BH乡QY村卫生室

我们卫生室参加卫生院的培训多,这已成了一种压力,本来应该是一个福利,为培训而培训,一定要完成的培训是我们最反感的。个人觉得想多学点新的技术,政策法律方面的可以发文件自己学。

第二节 对分级诊疗和基层医疗服务能力的看法

分级诊疗实质上是将大中型医院承担的基本医疗、康复和护理等服务分流到基层医疗卫生机构,形成“小病在基层、大病到医院、康复回基层”的就医格局。我国原来医疗体制所导致的“看病难、看病贵”,医患关系的矛盾冲突,正是没有形成良好的分级诊疗体系,患者不得不大量集中到高等级医院,漫长的挂号、短暂的诊疗、医患沟通的严重缺失、痛苦的就诊体验,这一切是造成看病难、医患冲突的最直接诱因。因此,建立运转良好的分级诊疗体系,既是缓解“看病难、看病贵”的有效途径,也是缓解目前严峻的医患冲突局面的根本性措施。笔者在调研中就分级诊疗的障碍和基层医疗服务实际能力这两个问题对在基层医疗卫生机构工作的受访者进行了调查,调查结果发现,绝大部分受访者认为分级诊疗制度本身是很好的,但是分级诊疗的真正实现面临很多问题,汇总起来主要有以下障碍:第一,基层医疗卫生机构能力不强。这里面又主要存在两个问题:首先是全科医生数量严重不足,其次是基层医生诊疗水平有待提升。第二,政策和制度的不完善。具体包括国家基本药物制度、医师执业制度、医保制度等。第三,城乡居民对基层医疗卫生机构缺乏信任。这其实是民众对基层医疗卫生机构能力水平不满意的直接表现,这种不信任导致基层首诊和社区康复难以实现。 第四,各级医疗机构之间的利益难以协调。要实现分级诊疗,大医院的门诊量会大幅减少,收入随之降低,而基层医疗卫生机构囿于能力水平，存在规避责任的心理，“少做少错”，各级医疗机构都没有动力推动分级诊疗落地。第五，信息化管理不统一。医疗信息共享目前实施难度较大，没有形成有效的分级诊疗信息化管理平台。

一、医疗卫生机构访谈者对分级诊疗及实施障碍的观点论述

（一）基层医务人员对分级诊疗的认识与理解

笔者在调研中以各类基层卫生工作者作为重点访谈对象，他们大多数对分级诊疗制度持正面的支持态度，认为分级诊疗能够解决医疗卫生资源利用失衡的问题，也有少数访谈对象对分级诊疗持怀疑和保留意见。对分级诊疗理解也各有差异：一种观点认为分级诊疗就是各级医疗机构的分工协作机制的重构，另一种观点认为分级诊疗是医疗资源的下沉，即医疗资源向基层倾斜，还有人则认为分级诊疗是引流互联网进入医疗行业的大契机。

（1）受访者支持分级诊疗政策，表示分级诊疗的内涵是促进各级医疗机构分工协作，形成良好的就医新格局，充分利用各级医疗资源解决患者的“盲目就医”和“小病大治”，改善“看病难、看病贵”的问题。这部分医务人员所处社区或乡镇卫生院的基层服务医院的发展状况良好，设施设备较为完善，医务人员的服务水平较高，周边民众对医院的服务较为满意。

代表1：访谈对象A医生（女），C市X镇社区卫生服务中心，全科医生

按照我的理解，分级诊疗就是由三级医院、二级医院、基层医院组成的医疗共同体，常见病、多发病在基层解决，大病由基层转诊，通过绿色通道预约上级医院，康复期患者又转回基层，各级医院之间是分工合作的关系，这种分层协作的好处是可以充分利用各级卫生资源的长处，疏散分流患者，有利于解决群众看病难问题。制度是个好制度，就是要协调好各级医疗机构的对接机制，建立一个多方共赢的良性循环的医疗体系。分级诊疗是医改的一个大工程，真心希望能顺利地实现。

代表2：访谈对象B医生（男），C市X镇社区卫生服务中心，主治医师

我认为分级诊疗是从政策层面引导患者养成新的就医秩序,合理地利用医疗资源。我们中国一直实行医院等级管理,医院分为一、二、三级,每级又分甲、乙、丙三等,群众的惯性思维就是医院的等级水平就代表你这个医生的医疗水平。大医院就像一台抽水机,把人才和患者都吸收了,强者恒强,弱者越弱,至今没有一套较为完善和有效的分级诊疗的实施办法,各级医院各自为政,没有形成分工明确、转诊有序的分级诊疗良性运作机制。因此,我认为分级诊疗的提出是有远见的策略,但是实施起来有很多问题需要解决。

代表3:访谈对象C医生(男),S省Y县LT镇中心卫生院,副院长

分级诊疗这几年在大力推行,基层首诊、家庭医生是手段也是目的,这肯定是个正确的选择和决定。政府要求的是形成基层医院、二级医院、三级医院的分级诊疗体系,各级医疗机构功能定位明确,常见病、多发病到基层医院,大病、急诊到二级医院,疑难杂症到三级医院。现在县人民医院准备领头和我们几个卫生院组成县级医共体,但是说实话,我们院和县人民医院一直是竞争关系,县医院能看的病我们院基本也能够治疗,一些真正的疑难怪病就必须出县或到省里了。医共体实际上想把乡镇卫生院变成县医院的一个综合科室,这不现实也不合理。我认为要实现分级诊疗,就是要厘清各级医院的功能和作用,基层卫生院有能力处置的病例就在基层解决,我们卫生院基本上85%的病种是完全能够治疗的。

(2)受访者认同分级诊疗政策,认为分级诊疗的实质是推动医疗资源向基层下沉,特别是通过政策引导,让优秀医生到基层去,基层的医疗水平提高了,患者自然会前往就医,形成良好的就医新格局,从而改善“看病难、看病贵”的问题。

代表1:访谈对象D(女),S省Y县人民医院,副主任医师

分级诊疗的主要目的是优化卫生资源的利用,患者不愿意到基层就医而喜欢到大医院挤,一个很重要的原因是不相信基层医生的诊断。改善基层医疗水平的途径就是基层医院获得与分级诊疗相匹配的服务水平。一个好的医院无非有三件法宝:好医生、好设备、好药品。基层的设备、药品这些投入好解决,关键最重要的是好医生短时间难以到位。加强

基层医生的培养、培训是一方面，另外与基层卫生院开展对口帮扶，实施基层医疗服务能力提升工程等也是办法，但是可以帮扶一时帮扶不了一世，这需要一个长期有效的制度或机制才行。需要在人才培养和人员薪酬上做更多的投入，只靠大医院培训或下放医生坐诊不能从根本上改善基层的服务能力。

代表2:访谈对象E(女),C市B区JG镇卫生院,主治医师

分级诊疗是让病人就近到附近医院就医，一是方便群众，二是解决大医院的拥挤状况。现在问题的关键是怎么让大家到家门口的医院看病，而且要看得好病，实在看不了的大病才往大医院转，这就涉及一个群众的信任问题了。我一个亲戚也是医生，在杭州工作，他出国进修回来说当地类似我们这边的社区医院也是由政府管理的，社区医生都是受过严格正规培养的全科医生，和在大医院的医生没有任何区别，社区居民都非常信任自己的家庭医生，一家老小的健康都是这个医生负责。有大的手术才转到其他医院，但是有的手术也可以由自己家庭医生来做，也就是说社区医生的医术水平是很高的，这和我们社区不一样，我们社区医生就只能看点头痛脑热的小病。我们基层医生本来学历和历练就和大医院的医生不在一个档次，加上病人少，见识少，医术更不容易提升了，我好歹还是正经中医学校毕业的，还是有理想追求的。我希望借助分级诊疗这一政策的实施，政府能够让更多优秀大学生到基层工作，真正提升基层医疗水平，让老百姓相信基层医生，相信基层医院。

(3)受访者认为分级诊疗的本质就是有效率地给患者找到最合适的医生，有效率的、精准的医患匹配才是分级诊疗的目标。一部分受访者认为分级诊疗的基层首诊就是一个医患关系匹配的过程，常见病、多发病可以在基层医生那里得到有效诊治，大病、疑难病则通过基层医生转诊到合适的上级医生那里得到进一步有效治疗。另外一部分受访者认为互联网的第三方平台是能够在基层医生转诊中发挥重要作用的媒介，有利于推动分级诊疗的实现。

代表1:访谈对象F(男),S省Y县WH镇乡镇卫生院

分级诊疗的内涵为“基层首诊、双向转诊、急慢分治、上下联动”。其

实按照我的理解，分级诊疗就是让病人最快地找到最合适的医生。基层医生平时给予签约家庭医生的社区居民一个持续、专业的健康管理，让小病、常见病不被耽搁，也不用去挤大医院。遇到可能的大病或者疑难病则需要将病人精确转诊到其他专科医生处治疗。因此，基层的医生就承担了在诊断、治疗方面具备垂直专业性的角色。在这样的情况下，处于分级诊疗中重要作用的基层医疗卫生机构，就相当于是一个安排病人有序就诊的中转站，病人通过基层医生的处置，能够得到专业的就医建议，而不是到处盲目就医。分级诊疗就是病患通过基层医生的判断准确地找到合适自己的医生，常见病、多发病在基层医院就能得到有效的治疗，大病、疑难病则会及时地转诊，这比病人自己胡乱投医、盲目上网查询专业得多。所以话说回来，基层医生的就诊水平和专业素养就很关键了，这也就是基层医疗服务能力的问题了。

代表2：访谈对象G（女），C市J区NF街道社区卫生服务中心，全科医生

我认为分级诊疗是非常好的一个制度，可以破解我国目前医疗体系存在的看病难的问题。我在华西医院实习过半年，看到过拥挤的人群冲进门诊大厅排队抢号的激烈场面，也看到过许多从外省农村千里迢迢到华西医院这个西南地区顶尖大医院来的患者，排几天队可能才得到一个专家号。还有很多人不知道这些顶级综合医院精细的分科，历尽艰辛才挂上号的患者，但最后却发现挂错了号，大家看个病真的很难。更有很多让专家无奈的是很多患者就是普通小病，完全没有必要到大医院来看诊。这些普通病患者占着号源，让真正疑难病患者难以接诊。如果基层医院能够和大医院协作为患者开通绿色通道，通过医院间的协作，确定专科专家后，给病人预约时间，就可以尽可能降低病人的就医成本，避免他们就医的许多麻烦。如果能够通过互联网构建一个精准的医患匹配系统平台，那么就可以让所有的患者都省去了不必要的折腾。分级诊疗只是手段，终极目标应该是帮助患者找到最合适治疗的医生。

（4）这部分受访者对分级诊疗持保留态度，尽管持反对观点的这部分在受访者中占比不到10%，但是也反映了基层卫生工作者的忧虑和困惑，

笔者也如实地整理记录了下来。这里又分为两种意见：一种观点认为现在医疗发展的趋势是和城镇化进程吻合的，是医疗资源向城市聚集，而不会是向基层倾斜。第二种观点认为分级诊疗的实施会影响病患的就医自由，也可能耽搁病患的就医，甚至会导致基层医生与病患的矛盾，从而加剧医患冲突。这部分受访者来自技术水平比较低的基层医疗卫生机构。

样本1：访谈对象H(男)，C市Z县YC镇乡镇卫生院，院长

我认为随着城市化的发展，医疗发展的大趋势一定是医疗资源向城市倾斜，尤其像我们这种农业乡镇想兴旺起来是不可能的，年轻人基本走完了。我们院现在的主业基本上就是国家的基本公共卫生服务在支撑，医疗业务一直在萎缩，病人少，年轻人不愿意来，你再想怎么做都没用。房子、设备国家可以给你配齐了，没得可用的人才什么都白搭。分级诊疗在我看来只是美好的愿望，基层医疗卫生机构的条件真的很差，上级医院要破的规矩也太多，如果没有强制的制度要求，是不可能实现的。

样本2：访谈对象I(女)，C市GL街卫生服务站，护士

政府关于社区卫生服务站工作内容的规划中强调社区卫生服务站的主要工作重点不是看病，而是社区群众的疾病预防、保健和促进健康。看病的种类也有限制，一些检查不能做，一些药不能开。这样，有部分病人是不能在社区卫生服务站得到医疗服务的。按照分级诊疗的规定，社区病人必须先到社区卫生服务站首诊，在社区卫生服务站不能看的病，再由社区卫生服务站转到大医院去。小医院向大医院转诊是正常的事情。但是，规定社区卫生服务站不能看的病，却要病人一定通过社区卫生服务站转一下，我认为这是没有必要的。如果因为这些时间的浪费，延误了病情，那会不会导致病人和基层医院的矛盾，基层医院会不会三天两头地发生医闹。

样本3：访谈对象J(男)，S省Y县BS乡XC村卫生室

卫生室设备缺乏，药品不齐，看不好的病往上转，乡镇医院技术不足，设备不足，再来个误诊，最后再往上转，一连串下来延误病情、耽误时间，增加患者负担。比如我们XC村，病人到HL医院是五六里路，而到MJ是二十里，到县医院是六十里。按分级诊疗政策规定，村民生了病，必须到

我XC村卫生室就诊,当认为该病人不宜在我这里治疗时,由我出具转诊单转送到HL,或者二十里转送到MJ救治。当这两处也无能力处理时,再转诊到县城救治。如此转了一大圈,浪费时间先不谈,延误了疾病的治疗,甚至可能送了病人性命,这责任该谁来承担?

(二)基层医务人员对基层医疗服务能力提升的观点分享

(1)受访者认为分级诊疗的实施障碍是基层服务能力不足。其中,基层卫生人才缺乏是主要原因,次因是设施设备不足和药品种类的限制。大多数受访者认为改善基层医疗服务能力的关键是基层医疗卫生机构的"育人、用人、留人"的问题。部分访谈者也提到设施设备、药品等硬件改善问题,还有受访者认为基层医疗卫生机构提升医疗服务能力的动力不足是重要原因。

样本1:访谈对象G(女),C市J区NF街道社区卫生服务中心,全科医生

和大医院相比,基层医院的医疗服务水平,就目前情况来说,肯定是比较差的,一个原因是设备机器比不上,另一个最重要的原因是基层缺乏好的卫生人才。好医生没有去基层工作的意愿。首先是职业发展问题。基层医疗卫生机构缺乏学科建设,职业发展的道路太窄。其次是待遇问题,社区医院同二、三级医院的待遇差得太多。还有就业环境问题,我一同学毕业投身于一基层医院,正规本科毕业的在一圈中专、大专文凭中居然被孤立了 ……

样本2:访谈对象K(男),C市B区JG镇卫生院,门诊医生

要扭转基层医疗卫生机构服务能力薄弱的根本在于解决基层人才短缺的问题。通过改善基层硬件条件和分级诊疗配套制度如增加报销比例等不足以引流患者下基层,因为真正吸引病人的不是高精尖设备、便宜的费用而是好医生。自古以来的名医效应就是最好的例证,我认为提升基层医疗卫生机构的服务能力受制于基层医疗人才的水平。我国长期以来形成的观念是越是优秀的医生越应该在大医院出没,越接近基层的医生就越是学历低、医术差的。在这样的理念指引下,医生首先自身就排斥去基层,更不要说去基层还得不到体面的收入和尊重。这就必然形成一种

恶性循环，基层医院既招不到好医生，又留不住好医生。招不到好医生，基层诊疗能力就差，病人就会流失。病人一减少，更多医生能调的调，能考的考，能走的走，形成了恶性循环。

样本3：访谈对象L（女），S省Y县LT镇中心卫生院，主治医师

基层有了人才和服务能力，病人才会大量转向方便又靠谱的基层。目前依靠大医院来培训基层医生的办法虽然起到了一定作用，但由于大医院的过细分科，以专科为主的模式培训基层全科医生其实并不合适，加上基层医生收入低，在大医院轮岗培训后很多医生会想办法留在大医院，以至于基层仍然留不住优秀的人才。因此，政府需要在人才培养和医师薪酬上做更多的投入，仅靠大医院培训或下放医生坐诊并不能从根本上改善基层医生的服务能力。

（2）受访者认为基层医疗卫生机构的设施、设备是制约服务能力提高的因素，一部分访谈者也提出药品品类不足是影响患者到基层就医的一大诱因。

样本1：访谈对象M（男），S省Y县BH乡卫生院，主治医师

国家一直说分级诊疗，但是大多数基层医院的技术水平、硬件设备都良莠不齐，城市的社区医院情况会好一点儿。没有点儿高端仪器设备，病人就觉得这个医院没水平。我也马上要到退休的年龄了，几十年的医生经历，各种病症见过不少，很多病人问询症状后基本上我就能诊断个八九不离十，但是没得各种仪器设备的检查，一些病人就不相信你。举个例子，我们院开展的最普通的白内障手术，由于手术药物和设备的落后，增加了手术的难度，而医院之前在用的将近淘汰、模糊不清的显微镜，无疑增加了手术的难度。不过我看到一些年轻人给病人看病，没得检查单就不敢诊断，觉得成也机器败也机器。但是可以肯定的是，仪器设备不齐全也是很多病人对卫生院不放心的原因之一。

样本2：访谈对象N（男），S省Y县BH乡QY村村医

现在遍布农村的村医实际上就是农村版的全科医生，但是大多数村医的专业水平确实有限。要能够将一些简单的门诊检查分流，卫生室又没有一些基本检测手段和仪器设备，除了老三样的听诊器、温度计和血压计外，现在配备了简易血糖仪，但是都不足以达到分级诊疗的分流目标，

也就限于看点自己熟悉的小病了。另外，现在卫生室的药品都是统一配送的，有些基本药品都不能保证。给病人看病，健胃消食片、硝苯地平这些药都缺，我们想开方却没药，病人也觉得闹心，只有往镇上跑。没得基本检查仪器，没得合适的药品，即使是职业技能过硬的村医，也难以发挥所长。

(3)受访者认为影响基层医疗服务能力的除了基层卫生人才、设施设备等硬件条件外，基层医疗卫生机构缺乏提升医疗服务水平的原动力。一方面，囿于现在基层医疗卫生机构要完成的国家基本公共卫生服务，一些基层医疗卫生机构依靠这部分公共卫生服务的政府全额拨款就可以保证日常运转，没有太多的生存压力与进取心，对基本医疗这部分的服务逐步弱化；另一方面，原来就在医疗服务这部分发展不突出的基层医院，在当前各类医院的竞争中处于弱势，加上医疗卫生人才的缺乏，进一步削弱了其的医疗服务功能。

样本1：访谈对象E(女)，C市B区JG镇卫生院，主治医师

我认为社区医院提升医疗服务水平的最大问题是缺乏动力。我曾听到一些基层医院院长谈论慢病病人和一般门诊病人是低价值患者，这些患者多少对营业额和医院的盈利影响不大。院长们更青睐基本公共卫生服务和住院服务，领导的这种偏颇难免会有意无意地渗透到医院管理工作中，加之基层医院一部分年纪稍大的社区医生在学术、收入和职称评审上都已经升迁无望，缺乏主动学习和提升业务能力的动力。

样本2：访谈对象P(女)S省Y县BH乡卫生院，副院长

要想真正下沉病人到基层，提升基层医疗的服务能力当然是关键之一，但是分级诊疗政策的设计、制度的制定和实施、各方利益协调等也是关键。各类医院本身的经营能力和收入水平都不一样，对各管理层来说都在追逐营收。这十几年大医院规模扩张速度很快，他们依托专家团队、先进的医疗设备和源源不断的科研经费把医院已经打造成了最优质的医疗工厂，其运营成本也很高，因此大医院是没有动力主动放弃大量门诊病人的，再说医院也不可能把病人拒之门外。推动基层医疗的发展必须引入新的力量才能打破僵局，无论是体制内通过政策来推动还是体制外通

过资本来推动，要获得根本性的突破仍有难度。尽管说医院是非营利性质的公益机构，但各医院管理层都必须考虑成本和利益因素。政府职能部门间的协调的学问也很大，涉及卫健局、社保局、民政局、街道办等，病人转诊能牵扯到各方的利益分配，跨部门间可能涉及财政预算、资金流动等问题。强基层涉及很多问题，不仅仅是人才培养、设备更新的问题，还涉及政策、制度、运行机制一系列问题。卫生院要发展必须不断提高服务水平和质量，并同时保持价格上的优势，才能吸引患者。

样本3：访谈对象Q（男）S省Y县WH镇乡镇卫生院，门诊医生

2005年后政府过分强调公共卫生服务工作，导致很多卫生院精力分散、医疗业务能力下降。以前医疗业务能力是卫生院保证能吃饭的看家本领，但是现在一些小卫生院依靠公卫的下拨资金就可以养活自己，这样一来医疗业务能力就逐渐下降，强调公卫工作可以说摧毁了一些卫生院尚存的医疗服务能力。另外，基本药物制度本意是为了规范基层用药，解决老百姓看病贵的问题，可是没想到的是，这一制度直接打破了卫生院原来绩效机制，导致大锅饭回潮，不少技术骨干流失。我知道一些卫生院的外科、产科、特色科室明显萎缩，卫生院的医疗业务能力越来越弱化了，这是事实。提高基层的医疗服务能力，我认为要对卫生院实施区别于二、三级医院的分级管理模式，明确卫生院的工作内容，合理界定医疗业务与公共卫生业务的范畴，并培养相应的优秀医务人员。

二、城乡居民对分级诊疗的理解和评价

对城乡问卷调查的数据反馈情况进行分析，回收的256份问卷中，共有149人知晓分级诊疗的部分政策内容，知晓率为58%，有69人从未听说过分级诊疗，有38人听说过，但不清楚具体情况。其知晓途径主要

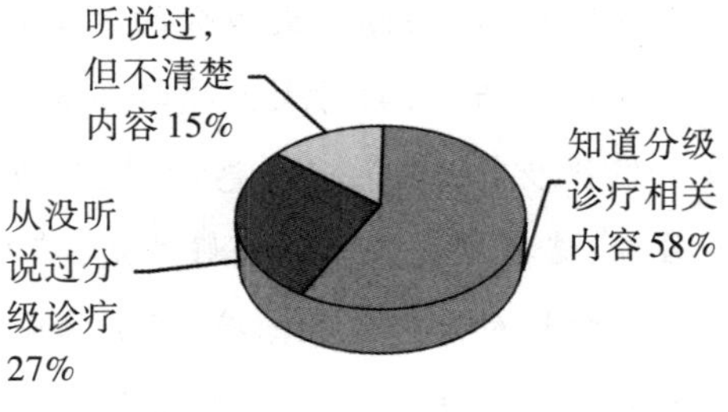

图5-1　问卷调查中256人的分级诊疗知晓情况

来自医疗机构的宣传(占54%),报纸、电视、网络(占32%),家人、朋友(占14%),如图5-1所示。知晓分级诊疗的受访人群有94.1%的居民愿意接受家庭医生签约服务,有93.3%的人反对分级诊疗的强制基层首诊,有77.3%的人认同基层首诊的医保比例倾斜政策。

在各级医疗机构对候诊病人及家属的随机访谈中得知,他们对分级诊疗的认识和态度也各不相同,大致归纳后可分为以下几类:第一类,理解分级诊疗的政策目的,支持包括家庭医生签约、基层首诊和转诊等制度;第二类,理解分级诊疗的政策目的,支持家庭医生签约,但不支持基层首诊和基层转诊;第三类,不理解分级诊疗的政策目的,认为现在这种看病自由选择医院的现状挺好;第四类,理解分级诊疗的政策目的,对是否支持分级诊疗的相关制度没有明显态度,认为国家制定的政策服从即可。但是大多数受访者(占85%以上)认为,如果所在社区的基层医院技术条件好还是愿意在基层看病。以下汇总一些具有一定典型性和代表性的访谈者的谈话。

(1)受访者支持分级诊疗政策,但是表示具体制度设计需要进一步完善。这部分人一般有较好的教育背景,容易理解政策的目的。另外,家庭所处社区的基层服务医院设施设备较为完善,医生和护士的服务水平和态度较好,他们对社区医院的服务较为满意。

代表1:访谈对象C女士(30岁左右),归国博士,大学教师,城市居民

我比较赞成实施分级诊疗政策,这样既有利于我们养成良好的就诊秩序,也是国家发展基层医疗的契机。在英国基本上看病都首先预约附近社区诊所的全科医师。对社区没有能力诊治的疾病再由医师开转诊单转到大医院就诊,实际上大多数的病基本就没出社区。这种转诊的制度可以方便附近居民,同时大大减轻了大医院的门诊压力。国外大医院的门诊好像很少,主要集中在急诊、疑难重症的住院和开展教学科研等工作。另外,这种制度还有一个好处是,病人身体不舒服可以及时得到社区家庭医师的针对性建议和治疗,或者转到适当的专科医生那里继续诊治,病人不会盲目投医。基层社区医院的医师都受过严格的全科医学培养,人们对社区医师的信任度普遍较高,比较相信医师的诊断和建议,缺点是

大医院的预约时间长，不像我们这边随到随看，优点是医生态度较好，和病人沟通良好。如果我国实行分级诊疗，我认为较大的障碍有两点：一是中国民众的接受度，能不能自愿选择在基层医院看病，因为我们国家的很多人喜欢有病跑（到）大医院；二是基层医院的医生水平、环境卫生状况等。

代表2：访谈对象D女士（62岁）退休教师，城市居民

我支持党和国家的政策，因为一个政策出来是要解决矛盾问题的。我尤其支持家庭医生（制度），我们所在社区的60岁以上的老年人基本上都和社区医院的医生签订了（家庭医生）服务协议，我选择的是社区的雷医生，她是心血管病的专科医生，我有高血压和冠心病，长期在雷医生那里看病拿药，她熟悉我的病情，她当我的家庭医生我很放心。我们互相留有电话，平常也处得像朋友。前不久发生在我们这儿的一件事也证明家庭医生制确实管用。我上个月上街，出来看到菜市场门口上坡路上围了一群人，一个老年人倒在地上起不来。没人敢去扶他起来，有人认得是附近住户姓张，但是都不是很熟悉，幸好老头神志还清楚，但是只记得到屋头（家里）的座机号，但是家里没人。记不到儿女的手机号码，自己出来手机也没带。好在大家马上帮忙打120，结果120那边问了情况居然说现在来不到，说附近有社区医院找社区医院。张老头还记得自己的家庭医生叫黄晓红，马上有人打电话给社区医院，说找黄晓红医生，她的病人倒在XX街上了。不到5分钟社区医院就来人用担架把病人搬走了。大家都说还是社区医生靠谱，现在老年人这么多，社区医院确实方便。后来听他们说张老头是股骨骨折，转到其他医院去了。分级看病（诊疗）可以，医生可以先给我们把把关，能不到大医院去折腾就不去，现在到大医院看病恼火（麻烦）得很，挤得不得了，医生态度也不好，有时多问一句都不耐烦，不过病人多了医生确实烦。社区医生态度好，环境现在也整洁漂亮，很多检查也能做。就是有两个问题，社区医生给我们转诊能不能让我们自己选医院？还有就是如果是从社区医院转上去的能不能不用再排队。如果这两样满足，我举双手赞成（分级诊疗）。

代表3：访谈对象Z青年（21岁），大学在校学生，来自外省，城镇居民

我了解分级诊疗是因为参加老师的课题研究，我理解分级诊疗的政

策目的和内容,也知道政府相关政策文件和一些地方的实践探索。但是我觉得要在政府规划的时间点全面实现这一制度有不少困难。我觉得问题的关键在于人们对基层医院的信任度不够,也就是当前很多基层医疗卫生机构的服务水平和能力还没有达到承担起“守门人”的重任。另外,在政策设计上如何引导人民群众到基层就医,转诊的上转和下转都有很多需要细化的地方,具体怎么操作没有现成的模式可以套用。我在学校做过一些调研,大多数同学觉得能够理解这一政策的意义,但是执行起来问题较多。很多同学认为基层医院不错,因为我们同学有伤痛都是首先到校医院,我们校医院条件和服务都很好,作为我们这边的社区医院已经获批二级医院了。所以我认为基层医疗卫生机构的服务能力水平在分级诊疗中是最重要的环节。我来自浙江一个乡镇,我们那边的基层医疗卫生机构发展得也不错,能够很好地服务周边群众,基层实力好,要实施分级诊疗就会水到渠成。

(2)访谈对象支持部分分级诊疗政策,对其余部分持怀疑态度。这部分受访者受教育程度有高有低,能够理解分级诊疗的政策目的。认为所在社区基层医疗卫生机构条件和服务一般,有些曾经有在基层医疗卫生机构就医的不愉快经历。

代表1:访谈对象H女士(59岁),中专学历,企业退休会计,城市居民

我退休后身体不好,经常跑医院,我认为现在的医疗体系有问题。如果像你说的国家实行分级诊疗,看病要首先到社区,然后再通过社区才能转到上头的医院,那不是更耽搁时间?要是我想转到好医院,社区没有和那个医院对口,那又怎么办?是不是我们老百姓看病更麻烦了。我现在虽然到大医院路远点,看病麻烦点,但是现在很多大医院都可以通过网上预约,预约好了看病还是方便。我现在没有社区医生家庭医生,听周围的人说是满60岁了签。我赞成家庭医生制度,这样有些问题我可以和自己的家庭医生交流,他们毕竟比我们专业。但是你说的基层初诊和转诊,这个我是不同意的。我们社区医院去年还出过事故,输液的药搞错了,当时闹得很凶,幸好人没有遭(没有死亡)。

代表2:访谈对象W先生(51岁),高中文化,出租车司机,城镇居民

我同意国家搞(实行)分级诊疗制度,拿我们市的XX大医院来说,上次我看病,早上7点左右就到医院排队等候门诊挂号,8点门诊医生上班,前面就排号几十个人了,做一个普通的B超检查,只能预约到第二天了,我不住市区,来回车程就将近一个小时,还不谈(算)堵车。还好我儿子在部队,XX医院属于部队医院,军属可以享受优待不排队,我也享受了一回特权待遇(笑)。话说回来,如果我们家门口不远的XX社区医院医生技术好,能够判断我这个胃痛到底是啥子病,好不好医,我哪里会跑那么远(去XX大医院)。说实话,就是我们区的XX三甲医院我都不相信(不信任医生的诊断),万一是啥子大病没查出来就喔霍了(完蛋了),现在得癌症这么多,到市里大医院检查没得事就放心了(笑)。但是,要是搞(实行)分级诊疗,先要在社区医院看病,社区医院看不好的病才上转其他医院,上转的医院我们能不能选择啊?如果上转的医院还看不好,那不又要要求上转?这样问题就搞复杂了。还是算了,现在这种(诊疗秩序)就很好,想在哪里看病就到哪里看,虽然麻烦点……家庭医生没得必要,有病直接上医院,家庭医生一个人签上千人,哪里照顾得到……

代表3:访谈对象L先生(34岁),高中肄业,装修木工,农村居民

我相信政府制定一个政策都有它的目的性。就像前几年喊大家参加新农合一样,开始大家都不同意,村干部还一家一家地做工作,现在大家都觉得参加新农合很好,住院有报销。就是今年的参保费又贵了……分级诊疗我们村上前年就听到了政策宣传,我们家所有人都签了家庭医生,就是我们村医叫我们签了个字,具体有哪些内容没有细看,反正签了又没有坏处……我觉得分级(诊疗)的目的就是不要大家一有病就到大医院去,大家都去就挤了,在家门口看得好的病就在家门口看,这个是有道理的,但是有些病是耽搁不得的。今年春节我们这边隔壁乡一个娃娃千翻(调皮),跳墙摔下来,一根铁钎子从眼角穿到后脑袋出来,大家都说这娃儿没救了,人都昏迷了。这家连夜二百多公里路把娃娃送到重庆儿童医院,医生马上排手术,居然救活了。现在活蹦乱跳的,就是右边眼睛视力有点弱,也没瞎,大家都说是奇迹了,话说大医院的水平就是高,就这要是先跑乡镇医院或者县医院,那就难说了。要是实行分级医疗,就是说有病

要先在村上看，村上看不了再转乡镇或县里头，这种就怕耽搁病。村医的好处是大家比较熟，老年人不方便打个针输个液还可以上门，听说现在我们村村医好像不准输液了，也不方便了……

(3)访谈对象不太理解分级诊疗的政策目的，认为现在这种看病自由选择医院的现状良好。这部分人群不赞同政策的目的和相关制度。有些认为所在社区基层医疗卫生机构条件和服务不尽如人意，有些住家离大医院较近，或者能够较为方便地到大医院就医。

代表1：访谈对象M先生(32岁)，大学学历，公司销售经理，城市居民

任何政策或制度都有它存在的原因和目的。国外的家庭医生和转诊制度必然有其存在的土壤，但是移植到我们国家可能就要水土不服。我朋友到国外学习工作的都有，我也到欧洲待过一段时间，我要说的是相较于一些发达国家，我们中国其实是真正的自由社会……尤其我们的医疗几乎是全世界最讲公平性的地方，大医院专家门诊收费10块，基层医院门诊收费3元，这几块钱的差价根本阻挡不了大家往大医院跑的脚步。只要病人能够运到医院，肯花时间排队都可以看到想看的医生。但是，这种毕竟不利于医疗资源的合理使用。一方面，基层医院医生空闲，另一方面大医院医生差不多要累死。怎么解决？小病必须在基层医疗卫生机构首诊，基层处理不好的一层层地向上级医院转。大医院的设施要高速周转，手术病人手术完两天或者急性病在大医院度过急性期就赶紧转到基层护理康复治疗，这就是我理解的基层首诊、双向转诊。这中间基层医生把大病误诊为小病从而耽误治疗，或者手术从大医院转下来得不到好的护理感染了怎么办？所以不要学国外，我们国家长期形成了自由的看病习惯，弄个山寨版的制度解决不了问题……我认为解决的办法就是大医院涨价，让价格杠杆来引流，有钱的到大医院，没钱的到小医院……

代表2：访谈对象Y女士(24岁)，初中毕业，无业，农村居民

我听说过分级诊疗，前年村里就开始宣传了，我没得事在手机上也看到一些(政策)。我觉得这种政策不好，让我们看病更麻烦了。你想想看，生病了先要到村卫生室去，然后再转到乡镇卫生院，乡镇卫生院看不了又转到县医院，这样不是比原先更整(折腾)人了？我们现在就我婆婆和我

带两个细人(孩子)在家,大人还好点,两个娃一个4岁一个2岁,这样跑来跑去好恼火(麻烦)。上半年我家老大发烧抽筋了,嚇(吓)得我喊人帮忙送到县医院,娃儿病起来嚇人得很……我们现在村村路都修得好,摩托车到镇上二十几分钟就到了,到县上也不到一个小时,看病还是方便……我们和村医签了家庭(医生)协议的,但是村医年纪大了,我们现在娃儿打预防针都是到卫生院……我婆婆她们年纪大的喜欢找村医看病,年轻点的一般到卫生院,觉得病重的就要直接上县医院或者下重庆了。

(4)这类访谈者表示理解分级诊疗的政策目的,对是否支持分级诊疗的相关制度没有明显态度,认为国家制定的政策服从即可。这类人群又分两种类别:一类是自我感觉自己和家人身体健康,对医疗服务没有太多需求和关注;另一类自己或家人长期生病,由于家庭经济原因较少就医或者趋向于收费较低的诊所或村医。

代表1:访谈对象W姑娘(23岁),中专文化,医院护士,城镇居民

分级诊疗说来我知道了几年了,医院(领导)开会也提,我没怎么在意这个。我们医院在县里是三甲,收入算是比上不足比下有余,我同班的闺蜜(同学)毕业去了省里的一个比较大的医院,收入确实比较高,但是听她说起来工作压力也大……单位的一些同事担心实行分级诊疗(我们的)病人会减少很多,以后医院收益会受影响。我觉得没得必要担心这些,这些是领导操心的事,我们做好自己的工作就OK。你看我们医院2014年新修的住院大楼,比原来的规模扩大了好多,我们科室现在还可以,(病床)周转(率)都在90%以上……我家是农村的,父母在镇上租房子做点小生意,爷爷奶奶在乡下务农,我有个妹在读初中,她成绩比我好,我妈希望我们姐妹能多读点书。他们很节约,有点病都不上医院,我妈一直喊腰痛,爷爷多年的哮喘从没好好到医院看过,我说了好多次到县上来检查一次,他们都不得来,没得办法……实行分级医疗对我们家人应该影响不大,小病无所谓,大病该怎么医就怎么医。

代表2:访谈对象F老奶奶(76岁),文盲,务农,农村居民

我听懂了你说的分级诊疗,村里头听到过。反正就是病了要到村头先看,看不好才往镇上送,这个先看后看无所谓。我们村医是我的远房侄

儿,有啥子都是找他,我大病没得小病多。国家这种(分级诊疗)没影响。现在也是看得好的(病)就在近当(在附近),看不好的病走远当(到上级医院)。我年轻的时候上过半年(扫盲)识字班,现在好多都忘记了,当过村里的妇女主任,我支持国家政策,政府只会让我们越过越好的……我身体还算可以,现在自己住自己吃,幺儿一家挨到起的(相邻),有啥子喊一声就听得到,现在不想麻烦他们。

三、城乡居民对基层医疗卫生机构医疗服务能力的评价

在对城乡居民的访谈中,我们发现人们对身边的基层医院的评价褒贬不一,大致分为这几种观点:第一种,认为基层医院医疗服务不错,既方便又便宜,比较相信基层医生的诊断,是平时看病的首选医院;第二种,觉得基层医院看看一般的小病还是可以的,方便经济,但是急症和可能的大病还是选择到大医院;第三种,对基层医院医疗水平观感较差,认为基层医院小病治不好,大病更耽误,他们曾有过在某个基层医院就医的不愉快经历,从而对所有的基层医院持否定态度。和我们预计的情况不同的是,随机调研中大多数人对基层医院的评价较好,对基层医疗卫生机构有负面评价的不到20%,在调研中我们没有对诊所进行评价,主要是针对社区卫生服务站(中心)、乡镇卫生院和村卫生室这几种基层医疗卫生机构展开的调查。这说明超过80%的人群对基层医院的评价是正面的。

(1)这部分受访者比较认可基层医院的服务能力,对基层医院的评价较高。这部分受访者所在地区的社区卫生服务中心或乡镇卫生院的医疗服务能力较强,能够赢得人们的信任。

代表1:访谈对象W女士(60岁),大学学历,退休干部

我不知道其他社区医院怎么样,但是我家附近的社区医院很不错,我原来经常找的医生是中西医结合医师,医术很不错,前年她退休了到广州带孙子去了。现在签的家庭医生是刚刚硕士毕业的小伙子,态度好也很不错。社区医院的医生一个是很亲切,也比较熟悉我的身体状况,另外他们也很专业,身体不适找他们比自己瞎捉摸靠谱。社区医院的设备也不

错,我们一个朋友就是在社区医院体检查出了早期癌症,现在正积极治疗呢。医院环境也不错,整洁卫生,布置得也温馨。反正我们比较相信社区医院。

代表2:访谈对象W先生(31岁),大学学历,S省L县人民医院主治医师

我刚好去年参加了市里组织的医疗队,到基层进行技术帮扶。和基层医生共事差不多半年的时间,其实基层医生基本功很扎实,而且大多数都吃苦耐劳,和我们上面医院分科过细不同,乡镇卫生院的医生基本上是全能、全科的,他们接触的病例比我们复杂,看诊经验也很丰富,只要加强医院规范化管理和完善辅助检查各环节的细节问题,基层医生的水平并不比大医院差。

代表3:访谈对象H先生(38岁),大学学历,自由职业者,城市居民

我对基层医院的感觉还可以吧。我两个孩子打预防针,做儿保都是在社区医院,环境可以,护士态度可以,管理看起来也规范。我觉得基层医院的服务能力也还可以,前年暑假我们一家到四川自驾游,到了郫都区附近,我爱人突发急性尿血,痛得大汗淋漓。把我们吓坏了,就近赶到附近镇卫生院挂急诊,一个老医生看的,就做了个常规查血,就诊断是急性感染,直接开了两种药,而且是小纸药袋装的几颗药,叮嘱多喝水,多休息就出来了,查血带拿药一共只花了21.5元钱。当时天已很晚,我们半信半疑,还说是不是遇到江湖郎中了,结果当晚吃了药,第二天那么严重的尿血和疼痛就大为缓解,休息了两天就完全康复了。我觉得乡镇卫生院还是很靠谱的,医生是有水平的,关键还这么便宜。政府应该把基层医院搞好,多投资多扶持,为老百姓造福。

代表4:访谈对象S女士(48岁),小学文化,农村居民

村医还可以吧,一般我们有个头疼脑热就找村医看看,拿点药,村医还可以上门服务,老年人不方便出门的可以叫村医,离得近,方便。但是村医年纪大了,马上满(到)60(岁)了,也没个说来接班的人。要说镇上的医院,我们离坛同(地名)要近些,离合流(地名)要远些,但是大家都愿意到合流卫生院去,觉得那边医生水平高些。我们这里摔断腿的、生娃娃

的、割瘤子的都是到镇医院,医保报销比到县上多些,医生水平也可以。我们附近的人小病看村医,大点的病到镇医院,镇医院都看不到的麻烦病就要下重庆了。

(2)这部分受访者对基层医疗卫生机构的评价比较中性,认为基层医院的服务能力有较大的发展潜力,如果在技术水平、医疗设备和医院管理等方面提高基层医疗能力,基层医院足以担当广大民众健康的重要角色。

代表1:访谈对象Y先生(55岁),高中文化,退休职工,城镇居民

我不大看病,镇卫生院一般般吧,说不上好也不能说差。我一个堂兄上个月做盲肠手术,恢复得可以,比到县医院近,医保报销得更多。但是我觉得和县医院比起来还是要差些,一个是环境卫生,还有大医院那种规范管理,反正给人感觉要正规些、专业些。

代表2:访谈对象L女士(28岁),高中文化,从事幼教工作,城镇居民

我们是2015年搬到镇上来住的,主要是方便两个娃在镇上上学,我自己也在镇幼儿园做保育工作。老家没得村医了,很多人都搬走了。新的镇卫生院去年才修好,很漂亮,里面也干干净净的。医生的技术怎么说呢,要看情况吧,有的医生可以,比如妇产科的黄医生技术好,周围十里八乡的都找她接生,剖腹产手术也做得好,伤口就是一条线,我生两个娃都是她做的手术。另外的看儿科的医生就不怎么样了,我老大咳嗽两个多月看了一直没好,镇医院这边一直说是支气管炎,后来到重庆儿童医院去看了才说是一种小儿鼻炎,开了一支喷剂和两盒吃药几天就好了。镇医院的水平真是说好说坏都不对,我觉得还是要看医生吧,医生好就好。

(3)这部分受访者对基层医疗卫生机构的评价不高,认为基层医院的服务能力比较差,在技术水平、医疗设备和医院管理等方面的表现皆不尽如人意。这部分受访者一般对医疗服务质量的要求比较高,或者自己和亲友有过在基层医疗卫生机构就诊的不愉快经历。

代表1:访谈对象S先生(26岁),高中学历,装修工,农村居民

我到社区看病有一次极不好的经历,让我对城市的社区医院有了新的认识。我因为脚踩了个钉子,就到附近的社区医院去,医生给我清创包扎,打了破伤风,这样处理看似没有问题。结果伤口将近一个多月都没

好，走路痛，不敢用力。最后去大医院，发现是有块铁锈没清理干净，附近的肉也烂了，重新做手术，把周围的肉挖了，一个月后才能正常行走，耽误了我好多功夫。我是再不敢到社区医院了。

代表2：访谈对象L先生（50岁），小学教师，城镇居民

乡镇卫生院场地狭窄，设备设施简陋，硬件不"硬"，我非业内人士，不清楚社区卫生服务中心的医疗人员的从业资质，但是我知道卫生院有些医生的文凭简直儿戏。从我几次医疗体验来观察，基层医疗水平很一般，有些医生、护士的服务意识差，不够专业，不够谨慎。而我觉得医疗人员谨慎、专业应当是必备素质，否则真的很危险。

第六章

提升基层医疗卫生机构服务能力的思路探讨

健全的医疗卫生服务体系可以提高居民健康指数，预防重大卫生事件，保障全民健康，它与地域性和经济性无关，是人民群众的重要民生之一。数量占比达到95%的基层医疗卫生机构是我国医疗卫生体系的基础单位，承担着为辖区城乡居民提供基本医疗服务和基本公共卫生服务的职能。当前国家医疗卫生体制改革的重点和方向，就是着力提升基层医疗服务水平，逐步落实完善分级诊疗制度。笔者总结分析了国内外推进基层医疗卫生机构服务能力的主要举措、实践中遇到的难点，并提出了推进基层医疗卫生机构服务发展，助推分级诊疗的思路和建议。

第一节　国内外提升基层医疗卫生机构服务能力的方法及启示

世界各国基层医疗卫生服务的发展与管理模式都受到本国政治、经济、文化、社会、历史传统等诸多因素的影响，各国都有自己的成功经验，也存在着搁置的问题，本文在这里总结一下各国在基层医疗卫生发展中有价值的经验。同时，我国近年来从中央到地方的医疗改革“强基层”的呼声和举措持续不断，也探索出了很多模式和方法。总体说来，我国医疗资源并不匮乏，从2020年这场新冠肺炎疫情的全国防控和治疗可以看出，我国医疗服务体系具备应对重大公共卫生事件的能力。但是，我国医疗资源利用的问题在于倒三角的就医现象中，基层医疗资源覆盖率和基层医疗卫生服务、健康管理是弱项，大量的就医成本是可以通过健全的基层卫生服务体系来大幅削减的。可以说，提升基层医疗卫生机构的服务能力是整个医改体制的根基，是分级诊疗实现的前提。

一、国外提升基层医疗卫生机构服务能力的理念及方法

社会在进步，现代医疗模式也随之发生着变化，过去的时代个人的疾病和健康是以医生或医院为重点的被动就医方式，到20世纪60年代后，很多国家转变为由医院管理、社区管理、家庭和自我管理相结合的综合健康促进方式。在这种综合健康促进方式下基层医疗卫生的重要性被凸显出来，社区卫生服务不仅可以为居民提供经济、方便的基本医疗保健服务，而且可以合理地控制和分流病人。基层医疗卫生机构的服务能力建设成为各国发展医疗体系不断探索的重要内容。

（一）以英国为代表的国民保健体系中的社区卫生服务建设

英国是现代社区卫生服务的发源地，北欧的瑞典、挪威以及澳大利亚

等国家皆以其为蓝本参照。英国在社区采用适宜技术,使80%的诊疗、卫生与保健问题在社区得以解决,以便二、三级专科医院集中精力解决疑难疾病和开展教学科研,减少专科医院的压力,防止医院盲目扩大,有利于卫生资源的合理利用。英国的社区医疗卫生服务能力较强,缘于英国政府和议会对全民社区健康服务十分重视,并已取得显著成绩,表现在下面几个方面:

1.重视社区医学学科的发展与完善

英国的社区医学发展比较成熟,社区医学是由预防医学、医学心理学、医学社会学、卫生管理学、卫生统计学及流行病学组成的一门综合性学科,能够实现多学科的综合、协调服务,有利于提高医疗、卫生、保健的工作能力和质量。20世纪50年代,以英国为代表的一些发达国家首先在医学院校开设了社区医学教育课程,60年代后,社区医学教育在很多国家得到进一步发展。社区卫生服务是社区医学的服务实践,整合了预防医学、社会医学、医学心理学、医学统计学、流行病学、卫生经济学等学科,针对社区存在的健康问题,满足社区人群中的健康及医疗保健的需求,社区医学的设置与发展是社区卫生服务的基础条件。

2.社区卫生组织健全,体制完善

英国卫生部的主要职能大体上可分为两大部分,一部分是卫生部本身承担的行政管理工作;另一部分就是国民卫生董事会负责的医疗保健和保险业务。而医疗保健服务又分为以医疗为主的医院诊疗服务和以人为中心、以家庭为单位的社区健康服务。专科医院负责接收全科医生转来的需要住院治疗的危重病人和急诊病人,社区健康服务中心和全科诊所在卫生主管部门的组织领导和保险部门的协调下,负责完成社区的医疗、卫生保健服务。英国目前已将社区健康服务纳入NHS医疗保健体制,实行免费医疗,各级政府的总体规划和年度计划,按照法律规定解决人、财、物等问题。2010年,英国卡梅伦政府对基层医疗卫生服务进行了改革。改革的核心在于增强基层全科医生和病人的话语权和决策权,提高卫生服务的公平与效率。推行全科医生自下而上的临床服务委托模式,成立了全科医生委托联合会(后改为临床医生委托团体)和医疗服务委托委员会,目的是转变基层全科医生的地位,让其从被动提供医疗卫生服务转变为这个服务体系中的决策者。[①]

3.基层医生人才齐备,训练有素

英国的医生分为专科医生和全科医生。其中,从事社区医疗卫生服务的全科医生有约37万名,平均每位全科医生服务居民人数为1600—2000人[②]。医学生大学毕业后,在医院经过6—8年的培养与训练,才能申请成为一名合格的专科医生。全科医生必须经过3—5年临床实践与全科训练,才能取得社区全科医生的执业资格。全科医生的工作内容相当广泛。涉及社区居民的医疗卫生保健:(1)健康促进服务,包括居住环境、气候、衣食住行的改善与保健;(2)健康教育服务,包括心理健康、健康咨询;(3)妇女保健服务,以青春期、孕期及围生期保健为重点,包括孕检、产后访视、保健等;(4)儿童保健服务,从婴儿开始到18岁,包括生长发育检测及饮食营养、计划免疫、五官保健、疾病防治,预防意外伤害等服务;(5)老年保健服务,包括老年生理、老年高血压、心脏病、糖尿病、心理失衡及老年性痴呆等疾病的预防、治疗以及家庭护理;(6)伤残人士保健服务,包括伤残人士的康复指导与家庭护理,特殊儿童的保健与咨询;(7)疾病诊疗和转诊服务,社区居民一般先通过家庭医生诊疗,疑难重症转往医院门诊或联系住院治疗,也可设立家庭病床在社区诊疗,而且全科医生是全程负责的;(8)家庭健康档案,英国居民的健康档案相当完整与系统,从出生建立儿童保健卡册开始,不管是健康检查、预防接种,还是入园上学、看病住院都必须带上健康卡册,否则医生可以拒绝提供服务。健康档案中详细记录了保健服务与诊疗记录[③]。

(二)美国的社区卫生服务

美国的卫生服务系统由医院和社区卫生服务两大部分组成。社区卫生服务体系由个人卫生服务部分及公共卫生服务两部分构成。个人卫生

---

① 吴传俭.英国卡梅伦政府医疗服务体系改革评述[J].中国卫生经济,2012(12):98-100.

② 郝晓宁,李士雪,李湘江,等.美国、英国社区卫生服务概述及启示[J],中国卫生资源,2007(2):83-85.

③ 张为佳.英国的全科医生与全科医学教育[J].中医教育,2001,20(5):60-61.

服务包括疾病的诊断及治疗、保健预防及疾病的早期检测、康复及防护等内容,有些机构属于营利性的连锁企业。公共卫生服务主要以门诊的卫生专业人员为主体,服务于社区、家庭及学校。公共卫生服务关心的重点是人群健康和环境卫生。与资本主义市场化的经济体制相适应,美国的社区医疗卫生服务也高度商品化,私人机构及个体医生在社区医疗卫生服务中承担着重要的角色。在保证基层卫生服务能力方面也有一些可资借鉴之处。

1.多种形式和服务内容的多元化是基层卫生服务体系的特点

美国的社区卫生服务是多元经济体制下的产物,社区卫生服务遵从市场调节的原则。各种形式健康保险的规定确立了社区卫生服务存在和发展的空间,各种经营形式的社区卫生服务机构体现了不同的功能。美国的社区卫生服务体系包括社区医院、家庭式护理中心、社区卫生服务中心、私人诊所等组织形式:(1)社区医院通常由地方政府、慈善机构或社区居民捐资兴建,服务于社区居民,设置有病床,主要是为急性病和外伤病人提供短期住院治疗。(2)家庭式护理中心又称为老年公寓,医疗设备比较简单,主要是为需要长期护理的慢性病病人、老年人和生活无法自理的人提供生活照顾和简单的医疗护理服务。(3)社区卫生服务中心作为综合性的社区卫生服务机构,在医护人员配置、软件和硬件配备上均较为全面。社区卫生服务中心主要为社区居民提供以护理为主、较为细化的家庭式生活护理。服务美国的社区卫生人员主要有家庭医生、社区护士、助理护士、社会工作者、康复师和后勤辅助人员等。社区卫生服务筹资主要通过国家财政预算拨款、各市州拨款、个人出资和捐赠形式。

2.严格的家庭医生培训模式是社区医生获得信任的基础

美国对医生的素质、学历、技术培训等都有较高的规定[①]。早在20世纪60年代,美国就开始了全科医学培训规划,发展到现在已比较成熟。美国医学生在完成4年的大学教育之后,才可进入医学院校接受4年的

①美国医生接受12年的基础教育,包括4年大学教育和4年医学院校教育(2年基础,2年临床),然后是4—8年的住院培训(1年的毕业后培训,3—7年专业培训),然后才能取得专科医师资格证书,成为一名专科医师。

医学教育。选择全科医学专业方向的医学生通过3年的全科医学住院医师培训(2年医院+1年社区)后，经家庭医师协会的认证，可凭全科医生资格证书在社区执业,但是获得职业资格后每6年还需参加家庭医生资格的再认证考试。家庭医学科在医学院和住院医师培养时都是独立的学科,内、外、妇、儿科等都是家庭医生的诊治范围,家庭医生承担了社区绝大多数的医疗保健,做的是第一线的医疗工作。由于家庭医生首诊制度的严格执行,家庭医生掌握着患者来源,专科医生需要同家庭医生建立起联系网络进行有效转诊,真正做到国民健康的“守门人”。目前,美国家庭医生占全国医生总数超过50%,90%的患者通过家庭医生得到了有效诊治,家庭医生首诊制度在美国国民保健体系中起到重要作用。美国医疗保健主要由私人开业医生提供,病人自由择医,家庭医生与居民之间相对稳定的关系主要是建立在相互信任的基础上,病人的费用通过医疗保险来支付。

(三)新加坡的初级卫生保健

国际上社区医疗主要有三种模式:一是以政府为主导的英国模式;二是以市场为主导的美国模式;三是政府引导、多元参与的新加坡模式。新加坡的社区卫生服务正如其国家一样,有着“小而精”的特点。在实践层面,新加坡同世界上大多数国家一样,实行的是以政府为主导的社区卫生服务。但是新加坡的社区卫生注重社会化,强调与各种组织机构进行合作式发展,包括与大型公立医院、私立医院、非政府组织和私人诊所等,目的是能够博采众长,打造具有良好服务能力的基层医疗卫生服务体系[①]。

1.重视市场和社会力量的整合,夯实基层卫生服务基础

新加坡卫生部制定的“医疗保健2020”总体规划的目标围绕的是民众就医的便捷性、经济性和服务质量。新加坡的初级卫生保健系统由各种不同种类型的基层医疗卫生机构构成,包括政府综合诊所(社区卫生服务中心)、私人诊所、康复中心、慈善卫生机构(敬老院、终端疾病医院、慈善医疗义务中心)等基层卫生组织,所有的社区卫生机构都由社区发展理

① 张莹.新加坡社区卫生服务精细化管理的借鉴[J],现代经济信息,2006(33):54,56.

事会统筹管理，其中私营机构提供了80%的基层医疗服务。政府对于私立医疗机构采取政策鼓励、财政补贴的支持态度，主张公、私机构通过市场机制相互竞争，民众可以根据自身的经济条件去自主选择就医，也就是说病人可以随意选择任意一家医疗机构就诊，同时必须支付相应的费用，服务的标准越高，其相应的费用也就越高。这种市场化的竞争机制的引入，使得各个基层卫生单元努力提高自身的服务能力和服务效率，使基层卫生服务系统的服务能力和服务质量不断优化。

2. 依靠精细化管理提升基层卫生服务能力和质量

精细化管理就是运用标准化、数字化和信息化的手段，使各级卫生组织和医疗单元精确、高效、协同运行的一种管理方式。这种"精细化"通过转诊制度呈现出来，简单说来就是根据患者的病情，将其有效地转送至最合适的医疗机构，以确保患者能够得到更有效率的治疗，同时节约了医疗成本。新加坡大型的公立、私立医院也被纳入了初级卫生保健体系，一方面，社区居民首先需要在社区卫生机构就诊，由职业医师判断并出具需到综合性医院就诊的转诊证明；另一方面，通过构建医疗保健联盟，在各个区域建有综合医院、社区医院、养老院和诊所的联盟，为居民提供一站式医疗服务，统一采购药品和医疗器材，患者病历电子化，诊疗资料共享，减少重复检查，降低就医成本。

3. 严格的全科医生培养机制是新加坡初级卫生保健服务的有力保障

医生在新加坡属于精英阶层，新加坡实行家庭医生注册制，对于条件符合的给予注册家庭医生，家庭医生的地位和待遇很高，以保证基层医生安心做好基层医疗工作，分级诊疗也才能真正实现。医学生毕业后进入医院做住院医师培训，通过考试获得执业医师资格后，一般继续留在医院工作，待医术和声誉俱佳时，离开医院到社区自办诊所，开始独立或合伙执业，他们通常和医院保持着合作关系。社区居民信任社区医生从而首选诊所而非医院，这样自然地形成分级诊疗格局。而新加坡政府为了鼓励更多人成为擅长全科医疗的家庭科医生，卫生部提供培训补贴给有意提升的专科医生，鼓励更多医学生在毕业后接受全科医疗方面的训练，目前新加坡的全科医生占比达到一半，是新加坡基层卫生服务的有力人才保障。

参考资料2：

我曾经觉得一个医生的成就在于诊断疑难杂症，如福尔摩斯探案一般。但其实不然，更多的时候是面对常见病、慢性病的诊治。刀与血之间的医疗事故，大多发生在急诊室。很多急性事件控制了之后，更重要的是慢性病的管理。比如糖尿病、慢性肾脏病等。新加坡政府大力发展社区医疗和全科医生，目的就是把疾病的火苗熄灭在医院前，医疗阵地前移。所以，接下来几年，很多专科医生（所谓的专家）可能很难找工作，而全科医生（社区家庭医生）会很吃香。全科医生收入和工作强度都很吸引人。记得当时我带的一个刚毕业的实习医生，是一个非常优秀勤奋的男生，本来有志于外科，但后来轮转完外科后果断选择做了全科医生。同时，新加坡医疗体系中不可或缺的还有物理治疗师（physio therapist）、作业治疗师（occupational therapist）、语言治疗师（speech therapist）等，他们的角色是不可替代的。比如一个中风后病人，最重要的治疗就是康复科医师主导，这些辅助医疗人员参与的康复。中国老龄化的到来，如果没有好的全科医生守门人（gatekeeper），医疗卫生服务会进入更混乱的时代。中国的糖尿病和慢性肾脏病患者都分别将近一亿人，如果没有好的慢性病管理，大医院是看不过来的。

——摘录自《在新加坡当了3年医生，感觉最大的不同……》，作者：徐传辉[①]

在当代主流公共管理理论的倡导下，各国的公共服务模式都发生了变革。由于各国市场经济、社会组织、私营个体、市民社会的发育和成熟度各自不同，各国分别采取了不同的公共服务供给模式，分别以英、美、新加坡三国为典型代表。从三国社区卫生发展的实践来看，不管是英国的国家主导的社区卫生服务模式、美国的市场主导型，还是新加坡的政府主导下的政社合作型，都有值得借鉴之处。首先，基层卫生服务体系建设都具有思路清晰的卫生服务发展理念和目标；其次，运作有效的基层卫生服务系统必然有相应的管理体制；第三，优秀全科医生的培养是基层卫生服务能力保证的有力支撑。

---

① 徐传辉．在新加坡当了3年医生，感受最大的不同是……［EB/OL］．(2018-07-23)［2020-04-29］．https://www.sohu.com/a/243015527_129883.

二、国内提升基层医疗卫生机构服务能力的政策与实践

实施健康中国战略,加强基层医疗卫生服务体系和医务人员队伍建设,提升基层卫生服务能力以推动分级诊疗的实施,是近年来各地积极探索和实践的重点内容。从党的十九大报告中提到的实施健康中国战略,加强基层医疗卫生服务体系和全科医生队伍建设,到全国省、市、县(区)卫生部门的具体工作计划,都围绕这一目标展开。有许多探索和尝试,也总结出了一些模式或可资借鉴的做法。

(一)推进分级诊疗中关于提升基层医疗卫生机构服务能力的政策汇总

多年来,我国一直致力于改变基层医疗卫生机构服务能力薄弱的困境,尤其是从基层人才队伍建设角度相继出台了关于全科医生建设、医师多点执业建设以及家庭医生签约服务建设的政策文件。2017年,国家卫生计生委向全国各级卫计委下发了《关于印发基层医疗卫生服务能力提升年活动实施方案的通知》,从多个方面强化和保障着基层能力建设(见表6-1)。

表6-1 基层医疗卫生服务能力建设的工作内容①

建设内容	具体要求
重点工作内容	1. 大力推进家庭医生签约服务;2. 提升门诊医疗服务能力;3. 提升急诊急救能力;4. 加强住院能力建设;5. 提高检验检查和药品服务能力;6. 提升中医药服务能力;7. 保障医疗质量安全;8. 提高公共卫生服务成效;9. 改善服务环境和居民体验;10. 提升信息化水平
落实政策保障	1. 加强机构建设;2. 加强人才队伍建设;3. 完善运行机制;4. 严格监督管理

第一,全科医生制度是卫生人力资源建设的重要手段之一,同时也是提高基层服务能力的客观要求。2011年,《国务院关于建立全科医生制度的指导意见》强调全科医生的培养重点在于其扎实的临床实践技能,要

①资料来源:根据国家卫生健康委员会官方网站(http://www.nhc.gov.cn/)发布的文件整理。

加强全科医生的制度设计，并培养出当前社会所需的合格的全科医生[①]。主要内容如表6-2所示。

表6-2 全科医生签约服务建设的内容[②]

建设内容	具体要求
逐步建立统一规范的全科医生培养制度	1. 规范全科医生培养模式；2. 统一全科医生规范化培养方法和内容；3. 规范参加全科医生规范化培养人员管理；4. 统一全科医生的执业准入条件；5. 统一全科医学专业学位授予标准；6. 完善临床医学基础教育；7. 改革临床医学（全科方向）专业学位研究生教育；8. 加强全科医生的继续教育
近期多渠道培养合格的全科医生	1. 大力开展基层在岗医生转岗培训；2. 强化定向培养全科医生的技能培训；3. 提升基层在岗医生的学历层次；4. 鼓励医院医生到基层服务
改革全科医生执业方式	1. 引导全科医生以多种方式执业；2. 政府为全科医生提供服务平台；3. 推行全科医生与居民建立契约服务关系；4. 积极探索建立分级医疗和双向转诊机制；5. 加强全科医生服务质量监管
建立全科医生的激励机制	1. 按签约服务人数收取服务费；2. 规范全科医生其他诊疗收费；3. 合理确定全科医生的劳动报酬；4. 完善鼓励全科医生到艰苦边远地区工作的津补贴政策；5. 拓宽全科医生的职业发展路径
相关保障措施	1. 完善相关法律法规；2. 加强全科医生培养基地建设；3. 合理规划全科医生的培养使用；4. 充分发挥相关行业协（学）会作用

第二，规范医师多点执业是推动优质医师资源合理有序下沉的有力举措。目前，我国关于医师多点执业建设的政策指导是2014年印发的《关于推进和规范医师多点执业的若干意见》。在这份文本中，我国仅从资格条件等四个方面对医师多点执业进行了规范，对地方的试点工作缺乏客观具体的实施方案指导和监督机制保障。主要内容如表6-3所示。

第三，医联体建设是优化卫生资源的配置，是促进我国分级诊疗制度更好实施的重要手段。医联体建设的初衷在于优化医疗资源的配置，其

① 资料来源：根据国家卫生健康委员会官方网站（http://www.nhc.gov.cn/）发布的文件整理。
② 资料来源：根据国家卫生健康委员会官方网站（http://www.nhc.gov.cn/）发布的文件整理。

重要使命就是通过派遣专家、专科共建等多种措施推动优质医疗资源下沉，提升基层卫生服务能力。2017年，《国务院办公厅关于推进医疗联合体建设和发展的指导意见》出台，从模式探索、分工协作机制建设等方面对其进行了要求（见表6-4）。

表6-3 医师多点执业建设的内容①

建设内容	具体要求
资格条件	1.多点执业的医师应当具有中级及以上专业技术职务任职资格，从事同一专业工作满5年；2.身体健康，能够胜任多点执业工作；3.最近连续两个周期的医师定期考核无不合格记录等。 备注：第一执业地点在乡镇卫生院、村卫生室（所）、门诊部、诊所、医务室的执业医师不纳入多点执业范围
注册管理	医师多点执业实行注册管理，简化注册程序，探索实行备案管理，条件成熟的地方可以探索实行区域注册，以促进区域卫生人才充分有序的流动，具体办法由各省（区、市）卫生计生行政部门制定
人事（劳动）管理	1.人事（劳动）关系：多点执业医师要与第一执业地点和拟多点执业的其他医疗机构分别签订聘用（劳动）合同和劳务协议，明确各自的权利和义务，并按照国家有关规定参加社会保险。2.劳务协议：还应当与多点执业的医疗机构签订劳务协议。协议应约定执业期限、时间安排、工作任务、医疗责任、薪酬、相关保险等。多点执业医师应当根据协议，合理安排在各执业地点的执业时间，确保医疗质量和医疗安全。3.管理：第一执业地点医疗机构应当支持医师多点执业并完善内部管理。医疗机构同意医师多点执业后，应当及时根据实际合理规定医师岗位职责，完善考核、奖励、处分、竞聘上岗等的具体管理办法。医师多点执业过程中发生违反法律、法规、规章等情形的，由卫生行政部门及有关部门依法依规处理
医疗责任	医师多点执业过程中发生医疗损害或纠纷，应当由发生医疗损害或纠纷的当事医疗机构和医师按照有关法律法规处理，其他非当事医疗机构均不承担相关的医疗损害或纠纷处理责任。医疗机构和医师应当通过合同或协议明确发生医疗损害或纠纷时各自应当承担的责任及解决方法
组织实施	1.加强组织领导；2.推进试点工作；3.完善政策措施；4.创造良好环境

①资料来源：根据原国家卫生和计划生育委员会官方网站发布的文件整理。

表6-4　医联体建设的内容①

建设内容	具体要求
探索医联体组织模式	1. 在城市主要组建医疗集团；2. 在县域主要组建医疗共同体；3. 跨区域组建专科联盟；4. 在边远贫困地区发展远程医疗协作网
完善医联体内部分工协作机制	1. 完善组织管理和协作制度；2. 落实医疗机构功能定位；3. 扎实推进家庭医生签约服务；4. 为患者提供连续性诊疗服务
促进医联体内部优质医疗资源上下贯通	1. 促进人力资源有序流动；2. 提升基层医疗服务能力；3. 统一信息平台；4. 实现区域资源共享
保障政策	1. 进一步落实政府办医主体责任；2. 进一步发挥医保经济杠杆作用；3. 完善人员保障和激励机制；4. 建立与医联体相适应的绩效考核机制

第四，医疗卫生信息化建设改善基层卫生服务能力。目前，我国医疗卫生行业的信息化建设存在严重的信息孤岛现象，包括医疗机构内部的信息不畅通，各级各类医疗机构以及各地域间的数据不相容。为此，我国高度重视医疗卫生信息化的建设。加快建立医疗卫生信息平台，通过共享患者数据来提高转诊治疗的效率。2018年，《国务院办公厅关于促进"互联网+医疗健康"发展的意见》出台，深化了医疗卫生信息化建设（详见表6-5）。

表6-5　医疗卫生信息化建设的内容②

体系保障	建设内容	具体要求
健全"互联网+医疗健康"服务体系	发展"互联网+"医疗服务	1.鼓励医疗机构构建覆盖诊前、诊中、诊后的线上线下一体化医疗服务模式；2.医联体要积极运用互联网技术，加快实现医疗资源上下贯通、信息互通共享、业务高效协同
	创新"互联网+"公共卫生服务	1.推动居民电子健康档案在线查询和规范使用；2.鼓励医疗卫生机构与互联网企业合作
	优化"互联网+"家庭医生签约服务	1.加快家庭医生签约服务智能化信息平台建设与应用；2.鼓励开展网上签约服务

①资料来源：根据中央人民政府官方网站（http://www.gov.cn/）发布的文件整理。

②资料来源：根据国家卫生健康委员会官方网站（http://www.nhc.gov.cn/）发布的文件整理。

续表

体系保障	建设内容	具体要求
健全“互联网+医疗健康”服务体系	完善“互联网+”药品供应保障服务	1.对线上开具的常见病、慢性病处方，经药师审核后，医疗机构、药品经营企业可委托符合条件的第三方机构配送；2.依托全民健康信息平台，加强基于互联网的短缺药品多源信息采集和供应业务协同应用
	推进“互联网+”医疗保障结算服务	1.加快医疗保障信息系统对接整合，拓展在线支付功能，推进“一站式”结算；2.继续扩大联网定点医疗机构范围，逐步将更多基层医疗机构纳入异地就医直接结算；3.大力推行医保智能审核和实时监控，严格医疗行为和费用监管
	加强“互联网+”医学教育和科普服务	1.鼓励建立医疗健康教育培训云平台，提供多样化的医学在线课程和医学教育；2.实施“继续医学教育+适宜技术推广”行动；3.建立网络科普平台
	推进“互联网+”人工智能应用服务	1.开展智能医学影像识别、病理分型和多学科会诊以及多种医疗健康场景下的智能语音技术应用；2.加强临床、科研数据整合共享和应用
完善“互联网+医疗健康”支撑体系	加快实现医疗健康信息互通共享	1.协调推进统一权威、互联互通的全民健康信息平台建设，促进全民健康信息共享应用；2.加快建设基础资源信息数据库，完善全员人口、电子健康档案、电子病历等数据库；3.健全基于互联网、大数据技术的分级诊疗信息系统
	健全“互联网+医疗健康”标准体系	1.健全统一规范的全国医疗健康数据资源目录与标准体系；2.加快应用全国医院信息化建设标准和规范
	提高医院管理和便民服务水平	1.围绕群众日益增长的需求，提高医疗服务供给与需求匹配度；2.支持医学检验机构、医疗卫生机构联合互联网企业，发展疾病预防、检验检测等医疗健康服务

续表

体系保障	建设内容	具体要求
完善“互联网＋医疗健康”支撑体系	提升医疗机构基础设施保障能力	1. 提升“互联网+医疗健康”服务保障水平，推进医疗卫生服务体系建设；2. 重点支持高速宽带网络普遍覆盖城乡各级医疗机构，推动光纤宽带网络向农村医疗机构延伸；3. 面向远程医疗、医疗信息共享等需求，推进远程医疗专网建设
	及时制订完善相关配套政策	1. 适应“互联网+医疗健康”发展，进一步完善医保支付政策；2. 完善医师多点执业政策，鼓励执业医师开展“互联网+医疗健康”服务
加强行业监管和安全保障	强化医疗质量监管	1. 出台规范互联网诊疗行为的管理办法，明确监管底线，健全相关机构准入标准；2.“互联网+医疗健康”服务产生的数据应当全程留痕，可查询、可追溯
	保障数据信息安全	1. 严格执行信息安全和健康医疗数据保密规定，建立完善个人隐私信息保护制度；2. 加强数据应用服务的信息防护，定期开展信息安全隐患排查、监测和预警

（二）我国各地提升基层医疗卫生机构服务能力的探索与实践

基层医疗卫生机构服务建设是现阶段满足人民群众日益增长的健康需求的重要举措，是推动构建优质高效医疗卫生服务体系的关键环节，是提升基层医疗卫生机构服务能力的有力抓手。当前，我国基层医疗卫生机构服务能力相对薄弱，需要通过基层卫生服务建设进一步优化医疗卫生资源配置，提升基层医疗卫生机构服务能力，进一步推动分级诊疗制度建设。针对基层医疗卫生机构服务能力的提升问题，我国很多地区开展了各种实践探索，也收获了一些可供借鉴的经验。

1. 全科医生培养方式的探索

（1）各地出台关于全科医生培养激励政策。全科医生是保证基层医疗服务能力的骨干力量。培养数量充足而且合格的基层全科医生是我国推动分级诊疗制度实施的支柱性举措。早在2006年，北京、上海等城市开始启动全科医生培养计划，每年选拔200名45岁以下、大专以上学历的社区医院骨干，进行6个月到1年的全科专业培训，以解决社区的卫生人才短缺问题。2009年，天津市也启动了社区医院全科医生培训计划，计划规定凡是在二级以下医疗机构就业，从事临床工作的应届医学毕业生全部都要参加两年的全科医生培训①。2010年，国家发展改革委等6部委发布《关于印发以全科医生为重点的基层医疗卫生队伍建设规划的通知》(发改社会〔2010〕561号)。2011年7月，《国务院关于建立全科医生制度的指导意见》(国发〔2011〕23号)中指出：全科医生是综合程度较高的医学人才，要在基层承担预防保健、常见病多发病诊疗和转诊、康复和慢性病管理、健康管理等医疗卫生服务，称为居民健康的"守门人"。并提出了逐步建立统一规范的全科医生培养制度，即全科医生培养的"5＋3"模式，即先接受5年的临床医学(含中医学)本科教育，再接受3年的全科医生规范化培养。2018年，《国务院办公厅关于改革完善全科医生培养与使用激励机制的意见》(国办发〔2018〕3号)印发。随后，各省、自治区、直辖市开始积极探索在本地区建立健全全科医生培养制度。例如，2017年河南省印发的《河南省人民政府办公厅关于实施基层卫生人才工程的意见》(豫政办〔2014〕161号)，2018年重庆市政府办公厅印发的《重庆市改革完善全科医生培养与使用激励机制实施方案》等。各级政府关于全科医生培养的政策和计划基本上包括了全科医学学科及培训基地建设、全科医生培养制度建设、全科继续医学教育建设、全科医生薪酬制度和职业发展建设等内容。

(2)全科医生培养的模式。我国于20世纪80年代末引入全科医学，并于1989年在首都医科大学成立了国内首家全科医学培训机构——全科医生培训中心。2000年以来卫生部陆续发布《关于发展全科医学教育的意见》《全科医师规范化培训大纲》《全科医师岗位培训大纲》等一系列办法和规范，"5＋3"模式是我国全科医生培养的主流模式。但是到目前为止，大专院校对全科医生的培养，无论在数量上还是质量上都满足不了基层卫生服务发展的要求，全科医学人才不足成为制约基层卫生服务能力的短板。近年来，各地针对城乡卫生服务现状开展了差异化的全科医

① 陈庆滨，孙阳．天津全国率先启动全科医生培养计划[EB/OL]．(2011-07-15)[2020-04-29]．http://news.sina.com.cn/o/2011-07-15/064922817875.shtml.

生培养方式。例如,上海医教协同和“大学—医院—社区”联动的全科医生培养模式,辽宁省的“A、B、C”多层次全科医生培养方式,浙江以综合大医院为依托的“1+1+X全科之星”培训模式,温州苍南县的“县管乡用”全科医师培养模式。这些模式是按照城乡卫生人才需求采取不同层次的培养方式来获得全科人才,总结出来主要有以下几种培养模式:

第一,国家规范的“5 + 3”全科培养模式。目前我国全科医生的培养模式主要以5年大学教育加3年住院医师规范化培训(简称“住培”)的“5+3”为主体、3年大专教育加2年助理全科医生培训的“3+2”为补充。到2018年,有73所高等医学院校开展了农村订单定向医学生免费培养;遴选认定了744家国家级全科医生规范化培训基地(含中医全科基地185家)①。但是,由于全科医学教育起步较晚,我国目前经过“5+3”标准化模式培养的全科医生数量有限,完全不能满足社会需求。加上当前对基层卫生的社会认同度较低,不少毕业生在个人职业发展上感觉看不到发展前景,影响到了医学生就业时的选择。②

第二,定向培养全科医生模式。“下得去、留得住、干得好”是对基层全科医师的培养要求。为解决全科医生招生生源难的问题,早在20世纪90年代,地方医学院校就曾尝试将生源扩大到我国的边远和乡村地区。免费培养一批以高中毕业生为起点的临床医学类大专学历毕业生,毕业后分配到基层医疗卫生机构工作,再以订单定向的方式,参加两年期全科医生规范化培训,完成学业通过毕业考核后再回到原医疗卫生机构工作。这种“订单式”的培养模式是我国目前过渡阶段的主要培养模式之一,取得了较为良好的效果③。

第三,基层在岗人员转岗培训模式。基层医疗卫生机构在岗人员接受转岗培训成为我国现阶段的主要培训方式之一。院校培养模式周期长,所能提供人才数量少,但是我国当前全科医师缺口较大,所以对原来

---

①杨舒.除了数量 全科医生培养还缺什么,光明日报[N],2018-05-14.

②杨静,鲍勇.上海市全科医生培养可持续发展的关键问题[J]. 上海交通大学学报(医学版),2012(10):1364-1367,1372.

③ 祝丽玲,张鹏霞,王佐卿,等. 全科医学教育模式的比较与思考[J]. 中国高等医学教育,2013(3):17-18.

质量不高但数量较大的基层医生进行转岗培训，能够较快地解决全科医生数量不足的问题。全科医生转岗培训是由国家发改委、卫健委、教育部、财政部等六部委联合举办，由卫健委在全国统一进行为期一年的理论和临床实践，转岗理论培训要求在医科大学，临床轮转在三甲医院进行。学员学习的各个阶段都有严格的考试考核，合格者方能获得卫生部统一格式的转岗培训合格证书，回到基层服务。

第四，“校地共育”的农村全科人才培养模式。这种“校地共育”培养模式主要探索农村地区全科医学人才的培养。相较于城市社区，农村和偏远地区的全科人才缺乏问题更为突出，“待不下、留不住”是大问题。这和美国的情况有相似之处，美国也存在农村和西部地区医生缺乏的问题。美国采取招收农村生源，设置与农村健康相关的课程作为学习重点，并要求学生在农村偏远地区的医院开展实习，到农村地区工作3年（或兼职6年）后将获得总额12万美元的补助。如果工作结束后继续留在农村将获得12万美元的补助金，但是中途违约将面临巨额的经济处罚[①]。我国“校地共育”培养模式是高校和地方共同制定人才培养方案，类似于定向培养，实行免除学费并享受在校期间的补助政策。若违约也会有一定的经济惩罚。

第五，中医全科人才培养模式。中医全科医学一般参考西医培养模式，设置5年制医学本科教育进行规范化培养，分为基础理论学习、临床实践和社区实习三部分，同时融合中医传统师承教育方式，采用多种实践教学方式，建立有中医特色的实践教学基地。同时，对在岗的中医医师进行再教育的转岗培训，以快速培养中医全科医师人才。

2. 以医联体推动基层医疗卫生机构服务能力提升的实践探索

“医疗联合体”是在十二五规划中提出的概念，即由一所三级综合医院联合一定区域范围内的二级医院和基层医疗卫生机构，组成“医疗联合体”，医联体内各合作医院间实行双向转诊。近年来，全国各地积极探索不同模式的医联体，医联体建设的初衷就是通过不同级别的医疗机构之间的联结，整合医疗资源，促进优质资源下沉，提升基层医疗卫生机构的

①徐志杰．全科医生培养的现状与模式探讨[J]. 全科医学临床与教育，2016，14(6)：601-603.

服务能力，最终目的是引导患者在基层医疗卫生机构首诊，建立起“分级医疗、急慢双治、双向转诊”的就诊秩序。

（1）医联体的几种主要组织模式。从2011年北京、上海、广州等城市开始启动医联体的建设，到目前为止，医联体的组织模式各具特色，可以大致划分为四种模式，即城市医联体的“1+X”模式、农村医联体的“县乡一体化”模式、跨区域专科联盟和远程医疗协作网。

第一，城市医联体的“1+X”模式。又称为城市医疗集团，即以一家三级医院为牵头单位，联合若干城市二级医院、康复医院、护理院以及社区卫生服务中心，构建“1+X”医联体，纵向整合医疗资源，形成资源共享、分工协作的管理模式。这种城市医联体又分为紧密型和松散型两种形式。紧密型城市医联体推行医联体内人、财、物统一管理模式，促使医联体成为目标一致的共同体。松散型医联体以对口帮扶、技术支持为纽带形成互助合作，引导优质医疗资源下沉，提升基层医疗机构服务能力。在实际运作中，由于地域管辖、行政管理、财政预算、人事管理、医保支付等多方原因，城市医联体需要多方协调，很难规范运作，最大问题是行政管理下的医疗固有模式与各方利益壁垒的掣肘。

第二，农村医联体的“县乡一体化”模式。又称为“县域医共体”“县乡医疗卫生服务管理一体化”“县乡医联体”“县乡医疗服务集团化”“县医院托管”“县乡卫生一体化”“县乡卫生人才一体化”等。但是基本是以“县医院为龙头，乡镇卫生院为枢纽，村卫生室为基础”的县乡一体化管理为主要内容，发挥县医院的县域龙头作用，形成县、乡、村医疗卫生服务分工协作机制，构建县、乡、村三级联动的县域医疗服务体系。其中，紧密型县乡一体化模式被认为是乡镇卫生院解决人才问题和提升能力的治本措施。①

第三，跨区域专科联盟。跨区域专科联盟是以一所三级医院的特色专科为主，联合其他医疗机构相同专科的技术力量，形成跨区域的若干特色专科中心，提升解决专科重大疾病的救治能力，其目的是深化三级医院

① 王红波．县乡医疗服务体系一体化改革模式、挑战与对策[J]．中国卫生经济，2017(12)：78-81.

与基层医院科室与科室之间、科室主任与科室主任之间、专科医患之间的深度对接关系。通过专科联盟的组建，可以充分发挥三级综合大医院的龙头带动作用，更好地实现分级优质医疗资源下沉，使基层医院通过专科提升卫生服务水平。目前实践中的跨区域专科联盟建设如火如荼，有西北跨区域眼病专科联盟、陕西和武汉的省市区跨区域皮肤专科联盟、广东省跨区域糖尿病专科医联体等。

第四，远程医疗协作网。远程医疗协作网是"互联网+医疗服务"助力服务基层，重点是面向农村基层医疗卫生机构和边远地区。承担对口帮扶任务的三级医院，要与受援基层医院搭建远程医疗服务平台，建立远程医疗工作制度，推动远程医疗服务，主要包括远程医疗、远程教学、远程培训等服务内容。利用信息化手段促进医疗资源纵向流动，提升基层医疗服务能力。

(2)医联体强基层的优势分析。近年来，全国各地都积极建立医联体并进行了有益的尝试和探索，积累了一些经验和做法，对强基层起到了积极的推动作用。

第一，通过医联体搭建人才帮扶通道，促进基层服务能力和水平的快速提升。医联体内的龙头医院选派专家轮流到基层进驻，通过诊疗、临床带教、示范教学、疑难病会诊、学术讲座、义诊等多种形式提供医疗服务、技术支持、业务指导，提高基层医生的诊治能力。另外，下派护士长或有经验的护士到基层，指导基层护士对患者的诊疗护理和康复训练。借助医联体牵头医院组建的"全科医生培训基地平台"，建立基层人才培养绿色通道，加快基层医疗卫生机构全科医生的培养。通过常态化的人才帮扶措施，促进基层服务能力的快速提升[①]。

第二，搭建"双向转诊"绿色通道，积极引导患者到基层首诊，逐步夯实基层服务能力。各地的实践证明，医联体模式对建立完善的双向转诊机制及落实和实施起到了积极的推动作用。医联体内部制定统一的双向转诊标准和流程，并设立专职人员负责和协调，保持双向转诊通道有效顺

① 陈虹，纪娇，高本林. 医联体建设助推分级诊疗实施策略[J]. 现代医院，2018，18(8)：1103-1104，1108.

畅，使患者在医联体内有效流动，确保患者医疗服务的连续性、安全性。龙头医院对医联体内基层上转的患者优先安排诊疗，对需要下转的康复期患者做好跟踪服务和业务指导。

第三，设备共享，诊疗资料互通，检验结果互认，让基层在龙头医院引领下逐渐提升能力。利用医联体龙头医院的先进设备资源和技术优势，建立以龙头医院为核心的医学检验中心、医学影像中心、病理诊断中心、消毒供应中心，实现医联体内基层和核心医院资源共享和服务同质。检验项目方法统一、标准统一，结果实时传回，快捷方便。共享医学影像、医学检验、病理诊断结果和远程心电会诊，开启医联体内核心医院与基层诊疗信息的互通、检验结果互认、影像诊断互传和远程会诊互通的新模式，使基层减少资金投入、节省人力资源、扩展诊疗项目、提高诊疗水平，让患者在基层就能享受大医院的同质服务，减少重复就医，降低患者医疗费用。①

（3）医联体提升基层服务能力的实际效果并不明显。近年来，很多学者对医联体和强基层的关系进行了大量的实证分析，多数研究的结论是：无论松散型或紧密型的医联体模式对基层医疗卫生机构的综合效益提升均有不同程度的积极影响，但是不同医联体模式对提升基层医疗卫生机构服务能力的效果均不显著②。基层卫技人员配置不足、水平不高、优质卫生人才严重匮乏等困扰机构发展的瓶颈问题仍然没有得到很好的解决。③医联体内在龙头医院下派专家坐诊、远程会诊、开设转诊绿色通道等各种帮扶措施下，提高了基层医疗卫生机构医生诊疗服务技术与管理水平，同时也增加了基层的门急诊服务量和诊疗收入。但是，松散型医联体内的不同医疗机构隶属于不同的部门，加之利益的分歧，统一管理的难度较大，产权障碍制约了医联体内责任和利益的合理分担、资源的真正共享。而实现了整合的紧密型医联体同样面临着治理结构和管理机制不健

①姚蕊. 医联体模式下强基层举措探讨[J]. 现代医院，2019，19(1)：1-4.

②连颖菁. 医联体联动模式对基层医疗卫生机构发展的影响研究[D]. 福州：福建医科大学，2019.

③ 赵大仁，何思长，刘志会，等. 成都市某医联体内基层医疗卫生机构发展现状研究[J]. 现代医院管理，2016，14(3)：13-14，21.

全的问题，基层成员机构缺乏自主管理的积极性和权力，在医联体的发展过程中，对基层成员不够重视，过于强调龙头医院的主导作用，忽略基层医疗卫生机构功能的发挥。

3.从政策与制度建设方向提升基层医疗卫生机构服务能力的探索

我国不同区域基层医疗卫生机构服务的能力存在较大的差异，这是由不同区域基层医疗卫生机构发展的实际条件所决定的，各地探索了各种政策措施加强基层卫生服务体系和服务能力建设。

（1）建立健全医保差别化支付机制，提高基层医疗卫生机构服务的能力。多地探索阶梯式医保支付机制，设置不同等级的医疗卫生机构和跨统筹区域医疗卫生机构就诊的起付线标准和报销比例，引导群众“小病进社区，大病进医院”的医改目标，促进基层卫生服务能力建设，推进分级诊疗制度。例如，黑龙江省的“如基层医疗卫生机构包括乡镇卫生院、社区医院和一级医院，政策范围内报销比例为90%，那么二级医疗机构报销比例就不能高于75%，三级医院就不能高于60%”[①]。据笔者了解，重庆市规定：“城乡居民一个医保年度内住院起付线及报销比例，一档医保在一级医院（包括社区或乡镇卫生院）住院，最高可报销80%的医疗费用，起付线为100元；在二级医院住院，最高可以报销60%，起付线为300元；在三级医院住院，最高可报销40%，起付线标准为800元。二档医保则报销比例每级增加5%。”差异化医保支付政策在各省市县实施的深浅不同，医保差异化支付标准的设定也较为混乱，对基层服务的影响也有差异。医保报销比例作为医保的政策工具，只有当不同级别医疗卫生机构的医疗卫生服务在没有太大质量差异的情况下才会有效分流患者。如果不同级别的医疗卫生机构医疗卫生服务能力相差很大，即便基层的报销比例再高，也没有多大效果。[②]因此，只有基层医疗卫生机构服务能力足够强大，才能达到差异化报销比例政策分流的目的，而不是相反，用差别化支付机制来促进基层服务能力增强。

（2）多措并举兼施，促进基层医疗卫生机构建设，提升服务能力。近

① 我省实施差异化医保支付政策 支持分级诊疗制度实施[N].黑龙江日报，2020-06-12.
② 陈仰东.报销比例应该适当[J].中国医疗保险，2017(6):22-23.

年来，在国家新医改的“强基层”号召下，按照“保基本、强基层、建机制”的工作思路，各地政府都加强了基层医疗卫生机构的建设，加大了对基层医疗卫生机构的经费投入，进行社区卫生设施标准化建设，对乡镇卫生院进行改造升级，对村卫生室进行规范化建设。各地镇、村卫生基础设施建设不断加强，就医环境得到改进，服务功能不断完善，建立健全了县、乡（镇）、村三级医疗服务网络体系，进一步夯实基层卫生工作基础。例如，广东省2017年—2019年省级财政新增投入230余亿元，实施县级以下医疗卫生机构升级达标建设工程、提高基层卫生人才素质和收入总体水平，用3年到5年整体提升基层医疗卫生机构服务能力。贵州省通过实施“五个全覆盖”促进基层卫生服务能力提升，其中包括：1445家乡镇卫生院标准化建设实现全覆盖；1445家乡镇卫生院和99家政府办社区卫生服务中心全部配置2名以上执业医师；199家县级以上公立医院全部接入全省统一的远程医疗网络，全天候开展远程医疗服务。北京市以医联体为载体，本着“强基层、建机制、搭平台”的总体思路，以提高基层医疗卫生机构服务能力为重点开展分级诊疗建设工作。强化基层医疗卫生机构服务供给侧改革，启动847个医疗机构空白村的服务能力建设，解决基层医疗卫生机构不足问题。[①]尽管各级政府的各项促基层的措施各异，但是落实政府投入责任，提高基层医疗卫生机构发展的自主权，促进基层改进服务能力的自主动力是十分必要的。

4.打破信息孤岛，以信息化建设促进基层卫生服务能力提升

我国全国各地社会经济发展水平差异较大，发达的东部、沿海地区与西部不发达地区，城市与农村、偏远山区、少数民族地区并存，医疗资源分布不均衡的问题比较严重。经济发达地区的医疗卫生水平优于不发达地区，城市优于农村，越是贫穷的地区其基层卫生服务能力也越弱。当前，很多地区探索以基层信息化建设为抓手，促进优质医疗资源下沉，以提高基层医疗服务能力。

（1）打造信息系统平台实现医疗信息互联互通，提升服务能力。全国

① 医改攻坚这一年，各地练习了啥苦功[EB/OL].(2017-01-06)[2020-04-29].https://www.sohu.com/a/123626188_162422.

各地积极搭建一定区域内的信息平台，打通人口信息、电子病历、电子健康档案等卫生医疗业务系统，形成医疗卫生信息“一张网”，实现跨区域、跨机构的信息互联互通与共享。基层医疗卫生服务的目的就是让居民能够就近获得医疗服务，社区卫生服务站（中心）和乡镇卫生院在其负责的社区、乡村范围内开展居民数据采集，建设居民健康信息资源库，有效提升自身服务能力，为居民提供更好的服务。

（2）大力发展远程诊疗，解决基层卫生服务能力不足的问题。多地尝试以医联体为载体，发展远程诊疗，建设市—区县—城乡社区的三级远程诊疗服务体系，延长医疗服务供给链条。在市级层面，以市级三甲医院为核心，与区县医院和部分基层医疗卫生机构建立远程医疗协作网；在区县层面，依托区县级医院建设区域远程诊疗协作链，提供远程影像、病理诊断、临床检验等服务。让群众在家门口就能享受大医院的优质诊疗服务。

（3）创新信息化便民惠民服务，提高服务效率，提升基层卫生服务能力。多地探索完善区域医疗信息平台功能，为群众提供预约诊疗、网上缴费、个人健康信息查询等多项服务，建立“智慧医院”。开通家庭医生签约服务的手机APP，居民与家庭医生之间可进行网上签约、健康咨询、慢病随访、视频通话等实时互动，为群众提供全方位的健康服务。

（4）建立监测信息系统，提升信息化管理水平，促进基层服务能力提升。各省、区、市探索建立监测信息系统，基于医院现有的HIS系统、财务系统等进行接口改造，将公立医院纳入市级医疗监测平台，建立医疗费用、医疗收支、医保报销、上下转诊等基础监测指标和分析监测指标，运用监测系统开展DRGs绩效评估、处方集中点评、医疗行为监管、医改监测等工作，加强对基层医疗卫生机构服务过程的监管，促进服务能力的提高。

综上所述，我国新医改以来，在党和政府加强基层医疗卫生机构服务能力建设，促进分级诊疗制度实现的战略目标下，全国省、市、县各级政府都积极开展了“强基层”的实践探索，总结了各种经验、方法和模式，但是，无论哪种尝试，都要清楚影响基层卫生服务能力的关键因素，针对问题根源思考对策才能达到效果，否则只可能是头痛医脚、缘木求鱼的结局。

第二节　基层医疗卫生机构服务能力提升面临的问题及分析

2009年新医改政策出台，给基层医疗卫生机构的发展带来了机遇和挑战，提升基层医疗卫生机构服务能力是实现分级诊疗制度的关键。中央和地方各级政府都在政策、制度和实践层面做了很多探索，与十年前相比，各地大部分的社区卫生服务站(中心)、乡镇卫生院和村卫生室的面貌都焕然一新，我们看到了基层医院宽敞整洁的就医环境、功能齐全的医疗科室、整齐的医疗器材，基层卫生发展变化明显。但是，相关调查数据却并不如想象中亮眼。2018年我国卫生健康事业发展统计公报数据显示：2014年到2018年，我国医院数量继续增加，但基层医疗卫生机构数停滞甚至萎缩，基层医疗卫生机构的诊疗人数与其他医院相比不升反降。在基层医院面貌改善的同时，城市的医院也同样快速发展，各个城市、县城扩建、新建的门诊、住院大楼更高更大。十年来，人们就医的观念仍然变化不大，基层医疗卫生机构服务能力和大医院相比仍然薄弱。立足新医改精神，本文无意也没有能力给出提升基层卫生服务能力的灵丹妙药，只是从问题的本源出发，从基层医疗卫生机构服务概况与现状、问题与原因、思路与建议入手，探索新形势下基层医疗卫生机构服务能力提升的方向。

一、当前基层医疗卫生机构服务数量逐年下降

2019年我国卫生健康事业发展统计数据显示，2016年到2018年我国医院数量继续增加，但基层医疗卫生机构数停滞甚至萎缩。虽然二、三级医院医疗服务量高速增长，但是基层医疗服务增加缓慢，在2018年服务量与2017年相比甚至出现下降，基层医疗卫生机构的医疗服务占比继续降低。就2016年到2018年三年的数据来分析：2016年全国医疗卫生机构总诊疗人次达79.3亿人次，其中基层医疗卫生机构43.7亿人次(占55.09%)；2017年全国医疗卫生机构总诊疗人次达81.8亿人次，其中基层

医疗卫生机构44.3亿人次(占54.14%);2018年,全国医疗卫生机构总诊疗人次达83.1亿人次,其中基层医疗卫生机构44.1亿人次(占53.03%),年平均降幅为1%。从2014年到2018年五年来诊疗人次的变化充分说明基层医疗服务能力不强,群众就医意愿逐年减弱(见表6-6)。近年来全国各地都在把"保基本、强基层、建机制"作为医改工作的重心,不断探索人才培养、医联体、信息化等提升基层医疗卫生机构服务能力的举措。但是,实际的情况却是医院继续扩张强大,基层医疗服务继续萎缩减弱,离分级诊疗改革目标的要求差距明显。那么基层医疗卫生机构的服务能力要提升,到底面临哪些问题?我们应该怎样才能有效地提升基层的卫生服务能力?毫无疑问,新医改提出"保基本、强基层、建机制"是正确的,但以什么方式强基层需要我们深入思考。我国不同地区的基层医疗卫生机构其发展状况和服务能力也各不相同,在调研中我们发现,基层医疗卫生机构的服务能力参差不齐,即使同一区县内的不同街道或乡镇的基层医疗卫生机构的服务能力也有明显差距。另外,与二、三级医院相比,大部分基层医疗卫生机构的服务能力都很薄弱,我国医疗卫生发展的不平衡可见一斑。在我国现有的医疗卫生体制下,基层医疗卫生机构服务能力面临的问题基本相似。

表6-6 2014年—2018年全国医疗卫生机构诊疗人次数变化情况

年份/年	总诊疗人次数/万	基层医疗卫生机构就诊人次数/万	环比增长/%	基层医疗卫生机构就诊人次数占比/%
2014	760200	436000	0.93%	57.35%
2015	769900	434000	-0.46%	56.37%
2016	793200	437000	0.69%	55.09%
2017	818300	443000	1.37%	54.14%
2018	830800	440600	-0.54%	53.03%

(数据来源:历年中国卫生健康统计年鉴)

二、基层医疗卫生机构人才缺乏是提升服务能力的短板

1.全科医学专业人才缺口大,培养水平有待提高

大批合格的全科医生是推进分级诊疗、深化医改的可靠保障,全科医

生的数量与质量是决定基层医疗卫生机构服务能力的关键因素。2018年，国办印发的《关于改革完善全科医生培养与使用激励机制的意见》（国办发〔2018〕3号）中提出的目标是“到2020年，城乡每万名居民拥有2—3名合格的全科医生，到2030年，城乡每万名居民拥有5名合格的全科医生”。根据2019年卫生统计数据，每万人口的全科医生为2.61人，缺口仍十分明显。我国自20世纪80年代引入全科医学的概念以来，历经引入、起步探索、积极发展等阶段，初步建立了我国特有的全科医学教育体系。但是，全科医生教育机构数量增加的同时，发展仍参差不齐。首都医科大学郭爱民教授针对全国131所医学院校的调查结果指出，自2011年国务院出台关于建立全科医生制度的指导意见后，我国迎来了全科医学教育建设的小高峰。但是由于对全科医学的认识有误区，报考全科医学专业的意愿不高，人才存量少。当前，我国约68.3%的医学院校建立了全科医学教学机构，但其中近70%是二级学院下设的教研室，尚有30%的院校尚未建立全科医学教学机构，仅有6所院校设有全科医学博士培养点。在教师队伍上，缺乏专职全科师资、大多数高校未给社区师资认定、未建立全科医学教学系列职称等问题凸显。此外在课程设置上，普遍存在缺乏社区实习的问题，全科临床实践教育仍然发展落后[①]。另外，中国医师协会的调查显示，目前我国全科医生的住培基地还没有普遍设置全科课程，仍有较多基地没有按要求建立全科医学教学团队；一些基地不具备社区卫生服务的完整功能，甚至没有设置全科医学科而有的基地容量不能满足培训要求，培训质量不能得到有效保证。近年来，各级政府为了增加全科医生数量加大了全科医生的转岗培训力度，由于绝大部分都是在职培训，培训时间无法保证，特别是培训内容与全科医生的职责部分脱节，临床实践环节的保障力度不够，培训质量离一名真正意义上的全科医生的标准有一定差距，尚不具备分级诊疗基层首诊和双向转诊所需的能力条件。在家庭医生服务能力培训方面，仅少数机构提供规范化培训，且培训质量不高，多学科的培养机制尚不成熟，沟通咨询技巧等家庭医生知识与技能的专业培训缺乏。要培养一大批合格的全科医生，我们仍任重道远。

①杨舒.数量缺口大质量待提升 全科医生培养还缺什么?[N].光明日报，2018-05-14.

2.基层医疗卫生机构人才流失问题亟待解决

基层医疗卫生机构人才流失问题突出体现在以下两个方面:第一,受到政策、待遇、自身意愿等主客观因素的影响,我国基层医疗卫生机构的优秀卫生人才稀缺,特别是经济不发达地区和偏远地区严重不足;第二,我国基层医疗卫生机构人才年龄断层大,员工老龄化现象突出,越是经济不发达地区和偏远地区这一现象越是明显。当前基层医务人员的福利待遇、执业环境、社会地位没有得到应有的尊重和体现,很多医学毕业生追求到大城市、大医院就业,而不愿到基层医疗卫生机构工作。由于上级医院的“虹吸”效应,即使留在基层的年轻人也待不长久,一般都是向着待遇更好、个人发展空间更大的方向流失,造成基层医疗卫生机构医生短缺,基层医院护理人员出现断层,医疗人才引不进、用不上、留不住,专业技术人才匮乏成为制约基层卫生发展的“瓶颈”。医疗技术人员的培养有其自身行业的特点,培养的周期比较长,我国大部分地区的医疗技术人员呈现出职称低、学历低、分布不平衡、身兼多职的状况。由于人才短缺的问题,导致部分基层医疗卫生机构人手紧张,“基层首诊、双向转诊”服务难以有骨干支撑;部分配备的医疗设备闲置,缺乏专业技术人员操作;专业技术人员面临年龄断层,最终形成好医生留不住、患者不愿来的恶性循环局面。

三、功能定位不清,基层医疗卫生机构缺乏提升能力的内在动力

实施分级诊疗,是为了建立新的就医秩序和规则,让就医过程变得方便和有效率。建立规则、科学设定各级医疗机构的功能和服务内容,就医才能更加有序。我国各地医疗发展情况差异大,要想建立这种秩序,各方应该各自有清晰的定位。然而,在现实中我国医疗体系的历史发展路径是按照“大而全,小而全”的规则建构起来的,大医院、小医院、基层医院的科室设置类似,相互之间是市场竞争关系,尽管小医院和基层医院在20世纪80年代后的医疗市场化改革后逐渐处于竞争劣势,但2003年非典疫情之后,政府大大加强了基层医疗卫生机构的公共卫生服务功能,并且把基本公共卫生服务纳入了政府买单的项目。新医改后政府对基层医疗卫

生机构的大致定位是:负责提供公共卫生服务和常见病、多发病的诊疗等综合服务。但在现实中,对于基层医疗卫生机构的服务定位而言,是以基本医疗服务为主,还是以基本公共卫生服务为主,或者两者并重?在调研中发现一些社区卫生服务站(中心)和原来医疗水平就较低的乡镇卫生院将服务重点放在了公共卫生服务方面,医疗服务能力很低,能够提供的医疗服务很少,一些基层人员认为基层只负责公共卫生服务即可,社区居民生病直接去医院。这在一定程度上反映了基层医疗卫生机构存在定位模糊的问题,医院的经营管理缺乏方向,一些基层医疗卫生机构完全依赖政府,养成了等、靠、要的惰性习惯,没有提升医疗服务能力的内在动力,基层卫生的功能定位亟待进一步明朗化。

1.社区卫生服务中心和社区卫生服务站的功能定位亟待明确

社区卫生服务中心是公益性、综合性的基层医疗卫生机构,承担着常见病和多发病诊疗、基本公共卫生服务和健康管理等功能任务,是城镇医疗卫生服务体系的基础。第一,在医疗服务方面,在一定社区服务范围内开展以全科、中医等科目的门诊服务和检验检查服务,同时提供急诊急救等服务,能对常见的急危重症患者做出初步诊断和急救处理。全科医生(家庭医生)能够充当“健康守门人”,承担起双向转诊的中间人的纽带作用。第二,在预防保健服务方面,开展健康教育、预防接种、传染病及突发公共卫生事件报告和处理、卫生计生监督协管等预防保健服务。第三,在健康管理服务方面,对社区内常住居民尤其是65岁及以上老年人、高血压及糖尿病等慢性疾病患者、0—6岁儿童、孕产妇、严重精神障碍患者、传染病患者等重点人群的健康危险因素进行连续的管理,达到维护或促进健康的目的。第四,社区卫生服务中心具有辐射一定区域范围的医疗服务能力。除服务本辖区居民以外,可通过机构门诊、特色科室、住院服务等吸引并服务辖区外的居民。社区卫生服务站是按照国家医改规划,为实现城市社区“15分钟便民服务圈”设立的非营利性基层医疗卫生机构。社区卫生服务站接受社区卫生服务中心的管理,类似于社区卫生服务中心的分支机构。随着基层各项改革工作的不断深入,社区卫生服务站(中心)所承担的公共卫生任务越来越重,体现的是明显的社会效益,需要花费大量的人力、物力、财力。另外，基层医院实施的是医疗服务统一的收费标准，突出了非营利的性质。社区卫生服务站（中心）既要完成政府指定的工作，也要承担医院自身建设和发展的任务，导致处于这样的矛盾之中的很多社区医院的定位模糊，在公共卫生服务和医疗服务的供给上明显向有政府财政补助的公共卫生服务倾斜，加上基层卫生人才的缺乏，医疗服务的能力和水平得不到有效提升是必然的结果了。

2.农村基层医疗卫生机构的功能定位亟待明确

农村基层医疗卫生机构主要指乡镇卫生院和村卫生室。政府对农村卫生服务的大致定位是：县级医院为龙头、乡镇卫生院为骨干、村卫生室为基础。其中，乡镇卫生院负责提供公共卫生服务和常见病、多发病的诊疗等综合服务，并承担对村卫生室的业务管理和技术指导等工作；村卫生室承担行政村的公共卫生服务及一般疾病的诊治等工作。但是，现实中的乡镇卫生院的功能定位是模糊的：首先是身份特殊，乡镇卫生院既拥有农村医疗监督管理权，又直接开展医疗服务；其次是职能模糊，既承担全科医疗任务，也开展专科及住院服务，还承担了公共卫生服务；最后是发展方向模糊，卫生院由于历史发展的原因，既有综合医院的建制，但现在又不能向综合医院的方向发展。由于功能定位不清，卫生院的发展陷入困境。另外，乡镇卫生院和村卫生室的职责关系也缠夹不清：第一，乡镇卫生院和村卫生室都有提供公共卫生服务的职责，但是具体责任和权责义务的界定不清楚；第二，乡镇卫生院提供的“常见病、多发病诊疗业务”与村卫生室提供的“一般疾病诊治业务”有无区别；第三，乡镇卫生院和村卫生室之间是相互转诊的上、下级关系还是相互合作的平等关系。近年来各级政府对乡镇卫生院和村卫生室的建设投入了大量的精力，而实际上，曾经的县、乡、村三级农村医疗格局随着经济社会的发展已发生了明显的改变，由于地区经济发展的不平衡，乡镇卫生院的发展也出现了分化，一部分乡镇卫生院的医疗服务由于医保政策的刺激而注入了新的发展动力，一部分乡镇卫生院则在公共卫生服务与医疗服务的平衡中选择了政府有承担义务的公共卫生服务，其医疗服务能力进一步萎缩。村卫生室则由于村医老龄化和乡村人口减少呈现出服务需求与供给不足的问题。厘清农村基层医疗卫生机构的功能定位,明确乡镇卫生院和村卫生室能干什么无疑是其提升服务能力的前提。

四、"政策障碍"制约基层医疗卫生机构服务能力的提升

新医改以来,尽管各级政府坚持"强基层",加大各种政策支持和工作力度,但基层医疗卫生机构服务能力和水平依然较弱。按照公共管理理论,政府对基层医疗卫生事业的发展应当承担相应的责任,以保障人民群众的健康需要。从政府视角来分析,政策制定者和管理者的思想认识不到位,相关政策体系不尽合理,头痛医头、脚痛医脚的"政策孤岛"等缺漏制约了基层医疗卫生机构服务能力的提升。基层医疗卫生机构服务能力主要取决于医疗资源配置、人才建设、能够开展的疾病诊治能力、药品品种与数量等因素。客观而论,我国医疗行业管理的相关政策及制度有一些不合理之处,限制了基层医疗卫生机构的发展,制约了基层医疗卫生机构服务能力的提升。

1.财政政策的偏斜制约基层医疗卫生机构服务能力的提升

我国政府为了促进医疗卫生事业的发展,逐年加大对公共卫生服务的财政投入力度。2009年新一轮医药卫生体制改革开始后,公共卫生服务成为政府民生建设的重要内容。各级政府逐步提高基层公共卫生的资金投入比例。从2009年的20.66%到2018年的32.60%,政府对基层医疗卫生机构的财政投入占医疗卫生机构总财政投入的比例共计增长了11.94个百分点。但相对于医院而言,政府对基层医疗卫生机构的财政补助比例仍旧很低。以2018年为例,政府对医院财政补助比例为47.76%,二者相差15.16个百分点。通过该组数据分析可知,政府对医院和基层医疗卫生机构的财政投入都逐年增加,但其比例差距大,财政补助很不平衡。然而,多年来我国医疗卫生领域形成的财政投入的不协调导致卫生资源的短缺,基层医疗卫生条件差的问题依然明显[①]。从2018年的数据

①朱亚兰,陶弘娜,董园园,王昕.分级诊疗面临的困境及破解建议[J].中国医院,2019,23(5):5-7.

对比来看,我国基层医疗卫生机构的数量是医院的25.58倍,但政府对医院的财政投入却是基层医疗卫生机构的1.47倍,这说明政府对医院和基层医疗卫生机构的财政投入比例仍旧不协调。因此,在有限的财政投入的情况下,基层医疗卫生机构医务人才流失、医疗设备更新、医疗环境等问题短期内难以改变。

2. 医院机构等级划分系列政策限制影响基层医疗卫生机构服务能力

医院机构分级政策包括评审定级、医疗机构分级管理等制度,是我国卫生部门按照医院发展规模、医疗质量及医疗服务能力等对医院的评审定级制度。

第一,按现行医院等级评审标准的相关政策规定,医院的级别决定了其医疗资源配置的层次和水平。也就是说,医院级别越高其医疗资源配置水平也越高。医疗资源配置水平是医疗服务能力的基本保障。社区卫生服务中心和乡镇卫生院等基层医疗卫生机构无疑就处于医疗资源配置的最低水平,其医疗服务能力必然受到限制。按照现在的等级医院评审办法,基层医疗卫生机构有很多的限制条款,影响基层医疗卫生机构服务能力建设。例如,调研中我们发现一些乡镇卫生院为了拓展服务需要购置大型医疗设备,但受到级别限制而不能购买。2018年9月,《国家卫生健康委员会、国家中医药局关于开展“优质服务基层行”活动的通知》(国卫基层函〔2018〕195号)明确提出,为完善服务能力建设,乡镇卫生院等基层医疗卫生机构符合推荐标准的可以升级“二级医院”,这一突破标示着我国分级诊疗制度重大政策转型。但是实际上,基层医疗卫生机构与其他级别医院只是功能定位不同,并不能说在医疗资源配置上有很大差别。医疗资源配置水平应该与服务能力相匹配,不应作为限制基层医疗服务能力的政策桎梏。

第二,手术分级管理制度在一定程度上抑制基层医疗卫生机构服务能力。2012年,卫生部印发的《医疗机构手术分级管理办法》明确指出:医疗机构根据手术的风险性和难易程度不同分为四级,其中三级医院重点开展三、四级手术;二级医院重点开展二、三级手术;一级医院、乡镇卫生院可以开展一、二级手术,重点开展一级手术。实际调研中,川渝地区的一些医疗服务能力较强的中心乡镇卫生院，完全有能力开展比较成熟的二、三级手术。实际上，一些学者不认同将手术范围捆绑在医院等级上，一个手术可否开展在于操作技术的人和使用技术的环境，不在于医院的等级。医生不管在哪里，有了资质和相应的手术条件就可以开展业务，这与医院等级无关，与质量控制和监管相关。对于有相应能力的卫生服务中心和乡镇卫生院，只要实行必要的准入条件，加强监管即可。否则，基层医疗卫生机构的优秀医生会逐渐流失，严重削弱基层医疗卫生机构的服务能力。

3. 基本药物制度忽视基层用药自主权，导致基层医疗服务受限

基本药物政策设置的初衷是为了保障群众基本用药，减轻医药费用负担，具体的政策目的包括降低药品价格、引导患者到基层就医和改变"以药养医"现象。但在实践中出人意料的政策结果在一定程度上背离了基本药物制度的初心，本来是保证基本用药的"地板"变成基层医疗卫生机构用药的"天花板"。制度实施以来，基层用药目录数量少、品种不适应的呼声一直未断。另外，基本药物目录欠缺灵活，比如一些抗肿瘤的药未包括在内，影响了患者转诊到基层进行康复治疗，最直接的反映就是病人从基层流失。基层用药应根据当地居民疾病谱、用药习惯等因素来决定，不同的基层医疗卫生机构其医疗服务能力差别也很大，使用药品的决定权应主要由基层医疗卫生机构决定。作为分级诊疗的试点，已经有部分医改试点省、城市放开了基层用药的限制，广东省已经全面放开基层用药，在此情况下，基本药物制度的不断完善与改进，对接大医院和基层用药已经成为大趋势。一是从数量的扩容；二是基层目录内药品的提质。

4. 医保次均费用控制政策影响基层医疗服务能力的提高

随着人口老龄化加速，医保全覆盖后人民群众的看病需求被激发出来，医保基金的有限性和民众医疗保健需求的无限性矛盾日益突出。医保管理部门为了控制基金支付，实行了一系列的限制费用措施，主要是县医院及以下医疗机构的总额和次均费限制，即使提高了外转看病的报销比例，仍然挡不住病人的大量外流，大量的医保基金被大型三甲医院的"虹吸"效应吸收，导致医保基金对县级及基层医院的支付份额减少，基层

医院反过来通过预算总额和次均费用控制等措施压缩报销金额，越压缩基层医院越不敢接诊病情稍重的病人，加速向上一级医院转诊，造成基层医疗服务能力严重下降。也就是说，医保政策对基层医疗卫生机构的支付总额限制，报销范围受基本目录的药品与诊疗范围限制，支付的均次费用很低，严重影响基层医疗卫生机构服务供给的积极性，刺激患者流向大医院。而医疗服务能力的下降，进一步导致外转病人更多，进入了一种恶性循环。

五、基层医疗卫生机构服务质量参差不齐，整体综合评价较低

1. 基层卫生整体素质参差不齐，拉低了民众的期望与评价

由于我国各地社会经济发展的差异，各基层医疗卫生机构良莠混杂，在规模、人员、服务质量上参差不齐。在调研中我们发现，一些社区卫生服务中心和乡镇卫生院服务能力较强，这些受群众欢迎的基层医院大都具备环境整洁、科室设置规范、医疗设施设备齐全、医生口碑好的特点。而多数基层医疗卫生机构服务能力表现平庸或者较差，这部分优秀的基层医疗卫生机构被湮没在服务能力弱的基层医疗卫生机构中，就像经济学中的“劣币驱逐良币”，大多数人对基层卫生服务的评价较低，并很难改变对基层医院的刻板印象：医院环境脏乱、设备简陋、医生水平不够等。尽管近几年“强基层”后基层医疗卫生机构已有了很大改善，民众对基层医院的低期望和评价仍然较难改变，直接导致居民到基层就诊意愿的下降。新医改十年来，我国医疗卫生服务体系建设虽然取得较多成就，但基层卫生服务能力依然薄弱，加强基层卫生服务能力仍任重道远①。

2. 有效激励机制缺乏，服务效率难提升

不少研究者对我国基层医疗卫生机构的服务能力水平和效率进行了探讨。其中，李培艺、曾文麒等选取四川省6个地级市的48家基层医疗卫生机构进行调查，发现四川省通过加强基层医疗卫生机构的多项举措，基

① 卢祖洵，徐鸿彬，李丽清，王超．关于加强基层医疗卫生服务建设的建议——兼论推进疫情防控关口前移[J]．行政管理改革，2020(3)：23-29.

层医疗卫生机构的设备、人员数量及技术水平大幅提高，基层医疗卫生机构整体水平中，能力指数得分最高的是“质量”，其次是“公平性”“综合性”，而“效率”“可及性”较低，各地区基层医生对工作的自我满意度较低①。新一轮医改明确了基层医疗卫生机构的功能定位，然而在实际执行过程中出于对基层卫生公益性和公共卫生功能的强调，医疗服务功能被弱化，基层医疗改革过分采取行政导向和收支两条线为主的改革，绩效工资按单位核定总量，单位之间无法比较，效率无法提升；由于从事公共卫生的人员数量有限，按照统一的管理模式，造成医务人员的收入与劳动付出不相符，从事医疗服务的医务人员工作干多干少一个样，工作积极性不高，医疗服务能力下降，反向推动了病人向上级医院流动。

阅读资料3：

我是广东省江门市五邑中医院的副主任中医师马常青，2015年5月，医院接到江门市卫计局“支援基层卫生医疗”的文件，我随之被选派到开平市蚬岗卫生院支援一年。我整理行囊、告别家人，乘车来到开平市蚬岗卫生院，而这里的情形完全超乎了我的想象：老旧的房屋、落后的设备、闲置的门诊、堆满杂物的手术室，当进一步了解到职工少得可怜的待遇后，心里拔凉拔凉的，为他们能坚守阵地感到由衷敬意。蚬岗卫生院曾经是开平市相当不错的医院，医疗技术水平也是乡镇医院里一流的，甚至20世纪80年代就有显微镜可以开展显微外科手术，并能够开展大外科、骨科等很多复杂手术，在当地患者百姓中享有很高的声誉。但因为各种原因，特别是医改后，人才流失严重，技术显著下滑，手术室已经废弃了十余年。医务人员的待遇也是少得可怜，每月奖金才300元左右，甚至200元的也有。这就是保卫基层百姓健康的第一道防线。在卫生院一段时间后，我发现基层没有开展的诊疗项目太多，甚至大医院很常规的诊疗在这里都是新鲜的。我利用业余时间开展了基层卫生院的广泛调研，包括江门市3家乡镇卫生院和6个社区医疗站，另外，我还到安徽、上海、杭州等地取经，并带着团队抽样调研了江门市其他6家乡镇卫生院，据此撰写了江门市政协提案《江门市基层医疗卫生的现状与建议》，作为江门市2016

①李培艺，曾文麒，陶文娟，等. 基于QUALICOPC的四川省不同经济发展地区基层医疗机构服务的综合评价[J]. 中国卫生事业管理，2019，36(12)：881-884.

年的政协人大会议讨论提案。从调查情况看,基层大锅饭的问题依然没有摆脱,干多干少一个样儿,甚至干多了收入反而减少。医院缺乏主动性,患者就诊率低,都涌向大医院。因此,医院积极性严重受损,许多诊疗项目,包括手术都已经不再开展。医改后,虽然基础工资有所提高,但绩效工资大幅度降低,积极性难以调动。加上各种政策限制,基层医疗业务遭到打压,只能从事价格低、费用低的项目,如中医类项目。这两年都在鼓励下基层、强基层,但据我了解,政府强制各大医院抽调专业人员到基层支援,效果非常有限,难以真正解决基层医疗困局。新毕业工作的医务人员一旦有了执业资格证书,便准备去大城市应聘。很多基层医院的专家骨干,已经跳到待遇较好的民营医院或其他城市医院,留在医院的业务骨干也跃跃欲试。这样一来,剩下的医生工作压力非常大。一个萝卜一个坑,甚至一个人劈开八瓣儿用,医务人员身兼数职,没有正常休息,加班、超长时间工作是常态。更恶劣的是,医生过于忙碌,很难抽出时间到上级医院进修学习。从工资待遇看,基层医生待遇普遍低,虽然2000~3000元的基础工资满足国家规定,但每月的奖金杯水车薪,平均在400~1500元,有的只有200多元,甚至更少。不少医院的职工奖金人均500元左右。医保总额控制对基层医院的压力很大,限制太死。实际中,患者医保额度超标,就扣医务人员工资,恶性循环,医务人员收治病人不得不考虑财务后果。药品问题尤为突出。目前,政府组织统一招标采购药品,采购周期长、价格高,临床用药不符合实际需求。同一药品,不同厂家价格波动大,医患矛盾常因此发生。临床常用药物普遍缺少,许多基本药物及急救用药网上采购没有,或网上采购了,配送公司不配送,给临床诊疗造成巨大困境。整体上看,药品管制措施并没有真正让患者受益,反而导致药品价格上涨,许多基本药物缺少,难以满足临床需要,价格低廉、效果理想的药品从临床中消失。医师多点执业也许还只是少数大城市的奢望,由于国家《执业医师法》和政策管理规定的限制,即使在同一个乡镇,都可能因执业地点的原因被判为违法执业,甚至医生在参加抢救等医疗救助时,都存在非法行医顾虑。基层硬件投入和使用率陷入了一种怪圈。那些条件优越、设备充足的,由于没有专业人士操作,全都闲置了。那些硬件落后、房屋破旧不堪、设备仪器落后的,甚至连基本的检查都无法进行。

加上仪器设备损坏需要层层审批才可维修，严重影响基层医院的正常运营。许多基层卫生院的手术室闲置或废弃，部分卫生站常年闲置空置，浪费资源。这样的环境，怎么能够赢得患者的信任呢？总体上看，政府并没有根据实际情况对基层医院进行硬件投入。此外，公立的乡镇卫生院呈现两极化的趋势。有的硬件非常棒，设备齐全，但另一部分甚至缺乏常规的检查设备。然而，无论硬件配备情况怎么样，他们的共同点是：要么资源浪费、闲置，要么资源短缺。健康档案变成了形式主义，拖累医务人员正常执业，无绩效动力，工作流于形式。加上居民流动量大，医生难以持续采集数据。很多健康档案不合格，真实性存疑，这将导致这个地区的疾病谱数据不真实。更奇怪的是，基层的健康档案与广东省健康档案标准不一致。将来，这些数据可能都无法录入库，成为死数据。农村基层医生老龄化严重，后继无人。调研中发现，村级医疗站的医生，绝大多数年龄在60岁左右，一旦村医或私人医生退休或不工作，村级医疗服务将彻底瘫痪。另外，已经有不少政府主导的村级医疗站闲置多年。整体上，医院发展的自主权受到极大限制，接地气的管理水平得不到发挥，医院发展仍停留在计划经济的模式，难以顺应时代发展。基层医院没落成这样，再不重视就晚了。

（摘编自《基层医院没落成这样，再不重视就晚了》，作者：马常青①）

第三节　加强基层医疗卫生机构服务能力建设的思路

要提升基层医疗卫生机构服务能力，实现分级诊疗，笔者认为首先要明确以下几点：我国基层医疗卫生机构服务的功能及在医疗体系中的定位是否清晰？现实中的基层医疗卫生机构服务能力的实际状况与我们期

①马常青．基层医院没落成这样，再不重视就晚了……[EB/OL].(2017-05-29)[2020-04-29]. http://blog.sina.com.cn/s/blog_81d647cb0102wpcm.html.

望的能力之间的差距有多大？全科医生群体的壮大和发展能否有效为民众提供强大的首诊服务和适宜的转诊服务？我国医疗卫生体系中的医疗卫生服务的提供者能够有效地相互合作？各级政府对基层医疗卫生机构服务能力的干预措施是否协调一致且有效果？根据掌握的信息和数据，笔者目前很难回答上述的问题，但是可以得出以下的结论：第一，现实中，我国基层医疗卫生机构的服务能力参差不齐，就调研的情况来看，就是一个县（区）里不同的基层医疗卫生机构的发展状况和服务情况都差别较大；第二，基层医疗卫生机构的全科医生数量严重不足且分布密度不均，全科医生作为首诊医生为病人提供的治疗性和预防性医疗卫生服务的范围较为模糊；第三，在设备配置上不能一刀切地把是否具备X光机和能否在48小时内提供准确诊断结果的实验室诊断设施作为服务能力判定的标准线；第四，农村卫生室由于村医的老龄化和农村人口的逐渐萎缩，其对处理农村群众的各种健康问题发挥的作用在持续减弱；第五，中央和地方各级政府在基层卫生财政资源配置方面缺乏实质性的改革，基层财政支持的卫生水平较低，且财政资源分配更有利于医院而不是基层医疗卫生机构。

基层卫生服务的参与者包括服务提供者（包括社区居民直接接触的基层医务人员和转诊接触到的医院医务人员）、消费者（社区居民及周边的病人）、中央政府和地方行政部门以及医保部门。基层医疗服务能力一方面受到基本药物制度、医保支付制度、财政补偿机制等政策因素的影响，另一方面还受到基层医疗卫生机构人力资源数量与质量、设施设备及其利用率、药品品种与数量、基层医疗卫生机构的内部管理机制、与其他医院的协作关系等非政策因素的影响。提升基层医疗卫生机构服务能力可以从参与者的角度，从基层卫生服务能力的影响因素入手找到对策思路。

一、政府视角下基层医疗卫生机构服务能力的提升思路

政府及卫生管理部门是基本医疗服务的政策制定者，决定着政策的方向，具有强大的资源配置能力，对于基本医疗服务是否能够充分供给起

决定性的作用，同时承担着监管责任。因而政府对基层医疗卫生机构服务能力的提升有着重要的影响作用。

（一）政府要突破对基层医疗卫生机构服务能力提升的思想认识束缚

1.要充分认识到我国政治背景下政府在基层医疗卫生机构服务能力提升上的重要作用

医疗卫生系统的经济性问题包含医疗卫生筹资方式、医疗卫生服务的购买方式和医疗卫生服务的提供方式，政治性问题主要是如何平衡医疗卫生服务提供和管理各方的权力。与基层医疗卫生服务相关的政府作用包括动员和分配基层服务所需要的卫生资源、对基层医疗卫生机构进行管理和补偿以及确定所提供服务的种类。医疗卫生领域如果没有政府的有效干预会产生诸多社会矛盾，全社会的健康风险也会进一步加大。医改结果的评判标准是医疗卫生事业发展是否达到促进公平、促进健康和提高卫生投入获得的健康结果问题，而不是以医疗卫生机构是否盈利、政府财政负担是否降低为判断。基层医疗卫生服务作为国民基本健康保健，具有公益性和准公共物品性质，学界的理论和实践早已证明具有公共物品性质的服务是营利性市场不能有效供给的，基层医疗卫生机构服务能力提升中政府发挥的作用是无可替代的。全心全意为人民服务是中国共产党的根本宗旨，党的性质和根本宗旨决定了我们党进行的所有工作都是为了人民，增进人民福祉是始终贯穿的主旨。新医改以来，政府的卫生政策逐渐凸显出对基层医疗卫生建设的重视，国家和各级政府投入大量的人力、物力、财力“保基本，强基层”，完善基层医疗卫生服务体系，建立健全基层医疗卫生机构运行新机制。但是对我国基层医疗卫生机构服务能力积弱的现状，政府和卫生部门要正视问题和解决问题，要有持续的勇气与决心，从政策与制度、财政投入、人力资源培养与利用机制等方面给予基层持续性、长期性的支持。中央政府还应当建立完善的基层卫生投入监督和反馈机制，保障基层卫生投入的公平性和可及性，避免地方政府对基层卫生投入的随意性，在政策制定时应当充分考虑省际地理、经济和社会发展差异。在提升基层医疗卫生机构服务能力的过程中政府不但要承担“动员者”的角色，还要担当“清障者”“服务者”的角色。

2. 各级政府要认识到基层医疗卫生机构不等于“能力弱”和“低水平”

在我国三级医疗机构的布局中，基层医疗卫生机构扮演着居民健康“守护者”的角色。基层卫生处于医疗卫生体系的基底部，通过提供预防、治疗和康复服务，处理占人群健康需求绝大部分的常见健康问题，并通过转诊等行为合理引导病人对专业医疗资源的利用，极大地提高卫生资源的利用效率，大大降低医疗使用成本。基层医疗卫生机构和其他层级医疗机构的差别在于服务内容和功能的不同，基层处理的是非专科的、常见的健康问题，二级医院解决需要更专业医疗技术的病例，罕见的、更为复杂的病例则由三级即塔顶的综合医院解决。各级卫生机构在其服务范畴内的服务能力、质量和水平应该是无差别的，都由接受过严格专业训练的适合的专业技术人员提供。现阶段，从政府层面转变对基层卫生的固有认识和理解，要摒弃对基层医疗卫生的一些过时看法，基层医疗卫生不等于“低水平”，基层医疗卫生机构不等于“能力弱”。我国各级政府在政策制定、制度设计的过程中不能降低对基层医疗卫生机构服务能力和水平的要求。如果按照不同级别医院功能定位来推断的话，基层医院要解决70%～80%的社区人群的健康问题，县级以上的医院诊疗的范围应属于危急病例和需要更多专业技术的病种，但事实并非如此。笔者在调研中发现，一些省、区、市规定的基层医疗卫生机构诊疗项目很少，大大限制了基层医疗服务能力。比如，重庆市2016年确定基层医疗卫生机构分级诊疗首诊试点病种50个；吉林省2016年规定县级医院诊疗参考目录病种有600种，而乡镇卫生院只有43种；新疆维吾尔自治区2018年发布不同级别医疗机构诊疗病种参考目录以明确各级医疗机构功能定位，规定二级综合医疗机构诊疗病种目录包括603种常见病、多发病，基层医疗卫生机构的诊疗病种目录包括81种常见病；2020年广东省卫健委发布的《广东省分级诊疗常见病种目录相关标准（试行）》中，对包括社区卫生服务站（中心）、乡镇卫生院、村卫生室、医务室、门诊部等基层医疗卫生机构明确了18种诊疗服务推荐病种目录，而县级医院则规定了括A类100个病种和B类50个病种。尽管各地规定基层医疗卫生机构也可根据自身的诊疗条件和服务能力增加服务病种,但是,各地规定的病种目录明显地降低了基层医疗服务范围。“地板高度决定了天花板的高度”,各地政府把基层医疗卫生机构医疗服务病种限定过低,一些常见病、多发病无法诊治,这无疑是拉低了基层医疗卫生机构服务能力,让民众更加认定基层医疗服务等同于低质量、低水平。基层医疗服务必须是高质量的、让居民放心的,否则居民决不会选择到基层首诊。尽管近年来中央政府一直在号召“强基层”,但是由于各级政府认识不到位,制定的一些政策反而影响了基层医疗卫生机构服务能力提升。

3.“政策孤岛”和“软性规定”对提升基层医疗卫生机构服务能力效果甚微

我国在提升基层医疗卫生机构服务能力方面的一系列政策措施的出台基本上是散落状的,是“头痛医头,脚痛医脚”的治标不治本,甚至还有“头痛医脚”式的错误措施,没有形成政策框架体系。表现在两个方面:一是各种提升基层医疗卫生机构服务能力的措施办法相互孤立,没有形成相互衔接、相互关联和配合。尽管国家大力提升基层医疗卫生机构服务能力的宏观目标明确,但是各政策之间关联性不强,各项政策处于相对封闭状态,甚至政策之间互相冲突等,这都直接影响了基层医疗卫生机构服务能力的提高。根据当前我国基层卫生发展的现实,要建构一套有一定系统性并集中体现在人力资源、财政投入、硬件配置、政策配套等4个方面的政策规范体系,树立全局统筹观念,切实提高政策制定的质量,不断优化政策体系结构。二是由于医疗卫生事业的特点,基层医疗卫生机构服务能力提升是一个持续执行和累积的过程,“运动式”的措施不可能产生立竿见影的效果。虽然中央和地方的基层医疗卫生机构标准化建设、医联体方式的医院资源整合、医务人员培训等措施不断出台,但是基本上没有正式上升到政策层面,多是以指导意见等方式呈现,总体效果并不明显。譬如《关于开展“优质服务基层行”活动的通知》(国卫基层函〔2018〕195号)虽然强调加强基层医疗服务能力建设,并明确了基本医疗服务的能力标准等,但仍无法保证基层医疗卫生机构对常见病、多发病的诊治准确有效。当前一些地方推行的基层医疗卫生机构的标准化建设,只是对医疗设备配置、科室设置、人员配备等方面做出了硬性要求,并没有在医疗服务能力和水平上有实质性突破。而且医疗卫生事业的改革采用“运动式”的政策推动往往只在短期内有压力产生的效果,明确基层医疗卫生服务领域的相关行政法规,确定职责,不光体现在传达国家制定的相关政策规定,还要切实做到依法落实各职能部门职责,避免出现地方政府“三分钟热度”的现象,要真正理解加强基层卫生服务建设的重要性,而不是国家规定新出台,地方就热烈响应,随后中央只要不强调,地方立刻流于形式。

(二)政府要从“人、财、物、策”几个方面构建基层医疗卫生机构服务提升的政策框架体系

纵观国内外经验,政府始终处于公共服务工作的总体指导地位,尤其是基层医疗卫生机构服务工作的建制和提升,与政府出台相关政策息息相关。从长远来看,我国亟须建立与分级诊疗相契合、更加完善的基层医疗卫生服务政策保障体系。

1.人力资源相关的政策群

卫生人力资源是一个国家、地区医疗卫生系统的重要组成部分,是卫生系统维持和强化自身功能的关键,是反映一个国家、地区卫生服务能力和水平的重要标志。随着我国人口老龄化和疾病谱的改变,人民群众对医疗卫生服务的需求不断增加。社区卫生服务站(中心)和乡镇卫生院在医疗卫生保健中的重要性正逐渐为政府所认识。基层医疗卫生机构能否给城乡居民提供医疗卫生服务则主要取决于基层卫生人员的诊治能力、综合素质和工作积极性。构建科学合理的分级诊疗体系离不开一支高素质的医务人员队伍,基层人才不能将就,要求不能降低,就像英国、新加坡等国家提到社区家庭医生,是“优秀的,水平高的,可信任的,收入好的,受尊敬的”而不是“水平差的,可质疑的,没有职业前途的,低收入的”。基层卫生人力资源的相关政策应该包括全科医生的培养与激励政策、基层护士的福利待遇保障政策以及基层卫生服务人员。

(1)全科医生的培养与激励相关政策的完善。现阶段我国全科医生由住培和转岗两种方式产生。首先,为了弥补当前全科医生不足而对基层在岗执业医师的全科转岗培训制度,只能作为过渡期的临时策略。按照2018年1月《国务院办公厅关于改革完善全科医生培养与使用激励机制的意见》(国办发〔2018〕3号)文件,国家应尽快建立统一规范的全科医生培养制度,将全科医生培养逐步规范为"5+3"模式,先接受5年的临床医学本科教育,再接受3年的全科医生规范化培养。其次,对于边远山区和离城市较远的农村地区的基层医疗卫生机构的全科医生培养,可继续采用农村订单定向医学生免费培养政策,完善到艰苦边远地区工作的津补贴政策,吸引和鼓励优秀的年轻人在乡村从事全科医生工作。另外一个重要的政策方向是全科医生的激励制度的完善,包括全科医生薪酬制度、全科医生聘用管理制度、全科医生职业发展拓展政策以及贫困地区全科医生队伍的支持政策等。政策的主要方向是逐步提高全科医生的收入水平和社会地位,要从政策层面保证全科医生的收入和同一地区医院的专科医生的收入相当,在职称晋升、岗位聘用等方面向全科医生倾斜的政策,同时以精神奖励与物质奖励相结合的政策导向,积极提升全科医生职业荣誉感和社会地位。改革全科医生执业方式。全科医生可根据需要多点注册执业,可以在基层医疗卫生机构全职或兼职工作,也可以独立或联合开办诊所。推行全科医生与居民建立契约服务关系。加强全科医生服务质量监管,并与医保支付、基本公共卫生服务经费拨付挂钩。

(2)基层护理人员激励政策的完善。护理工作是一种高风险行业,与130种职业压力较大的职业相比,护士名列前位[①]。随着"以患者为中心"的服务理念的深入,群众对基层医疗护理质量的要求越来越高,基层护士的工作环境和负荷、人际关系等都是引起护士工作压力的主要因素,严重时会导致职业倦怠,加之基层护士的收入待遇低、编外护士同工不同酬等现实问题,基层护士的流失现象十分严重。国家卫健委等11部门在2018年7月联合发布了我国首个护理服务业改革的《关于促进护理服务业改

① 李党香,王学艳,段宝娣.护士职业应激对心身健康状况影响的研究进展[J].中华护理教育,2006(3):130-132.

革与发展的指导意见》,意见中提出要逐步完善激励机制,在绩效分配、职称晋升、教育培训等方面,向基层护士倾斜,调动基层护士队伍积极性。政策方向要实行护士同工同酬的人性化管理,统一培养、招聘,树立职业归属感,实行护理岗位责任制,达到医患和谐的社会目标。

(3)开拓基层医技服务人员队伍的政策。政府要求基层医疗卫生机构提供“社区医疗、保健、预防、康复、健康教育和计划生育”六位一体的服务,和其他医院单纯的医疗服务相比,基层卫生服务内容和层次较为丰富。实际上,在提供住院的医院存在大量手术后康复、长期护理、临终关怀等服务,此类康复护理服务是基层卫生服务的短板。医院病房或ICU中很多长期压床病人无法转出的根本原因是没有适宜的接收机构。应当出台政策鼓励现有基层医疗卫生机构扩展为集门诊、预防、保健、康复、护理为一体的机构,同时加大康复、护理专业人员的培养力度,并将康复、护理服务全面纳入医保支付范围,减轻对大医院的过度依赖。社区卫生人员主要有家庭医生、中医师、社区护士、助理护士、康复师和后勤辅助人员等。按照国外一些国家的经验,基层健康护理就包括康复护理、老年护理、残疾人护理、母婴护理、临终关怀护理等服务。我国应该根据人群健康的需求,完善护理员培训和就业政策,积极支持农村转移劳动力、城镇登记失业人员等参加护理员培训,鼓励各类人员到基层护理服务业领域就业创业,同时卫生管理部门要积极探索各种卫生服务人员的准入和资格考试制度,规范服务标准和质量,以满足不同层次的人群的健康需要。

2.稳定的财政投入政策

现阶段基层医疗卫生机构服务能力提升面临的一个重要问题就是公共财政投入的不足。当前我国卫生事业发展的现实情况是,地方政府为卫生事业的支出承担主要责任,而中央与省级政府不对医疗卫生事业发展支出承担责任,在基层医疗卫生机构医疗卫生服务的资金支持保障方面,国家也没有确定的对应的资金保障政策与制度支持。基层医疗卫生机构承担的是基本医疗卫生服务的功能,既有医院的职能,又要提供公共卫生服务,公共财政需要按照卫生事业作为社会福利和公益事业的基本定位来承担投资者的角色。公共财政的投入是实现基层医疗卫生服务改革效率的重要影响因素，稳定持续的财政政策是实现基层医疗卫生机构服务改革的重要环节，政府的财政部门是资金保障的主体，中央财政的补助比例以及地方财政的支出结构、投入方式等都会影响基本医疗卫生服务的供给效率。政府办基层医疗卫生机构的收入包括医疗收入、财政补助收入、上级补助收入和其他收入。其中，基层医疗卫生机构从财政部门取得的政府财政补助包括基本建设补助、设备购置补助、人员经费补助和公共卫生服务补助。尽管医改文件和规划都明确了政府卫生投入的增长幅度，但是近年来受宏观经济的影响，财政医疗卫生投入增速放缓，稳定增长的投入机制尚未有效建立，地区间财政投入不平衡问题较为突出。因此，首先，需要界定政府和市场在基层医疗卫生领域的投入责任，确定公共卫生服务主要是通过政府筹资提供，基本医疗服务由政府、社会、个人三方合理分担费用；其次，在财政投入上需要明确划分中央和各级地方政府应承担的责任，探索依据服务数量和质量获得相应的财政资助；最后，各级政府要建立稳定可持续的财政保障制度，加大财政投入，强化预算管理。对于地方财政薄弱的地区中央财政应该有所倾斜，以避免地区间的财政投入不平衡问题。落实政府投入和财政补偿政策，政府举办的基层医疗卫生机构为公益类事业单位，实行公益一类事业单位财政供给。各地财政和卫生健康部门要进一步健全和完善基层医疗卫生机构的保障机制和补偿机制，按政策规定足额落实人员经费和单位正常运行经费，确保基层医疗卫生机构发挥公益性。

3.基层医疗卫生机构设施设备的最低标准配置政策

基层医疗卫生机构服务能力包括本地区常见病、多发病的诊治能力，急诊急救能力，住院、手术服务能力，中医药和康复服务能力和检验检查服务能力。要提升基层医疗卫生机构服务能力就绕不开必要的诊断、治疗设备的合理配置和更新。配置标准以能诊治常规病多发病，能开展普通外科手术、妇产科手术、计划生育手术等为宜。近年来，我国各地开展了社区卫生服务中心、乡镇卫生院和村卫生室标准化建设，完善基础设施，提高设备装备水平，大部分基层医疗卫生机构的硬件建设初见成效，有效提高了基层医疗卫生机构服务人员的工作能力。但我国南北差异大，每个地域的人文环境不同，医疗资源不同，城市和农村的情况不同，需要结合地区的实际情况，促进基层医疗卫生设施设备进一步完善。

（1）加大对医疗设备投入比例，保证基层医疗卫生技术设备最低标准的配置水平。与其他层级医院相比，我国基层医疗卫生机构的基础医疗卫生技术设备的占有水平偏低。而且不同的地区其基层医疗卫生机构所占有的医疗卫生设备的水平也不一样，不同的地区对不同的医疗技术设备的种类需求也不尽相同。总的来说，对符合最低标准规定的基础设施、设备购置需求，由县级政府按照轻重缓急和填平补齐的原则，予以足额保障，市级、省级财政应适当地提高投入比例，加大对贫困地区基层卫生业务用房修缮和设施设备更新的支持力度，以保证基层医疗卫生技术设备最低标准的配置水平。

（2）允许社会资本的投资合法化，放宽筹资的渠道。医疗技术设备总体来说具有引进资金高，投资风险小、周期短，资金回收较快的特点。政府的财政投入和自筹资金是当前公立基层医疗卫生机构医疗技术设备购置更新的主要渠道。要提升基层医疗卫生机构的医疗服务能力，满足基层医疗卫生机构的硬件建设需求，政府可以探索社会资本的投资合法化和第三方检测机构的合法化途径。一方面，将社会资本的投资合理合法化，拓宽基层医疗卫生设备的投资渠道，通过外资的引入，减轻国家医疗卫生财政压力的同时，提高基层医疗卫生设备的配备数量和质量，提升基层卫生服务能力；另一方面，尝试探索基层医疗卫生机构与第三方检测机构合作，把基层医院获取的患者检测标本通过冷链物流就近送达第三方检验外包服务机构（独立实验室）检测，政府则需加强这些服务机构的资质准入和监管。实现医疗资源的效能最大化和人才、技术、设备、市场品牌的共享，提升基层医疗卫生机构的综合诊疗能力。

4.完善提升基层医疗服务能力的相关配套政策

我国整体基层医疗卫生服务能力的提升工作是困难的，它的体系建设是极其复杂的，基层卫生政策涉及现行人事、薪酬、财政、医保、物价等内容，需要涵盖思想认识、体制、资金等各个方面，如果政府不进行强有力的政策干涉，它不可能从弱到强地发展起来。

(1)加快基层卫生人事薪酬制度改革,完善绩效工资政策。人事薪酬制度问题是基层卫生院诸多问题的症结所在。在党的十八届三中全会上通过的《中共中央关于全面深化改革若干重大问题的决定》中,习近平总书记强调:“要建立适合医护人员行业特点的薪酬制度。”虽然各级政府和医疗机构也在积极探索,但是进展缓慢。建议首先将基层卫生院医护人员的基本工资和绩效工资全部纳入财政预算,并适量增加基层卫生院的绩效总量,让基层医务人员队伍的待遇得到提升,提高基层医务人员工作积极性,从而使基层卫生人才队伍更加稳定。另外,鉴于医务人员工作有自身的行业特点,收支两条线的管理模式容易造成平均主义、吃大锅饭,医务人员绩效工资与基本工资相比比例较低,缺乏激励性,尤其是在基层卫生人力资源缺乏的现实情况下,医务人员工作的主动性不高。因此,应加快人事薪酬制度改革,以调动医务人员的积极性为主导,实行绩效工资制度,放开绩效工资管制,调高奖励性绩效的比重,实行保底不封顶政策,根据各岗位的责任、风险、技术水平制定合理绩效考核方案,转变考核方向,关注医疗行为、服务质量和服务结果,将门、急诊人次数等体现基层医疗服务提供和医疗行为的指标纳入考核,体现优绩优酬,充分调动医务人员的积极性和主动性。允许基层医疗卫生机构可以在扣除成本后按规定提取为奖励性绩效工资,拆除基层收入的天花板,让基层医务人员的收入发生切实的变化。充分调动基层医疗卫生机构和医务人员提供服务供给的积极性,对基层服务能力的提升意义重大。

(2)完善医保基金支付政策,引导病人基层就医。医保基金应该在打破基层医疗卫生机构诊疗范围限制的条件下,更多地向基层医疗卫生机构就医倾斜,完善医保制度设计,切实贯彻“保基本”理念。医保体系最初是出于“保大病”的目的设计的,这看起来与当前医药卫生体制改革“保基本”的理念相冲突,其实它们的根本目标是一致的,都是应对解决群众“看病贵”的问题,一个合格的基层医疗卫生机构的“防病治病”、“早发现早治疗”以及防止“小病大治”的守门把关作用明显。政府应尽快完善医保制度设计,如取消门诊统筹支付限额,鼓励患者多利用门诊服务,减少利用住院服务。同时,完善医保支付方式,通过利益机制规范各级医疗卫生机构的行为。针对不同级别医疗卫生机构制定差别化的支付方式，引导不同级别医疗卫生机构专注不同领域，形成错位发展，并促进其相互间的合作。引导大型医疗卫生机构向“专科化”方向发展，专注疑难杂症和急危重症，引导康复期病人向基层转诊。创新医疗保险经费支付模式，探索通过管理式医疗模式促进医疗卫生机构，特别是不同级别医疗卫生机构之间分工协作。完善差别化报销政策，引导患者合理诊疗，在稳步提升基层卫生服务能力的基础上，结合家庭医生签约服务等制度，逐步将社区首诊、双向转诊固定下来，使基层医疗卫生机构“守门人”角色制度化。

(3)完善基层药品配备使用政策。进一步完善基本药物制度、药物目录管理机制，调整基层基本药物报销比例、慢病用药等方面的规定，降低群众用药负担，提高基层药物质量安全水平，使基层医疗卫生机构合理选择并优先配备使用基本药物。坚持政府主导与市场机制相结合，对实施基本药物制度的政府办基层医疗卫生机构使用的基本药物实行以省为单位集中采购、统一配送，发挥集中批量采购优势，采购数量与价格挂钩，最大限度地降低采购成本；坚持公开透明、规范操作，建立健全集中采购规章制度，接受社会监督，通过建立和规范基本药物采购机制，实现基本药物安全有效、品质良好、价格合理、供应及时，逐步建立起比较完善的基层用基本药物供应保障体系。另外，积极探索基层医疗卫生机构非基本药物遴选政策，将基层医疗卫生机构配备使用的非基本药物遴选权限下沉，由基层医疗卫生机构依据自身功能定位和服务能力自主选择，充分提高基层用药选择灵活性。政府加强对基层医疗卫生机构的药品使用监管，坚持防治必需、临床首选、价格合理、中西药并重的原则，按照药事管理相关规定经集体研究后确定，并执行零差率销售政策。

(4)核定基层医疗与公共卫生服务的服务范围与数量，完善医患比例。基层公共卫生和基本医疗，性质上属于国家向城乡居民提供的公共服务，城乡基层医疗卫生机构是医疗卫生服务的终端，其功能主要是向人民群众提供预防保健服务和常见病、慢性病诊治服务，因此无论是城市社区卫生服务站(中心)还是乡镇卫生院和村卫生室，都应该有固定的服务半径和相对稳定的服务人口，各级政府应当以服务半径和人口集中度为标准合理规划基层医疗卫生机构的设点和规模。加快基层医疗卫生机构建设,合理分配医疗资源,加快建立覆盖城乡、布局合理、功能完善的基层医疗卫生服务体系。

(5)打破基层医疗卫生机构的诊疗限制瓶颈,放松对基层医疗服务能力的无形捆绑。由于我国卫生行业的分级管理办法,基层医疗卫生机构只能提供基本医疗服务,使用基本药物,诊疗范围受到限制,只能看普通病,加上基层重视公共卫生服务而轻视医疗服务的倾向,导致医疗服务能力萎缩和下降。基层医疗卫生机构不能充分发挥医生看病治病的作用,年轻医生在基层也学不到知识,待遇不高,优秀的医生留不住,进一步削弱了基层医疗卫生机构服务能力,无形中加剧了病人涌向上级医院的情况。因此,应考虑调整基层医疗卫生机构诊疗范围限制和用药限制,发挥基层首诊作用,能在基层解决的疾病,就不需要上级转诊。放开基层医疗卫生机构诊疗范围限制,吸引优秀医生到基层医院来施展才华,从而不断提升基层卫生服务能力。

(6)完善编制管理,优先保障基层医疗卫生机构用人需求。公立医院去事业编制化的声音由来已久,2011年4月中央就已经确定事业单位分类改革实践表,大医院去编制化应该是不可逆的趋向。2017年7月,《国务院办公厅关于建立现代医院管理制度的指导意见》(国办发〔2017〕67号),规定在地方现有编制总量内,确定公立医院编制总量,逐步实行备案制。但是到目前为止,编制备案制仅在县级及以上公立医院推行,在人才资源紧缺的基层,实行编制备案制还不太现实,因为在薪资水平较低的情况下,编制仍然是吸引人才进入基层的一项有力手段。因此,近年来各级政府和卫生管理部门为了让基层卫生人才能够留下来,都在提高基层占编率。尤其是全科医生作为基层的“香饽饽”,编制保障必不可少。完善编制管理政策,逐步提高基层医疗卫生机构的编制标准,不断补充基层医疗卫生机构卫生专业技术人才,按照有编即补的原则优先保障基层医疗卫生机构用人需求是当前的必然做法。但是笔者认为,随着将来基层医务人员尤其是全科医生的收入水平达到一定水平后,编制这一稳定人才的政策工具将不会再有作用。

(7)放宽非政府办基层医疗卫生机构进入机制,激励竞争。政府应该放松医疗准入机制，让更多符合资质的全科医生独立或联合办社区诊所自由执业，社区民众可以和诊所医生签订家庭医生服务协议，政府的资助和补助应与公办机构一视同仁，这样的好处是鼓励基层医疗卫生机构之间的良性竞争，为城乡居民提供更多更好的服务。环顾世界各国，鲜见基层医疗卫生机构以公立为主能够形成分级诊疗格局的案例，自由执业是最符合基层医疗行业特征的执业方式。我国之所以未能真正形成分级诊疗格局，部分原因是公立主导体制必需的行政等级制扭曲了医疗行业自然特征的结果。因此，让符合资质的非公立的私人或民营医疗机构进入基层卫生服务领域，发挥竞争的"鲇鱼效应"，打破行政垄断的单一供给，不但让民众有更多的选择，同时还能促进公立基层医疗卫生机构服务能力的提高。

(8)加强医疗资源布局，引导医院间的错位发展。近年来大医院的扩张发展态势迅猛，这大大影响到新的就医格局的形成，要打破中国式就医循环，单靠"强基层"是不够的，政府必须对大医院的扩张态势进行限制。首先，明确大医院的功能定位，引导其与基层机构错位发展。深化公立医院筹资、激励和支付方式等改革，破除医院逐利机制，采取加强区域卫生规划，严格限制医院负债等方式，限制大医院规模的进一步扩张。其次，调整不同级别医疗机构服务定价，同类医疗服务在不同级别医疗机构采取同样的收费标准，且收费标准以补偿基层医疗卫生机构服务成本作为参照，逐步让高消耗的大医院在常见病、多发病诊疗服务上"无利可图"，引导大医院减少基本疾病的诊疗服务。最后，鼓励不同级别、不同类型医疗机构间采取医联体或医共体的方式密切合作。不同层级医疗机构建立包括多种形式的分工协作机制，建立基层机构和大医院的利益共享机制，让医联体内化成本、合理配置资源，将病人尽可能留在基层医疗卫生机构诊治。

(三)加强对基层医疗卫生机构服务的监管

政府要逐步完善基层医疗服务与公共卫生服务的规范操作指南及考核标准，研究制定各类基层医疗卫生机构服务能力评价指标体系，制定符合各类基层医疗卫生机构实际的诊疗标准规范。通过网络信息化管理及监督，加强基层医疗卫生机构在诊疗、用药等方面的指导，规范医务人员的医疗卫生行为，对于有过度医疗的现象、不合理使用药品、推诿求诊病人、虚报医疗服务与公共卫生服务情况及违规行为的人员与机构，应该严格依照规定处理。卫生管理部门要改变传统的管理思维和管理方式，既要做管控调配资源的“总管”，又要做好过程和结果的“监管者”；减少检查、评比和考核，重视指导、协调和推动；减少行政指挥和行政命令，综合运用经济、法律和行政的手段，紧跟社会化管理、大数据应用、信息化服务的步伐。加强社会监督作用，构建统一、具体、量化的工作指标评价体系，加强专业机构、第三方评估，推动实施透明的标准化的公众满意度调查评价，通过外部的压力促使基层医疗卫生机构提升服务能力。

二、基层医疗卫生机构自身服务能力的提升思路

新医改之前我国医院改革走的基本是一条高投资、高消耗的经营型道路，着重强调专业和技术，但医院之间的竞争实际上是综合实力的竞争。在近年来国家“强基层”的整体战略发展中，基层医疗卫生机构在硬件建设上已初具规模，而软件建设仍然滞后。明确的医院定位、先进的医院文化、科学的管理模式对大多数基层医疗卫生机构而言并未真正得到落实，加之患者对基层医疗服务能力普遍缺乏信任，患者的选择和忠诚度低是必然的结果。如果基层医疗卫生机构在认识和行为上仍然处于被动的“等、靠、要”阶段，那么国家和政府想从政策、制度、投入等方面全面提升基层服务实力，以达到新的就医格局的目标注定不能真正实现。可以说，政策、制度固然对整体基层医疗卫生机构服务能力的提升至关重要，但是基层医疗卫生机构的行动力则是自身能力提升的关键。城乡各基层医疗卫生机构应该在国家实施分级诊疗的战略目标下充分发挥自身能动性，从服务定位、人才建设、文化建设、科学管理等层面积极推动服务能力的提升。

1.明确定位基层医疗卫生机构功能，有效凝聚服务能力

按照政府的政策文件规定，我国基层医疗卫生机构的主要职责是提供基本医疗服务和公共卫生服务。但是，一些基层医疗卫生机构对于两者关系的把握并不是很明确，在基本公共卫生项目有财政拨款并和上级

考核挂钩的形势下，一些基层医疗卫生机构特别是社区卫生服务中心将主要精力放在了基本公共卫生服务方面，而一些原来以医疗服务为主的乡镇卫生院的医疗服务也有萎缩趋势。需要强调的是，基层医疗卫生机构注重加强健康管理和疾病预防，并不意味着可放弃或忽视基层医疗服务能力。在分级诊疗体系下，基层卫生的服务内容和二、三级的专科医院和综合性大医院是不同的，健全的基层卫生服务功能要强化常见病、多发病、慢性病等基本医疗服务能力的提升。因此，基层医疗卫生机构不能过分强调其公共卫生服务功能，忽视医疗服务能力建设，要强调预防与治疗并重。没有医疗服务功能的医疗机构，也很难有效推动公共卫生服务。因为面对基层医疗服务能力下降的现实，病人不敢到基层医院看病，反而会影响公共卫生工作的开展。尽管当前政府给基层医疗卫生机构的功能定位较为明确，但实践中各类基层医疗卫生机构的服务对象的服务诉求有差异性，因此笔者认为各基层医疗卫生机构的功能定位和服务内容可以根据服务对象的需求做出恰当的调整。譬如，社区卫生服务中心一般处于优质医疗资源比较集中的城市区域，社区居民的就医选择比较多，因此社区卫生服务中心在提供基本医疗和公共卫生服务的基础上，可以积极探索医养结合，为群众提供老年护理、慢病管理、长期照护、术后康复、临终关怀等优质护理服务。乡镇卫生院通常地处城乡或者偏远乡镇，对于出行不便以及地处偏远的患者来说，需要满足大部分的基本医疗和急救服务，因此需要积极加强常见病、多发病、慢性病和急救服务的能力。而作为在农村最基层的卫生服务终端的村卫生室，乡村医生扮演的是农民健康“守门人”角色，传染病监控、慢性病预防、健康教育、妇幼保健、急诊急救等公共卫生项目和基本医疗服务的边界是很难严格划分的，而农村的健康教育、疾病预防等服务十分重要，因此，村卫生室可以加强基本公共卫生服务的工作。

2. 各类基层医疗卫生机构因地制宜拓展服务，构建稳固的客户生态圈

我国分级诊疗难以实现的表现是大型医院与基层医疗卫生机构结构功能失衡。理论上，大型医院的服务对象是疑难病症和危重病人，提供的

是高、精、尖的医疗服务，越是顶级的医院治疗的病症越是罕见的；基层医疗卫生机构应该发挥预防、保健、基本医疗、健康教育、康复、计划生育技术指导“六位一体”的功能，解决常见病、多发病、慢性病类的医疗卫生服务需求。根据国际卫生体制改革的经验，提高系统效率、覆盖范围的关键就是要使专科服务向初级保健服务转型，实现基本医疗卫生服务有效供给是医疗卫生体制改革的重要方向。基层医疗卫生机构的服务内容应满足疾病诊疗、疾病预防、健康教育、健康管理等人群和个人的基础健康需求，从而能在总体上控制国家不断增长的医疗开支①。基层要改变传统服务模式，并积极拓展服务内容，延长服务链，需要进一步健全和细化老年护理、康复、妇幼保健、临终关怀等服务功能，深入推进医养结合，加快发展连续性医疗服务。特别是针对老年人、儿童、孕产妇、慢病患者、特殊人群等重点人群，结合家庭医生签约服务工作，开展基本公共卫生服务以及预约就诊、预约挂号、及时转诊等基本医疗服务和(中医)康复理疗、居家护理、托老关怀等个性化的健康服务，提升城乡群众的“获得感”，改善城乡居民在基层医疗卫生机构的就医体验，积极探索特色项目，实行个性化连续性医疗服务模式，最终提高基层医疗卫生机构服务能力。

3.加强基层医疗卫生机构标准化建设，打造医院文化品牌

良好的就医环境、设施设备和医务工作人员的精神面貌对患者的信任程度和战胜疾病的信心都有重要的影响。安定、舒适、优美的就医环境和良好的医院文化品牌，为塑造医院形象，提高医疗质量，构建和谐医患关系提供了有力保证。基层医疗卫生机构要加强医疗操作规范、消毒灭菌、应急管理，从服务内容、服务渠道和服务形象等方面突出自己的特征，使患者感受到超越自己期望的服务，培育患者忠诚度。找准市场空缺和薄弱环节，深入了解医患关系和病人的现实及潜在需求，准确定位医院的服务目标，以此来树立医院的服务形象，树立品牌形象，营造医院良好的外部发展环境。医院价值观是医院全体成员形成的一种思维方式、行为方式和信念的综合，对医院的现在和未来发展都有着巨大的影响，医院品

---

① 郭武栋，胡彬，颜坤，等.重庆市基层卫生服务能力建设现状调查及思考[J].中国全科医学，2017，20(A2):201-204.

牌是多因素的相互组合，是整体与细节的体现。正如世界医学教育联合会《福岗宣言》中所表达的：“所有医务人员必须学会交流和处理人际关系的技能，缺少共鸣（同情）应该看作与技术不够一样，是无能力的表现。”[①]基层医疗卫生机构应通过整合医院品牌带来的社会信誉度、人群口碑、价值体系等特征建立患者价值取向，在提升客户满意度的同时，增强社区居民对医院的整体依赖性，从而达到对居民健康终身管理的目的。医院的品牌和形象体现在技术、质量、管理、服务等各个方面，也是医院综合能力的体现。

4.打造医院文化，倡导团队力量，形成稳定、和谐的员工生态圈

医院文化反映了医院的核心价值观和管理理念，是在长期的实践发展中积淀和创造出来的。积极向上的医院文化不仅有助于激发医务人员的工作激情，加速组织同化。良好的医院文化所形成的文化氛围和价值导向也是一种精神激励，有利于调动与激发青年医务人员的积极性、主动性和创造性[②]。基层医院应该走出急功近利的局限，着眼于医院的长远发展，既要为竞争积蓄人才，也要为培养社会高素质的护理人才队伍担负责任。我们在调研中发现，一些社区卫生服务中心和卫生院的制度文化建设得好，在人本文化上注重员工的需求，通过正面价值观及人本文化倡导团队力，形成了良好的员工群体生态圈，医院的团队凝聚力都较强，医院职工的职业道德、精神面貌、心理状态等方面都表现良好，整个医院给人的感觉是整洁、干净、友好的，医院员工都有很强的归属感、荣誉感，对医院的忠诚度较高，很多医院员工都是工作10年以上，形成了稳定、和谐的员工生态圈。

5.加强质量管理和信息化建设，帮助提升服务能力

医院综合能力的提升，有赖于医疗服务质量和信息化管理水平的提高。医疗质量的内涵远远超出了技术范畴，更多地辐射到了流程、费用、服务、人文、环境等，它以提高病人满意度为目标，强调医疗质量的可比性

①田育洁.建立良好的护患关系要从护患沟通做起[J].中华今日医学杂志，2004(6)：73-74.

②刘唯一，马亚娜，朱迎春.青年医务人员职业认同感的影响因素及提升措施[J].中外医学研究，2015，13(22)：150-151.

和公开性。医改新方案强调加强基层医疗卫生机构建设,现在不少乡镇医院、社区医院和农村卫生室为患者提供医疗服务,硬件上得到了很大改善,群众看病确实比以前更方便了。但是服务质量和相对严格规范的大医院相比还存在较大差距。医生的医术只是一个方面,更多时候则体现在管理、制度和责任心上。其实,不是人们嫌弃自己家门口的小医院,喜欢去挤又远又贵的大医院,关键在于基层医疗卫生机构自身的建设与管理还存在诸多问题,尤其体现在医疗质量管理上,基层服务能力的不足才是人们形成当前就医观念的根源所在。只有从基层医院的医疗服务质量抓起,才能确保它们承担起分流患者的重任。要想落实全面质量管理的效果,需要建立内部培训、内部控制机制。内部培训,是指对全体在职在岗员工,通过各种方式、手段使其在知识、技能、态度等诸方面有所改进,加强工作人员的规范化、标准化理念,使医务人员和保洁员充分认识到规范化操作的重要性,自觉遵守操作规范。只有规范才能保证医疗服务质量,才能提高人们的满意度。内部控制则需要明确服务、流程、安全、质管的一系列指标,让员工看得见、好操作,也便于医院日常监管。

信息化是时代发展的要求,当前人们已经习惯了互联网及信息技术带来的便捷服务。基层医疗卫生机构采取信息化手段可以为社区民众提供更为便捷的健康服务,这也是完善基层医疗服务工作、提高基层卫生服务能力的新手段。基层医院积极探索利用可移动设备、家庭医生健康管理APP等提供实时的健康监测、慢病管理和转诊等服务,扩大服务人群,实现医院和服务人群的健康信息互联互通,通过完善信息系统平台的服务功能来为居民提供更为丰富的和更具连续性的服务。另外,现代信息技术能够为分级诊疗体系的建设提供很好的信息支撑,积极探索开展远程医疗,减少病人上转,并通过远程指导、培训等重点增强基层医院的技术能力。还可以通过信息联网实现基层医疗卫生机构与二、三级医院患者健康档案和电子病历的互联互通,建立以患者为中心的、不同机构间能够实时有效共享的健康信息系统,为高效的转诊建立信息基础。应用信息化的手段,无形中能大大提高基层医疗卫生服务能力。

6.探索医联体的适宜连接方式,借助外力提升服务能力

为了推动医疗资源下沉,病人双向转诊,逐步缓解看病难,政府在2017年全面启动医疗联合体建设试点。将一定区域内的三级医院与二级医院、社区医院组成一个医联体,目的是发挥综合医院对基层社区医疗机构的指导作用,加强各方在基本医疗、慢病管理、医院综合管理、人才队伍建设等方面的合作,实现资源共享、优势互补,推进优势资源向基层延伸,以提升基层卫生服务能力。但是实践中有专家提出,尽管政府对于医联体的期望是高等级医疗机构的优质资源下沉到基层,但现实中由于各方的利益博弈,可能会出现高等级医院"虹吸"基层医院的病源和医务人员的结果。因此,行政化的、拉郎配式的医联体如果"同床异梦",就难以取得相应的效果。不管是各类或松散或紧密的医联体,还是干脆合为一体的医共体,都需要机构间的利益和规则连接。首先,要明确各医疗单位的功能定位和具体服务内容,牵头单位与成员单位之间要签订协议书,明确双向转诊责任、流程,牵头单位组成技术核心团队,通过选派专家到成员单位坐诊、教学查房、业务培训、科研帮带等多方位交流,有效提升基层医疗卫生服务能力。其次,以利益共享为纽带,通过联合科室建设、信息化平台建设等方式推动成员间的合作。

三、加强人民群众的健康教育,培养理性健康观和治疗观

分级诊疗就医格局的形成是患者就医选择的最终结果,也就是说病人主动选择在基层首诊是形成合理诊疗秩序的基础条件,同时,患者对基层医疗的充分信任也是基层医疗卫生机构服务能力提升的动力。但是,当前一些民众对医疗服务存在非理性的看法或者说认识误区:一是我国民众对医疗服务期望很高。随着城乡居民收入水平的提高,人们对自身健康的关注、对医疗服务的期望都显著提升。加之医疗机构的不当引导,患者过度消费医疗服务的现象较为普遍,表现为"小病大治",追求高精尖服务和高价药品,对死亡缺乏理性认知,在一定程度上造成医疗资源的极大浪费。例如,国外的重症监护病房(ICU)收住的大都是预后较好、有抢

救价值的病人，而国内的重症监护病房很多都是被临终病人长期占用[①]。二是我国民众对大医院的“迷信”和基层医疗卫生机构的不信任。我国民众，尤其是城市居民在就医时无论是小病大病，都喜欢蜂拥到大医院，基层医院却少人问津，造成了“看病难”问题的加剧。尽管近年来基层医疗卫生机构的服务能力有大幅提升，但与大医院相比仍有较大差距，让公众完全信赖基层医疗卫生机构确实还需要经历一个过程。

1.加强公众教育，全面提高人民群众的健康素养

一是要全面普及健康信息。利用广播电视台、报刊、网络媒体、行业门户网站等文化实体加强健康教育，定期发布健康信息，举办健康知识讲座，开展健康生活咨询，营造健康文化氛围。在社区建立健康小屋、健康讲台，利用健康宣传栏、宣传橱窗、张贴画等宣传载体，传播正确的健康知识，示范健康行为。要让公众明白影响健康的因素包括饮食、运动、环境等多方面，医疗只能解决部分问题，调整生活行为方式，培养良好的健康习惯，加强对自身的健康管理至关重要，引导公众更多关注疾病预防和健康管理，减少或避免不必要的过度诊疗。

二是要加强生命教育，树立理性的生命观。一方面，要让人民群众了解到有些疾病可以不治而愈，有些需要适度的医疗干预，有些则是目前医疗技术条件下“无药可救”的，引导患者及其家属顺应自然规律，减少过度医疗。另一方面，加强正面宣传引导，严厉打击虚假药品和医疗广告，提高公众对疾病规律、诊疗技术手段的正确认知，培养理性的就医和诊疗理念，降低不合理的预期。同时，政府卫生管理部门也应当完善相关激励机制和考核标准，鼓励基层医务人员对患者加强专业化的健康教育。

2.城乡居民积极配合家庭医生签约服务，提高健康管理水平

城乡社区居民签约家庭医生，身体出现任何情况都可以先通过家庭医生把关。按照当前基层家庭医生的服务内容，家庭医生团队不仅在就医、转诊、用药、医保等方面为签约居民提供看病就医的便利和优惠，还可以享受包括基本医疗、公共卫生和约定的健康管理等服务。另外，在有条件的社区，家庭医生可以针对居民健康状况和需求，制定不同类型的个性

①刘宇鹏，万献尧．临终患者ICU使用的相关问题[J].医学与哲学，2006(4)：10-12.

化健康服务内容，包括健康评估、康复指导、家庭护理、中医药“治未病”服务和远程健康监测等。家庭医生签约式服务是以家庭为单位，以健康管理为目标，通过签约服务的形式，逐步建立起医生与签约家庭间长期、稳定、连续的服务关系，改善当前看病“找不对医生”的问题，养成找自己熟悉的家庭医生看病的习惯。家庭医生既是医生，又是健康指导者和转诊员，为社区居民健康“守门”。同时，国家和政府应该积极推动家庭医生制度，出台国家层面的政策措施，大力培养优秀的全科医生队伍，建立有效的激励机制调动基层医疗卫生机构的积极性，与患者建立稳定、信任的关系，推动基层医疗卫生机构发展进入良性循环。杜绝家庭医生签约服务流于形式和“签而不约”“被签约”的现象。居民通过自愿与信任的家庭医生签约，与医生建立稳定的服务关系，不断提升自我的健康保障水平。

基层医疗卫生机构服务能力弱是制约分级诊疗制度发展的瓶颈，服务能力的提升是一个长期的过程，不能一蹴而就。基层医疗卫生机构服务能力高低主要取决于医疗资源配置、人才队伍、管理能力等复杂因素，涉及医学教育制度、财政补偿制度、基本药物制度、医保支付制度、绩效工资制度等政策制度。国家和政府在提升基层医疗卫生机构服务能力方面具有极其重要的作用，一方面要打破政策孤岛，不能头痛医头、脚痛医脚，基层卫生综合改革是个系统工程，政府要从“人、财、物、策”几个方面构建基层医疗卫生机构服务能力提升的政策框架体系，发挥各项政策制度的联动作用。另一方面，基层医疗卫生机构不能“等、靠、要”，要积极解决人力资源数量不足、服务质量较低、工作积极性不高的问题，要明确基层卫生的功能定位，因地制宜拓展服务，加强质量管理和信息化建设，基层卫生服务管理者要掌握社区卫生服务相关的管理理论、知识和技能，尽快提高自身科学化、规范化和现代化管理的水平和能力，以适应新形势的要求，不断提高基层医疗卫生机构服务能力。

后　记

任何国家的医疗卫生政策和组织变革都是一个艰难而复杂的探索过程，其间可能会在各利益群体间建立新的关系，也可能使已有关系更加均衡，如大医院和基层医院之间、专科医生和全科医生之间、医生和病人之间的关系，以及医疗卫生改革必然涉及的住院服务和门诊服务之间的关系等。这些组织与制度的变革需要政府、医疗机构、医生群体付出长期的努力，改革需要大家统一认识，而且需要所有关键部门和组织数年的坚持不懈。在我国当前“看病难、看病贵”的现实难题下，分级诊疗制度以常见病、多发病、慢性病的分诊分治为突破口，来减轻城乡居民的医药负担，减少大医院的拥挤现象。本书的观点与我国当前卫生政策制定者的观点一致，中国的基层医疗卫生体系正处于深化改革阶段，如果这种加强基层医疗服务水平和能力的组织变革能够持续下去，那么，不仅基层医疗卫生机构能够在分级诊疗中发挥应有的作用，而且也将大大提高医疗卫生系统的服务绩效。

本书是中央高校基本科研业务费项目“公共组织服务能力提升研究”（项目批准号为SWU1709123）的部分研究成果。从2018年底开始构思，其间经过多次调研、反复研究和修改，历时2年半的时间。在研究内容上，力求与时俱进、不断创新。但是囿于调研范围的局限，未能按照最初设定分析不同分级诊疗制度下基层医疗机构服务能力的要求，此为笔者之憾。冀望以后能够与有共同志向的团队合作完成这一研究内容。由于作者水平有限，书中的缺点和问题一定不少，恳切地希望卫生界、学术界的专家及广大读者不吝指正。

在本书即将出版之际，感谢无数组织和个人在本书写作过程中提供的无私帮助。由于笔者想探知基层医务工作者和民众对政策的认知，采用的是实地调查的方式，在此感谢调查地的医院、社区卫生服务站（中心）、乡镇（中心）卫生院、村卫生室的医务工作者们，他们都对调研给予了大量的帮助和支持；感谢西南大学吴江教授和诸彦含教授、陆军军医大学贺加教授的指导和帮助；感谢西南大学政治与公共管理学院（现西南大学国家治理学院）2016级行政管理专业的部分同学在调查工作中给予的帮助，特别感谢邵林同学的资料汇总工作；最后，感谢西南师范大学出版社的李浩强、段小佳及相关工作人员为本书的出版付出的辛勤劳动。

作者

2020年10月16日